临床技能培训丛书

医护技实践技能操作手册

主　编　胡秀英

副主编　张凤英　万　智　蒋　献　梁宗安

编　者（按姓氏笔画排序）

万　智	万群芳	马　可	马宋红	王　颖	王　鹏	王小燕
文　翔	邓　妮	卢　娇	叶　磊	宁　宁	田永明	白阳静
吕　娟	任　丽	刘陇黔	刘婷婷	许　艳	许照敏	杜爱平
李　咏	李　崎	李俊英	吴小玲	吴倩影	余春华	邹　明
汪建文	张　颖	张凤英	张家莹	张婷夏	陈　红	陈　俊
陈　茜	罗朝志	周永方	郑　虹	胡秀英	段力耕	袁　丽
倪　忠	高云霞	郭红霞	唐　静	梁国鹏	梁宗安	游桂英
韩　英	熊真真	薛　丽	薛　杨	戴晴晴	魏　红	魏　欣

编写单位

四川大学华西医院/华西临床医学院

人民卫生出版社

图书在版编目（CIP）数据

医护技实践技能操作手册/胡秀英主编.—北京：人民卫生出版社,2017

（临床技能培训丛书）

ISBN 978-7-117-24096-3

Ⅰ.①医…　Ⅱ.①胡…　Ⅲ.①临床医学-医学院校-教学参考资料　Ⅳ.①R4

中国版本图书馆 CIP 数据核字(2017)第 033245 号

| 人卫智网 | www.ipmph.com | 医学教育、学术、考试、健康，购书智慧智能综合服务平台 |
| 人卫官网 | www.pmph.com | 人卫官方资讯发布平台 |

临床技能培训丛书
医护技实践技能操作手册

主　　编：胡秀英
出版发行：人民卫生出版社（中继线 010-59780011）
地　　址：北京市朝阳区潘家园南里 19 号
邮　　编：100021
E - mail：pmph @ pmph. com
购书热线：010-59787592　010-59787584　010-65264830
印　　刷：北京虎彩文化传播有限公司
经　　销：新华书店
开　　本：850×1168　1/32　印张：13
字　　数：326 千字
版　　次：2017 年 3 月第 1 版　2023 年 10 月第 1 版第 2 次印刷
标准书号：ISBN 978-7-117-24096-3/R・24097
定　　价：45.00 元

打击盗版举报电话：010-59787491　E-mail：WQ @ pmph. com
（凡属印装质量问题请与本社市场营销中心联系退换）

前　言

　　全国住院医师、技师及护士规范化培训制度的开展，推动了临床实践教学的供给侧改革。为满足社会发展需求，适应医学教育的发展，需大力培养高素质、高水平、技能精的复合型专业人才。为提高医学各专业操作技能教学的系统性、规范性和实用性，我们多学科合作共同编写了《临床技能培训丛书——医护技实践技能操作手册》。

　　本书立足于医学教育供给侧改革大背景，根据国家卫生和计划生育委员会 2014 年制定的《住院医师规范化培训内容与标准》及 2016 年《临床执业医师实践技能考试大纲》《新入职护士培训大纲（试行）》等要求，结合医护技各专业所涉及的临床技能操作项目，按照学科分类，较系统地阐述医护技常见临床技能操作规程，从操作目的、准备、操作程序和注意事项四方面进行阐述，内容全面、层次丰富，对医学各专业技能操作培训、模拟练习及临床操作辅导具有参考和示范作用。本书是医学实践技能操作指南，侧重操作实践要点、难点指导，并新编入业界前沿的相关内容，有利于读者将所学实践技能快速、准确、有效地运用到临床实际工作中。

　　本书编写风格简明扼要，分步骤写明操作要点，并针对关键步骤配以图像说明，通俗易懂易掌握。本书适用于各级医院、医学院校等医学各专业人员的学习和培训，同时也可作为医护技各专业岗位技能训练和竞赛的规范和参考标准，在医务人员的培训和实践中将发挥重要的作用。

在编书过程中，参与编写的人员倾注了大量的心血，同时得到了临床医学、医学技术、护理等领域专家的指导，在此表示诚挚的感谢！由于时间仓促和水平有限，不当之处敬请各位专家和读者批评指正，以期不断完善。

胡秀英

2017 年 2 月

目 录

第一章　护理 …………………………………………………… 1

　第一节　洗手法 …………………………………………… 1

　第二节　个人防护用品的使用 …………………………… 3

　第三节　给氧术 …………………………………………… 22

　第四节　吸痰术 …………………………………………… 23

　第五节　雾化吸入疗法 …………………………………… 25

　第六节　导尿术 …………………………………………… 27

　第七节　鼻饲法 …………………………………………… 31

　第八节　皮内注射法 ……………………………………… 34

　第九节　皮下注射法 ……………………………………… 36

　第十节　肌内注射法 ……………………………………… 37

　第十一节　动脉血标本采集 ……………………………… 39

　第十二节　静脉血标本采集 ……………………………… 40

　第十三节　静脉输液技术 ………………………………… 42

　第十四节　静脉输血技术 ………………………………… 45

　第十五节　经外周静脉置入中心静脉导管 ……… 48

　第十六节　血糖测量（监测） ………………………… 63

　第十七节　更换血浆引流袋 ……………………………… 65

　第十八节　轴线翻身法 …………………………………… 67

第十九节　震动排痰法 ……………………………… 69

第二十节　心电监护 ………………………………… 70

第二十一节　容量泵、微量泵的使用 ……… 73

第二十二节　除颤仪的使用 ………………… 77

第二十三节　心电图测量方法 ……………… 79

第二十四节　气管插管与气管切开护理 ……… 81

第二十五节　胸腔闭式引流术的护理 ……… 85

第二十六节　老年护理技术 ………………… 88

第二十七节　伤口换药 …………………………… 112

第二章　急救麻醉 …………………………………… 115

第一节　洗胃术及临床应用 …………………… 115

第二节　简易呼吸器的使用及相关知识 ……… 120

第三节　创伤患者搬运技术及相关知识 ……… 123

第四节　经口气管内插管 ……………………… 136

第五节　气管切开术及相关知识 ……………… 140

第六节　开放性伤口的止血包扎技术及

相关知识 ……………………………… 152

第七节　心肺复苏及相关知识 ……………… 168

第八节　电复律/电除颤及相关知识 ………… 179

第九节　桡动脉穿刺 …………………………… 185

第十节　中心静脉穿刺置管 …………………… 187

第三章　眼科 ………………………………………… 193

第一节　眼科常见症状的处理技术及相关

知识 …………………………………… 193

第二节　眼科疾病常见体征的检查法及相关

　　　　　　知识 ·················· 197

　　第三节　视功能检查法及临床应用 ········· 205

　　第四节　眼附属器检查法及相关知识 ······· 217

　　第五节　裂隙灯显微镜检查及临床应用 ····· 223

　　第六节　眼压检查法及相关知识 ··········· 229

　　第七节　斜视检查法 ··············· 234

　　第八节　眼底检查法 ··············· 241

　　第九节　屈光检查法 ··············· 245

　　第十节　眼外伤处理技术及相关知识 ········· 251

第四章　耳鼻喉科 ···················· 260

　　第一节　外耳及鼓膜检查法 ············ 260

　　第二节　鼻部检查法 ··············· 262

　　第三节　咽部检查法 ··············· 264

　　第四节　喉部检查法 ··············· 265

　　第五节　检耳镜检查法 ·············· 266

　　第六节　听力检查 ················ 267

　　第七节　前鼻孔填塞 ··············· 269

第五章　皮肤科 ···················· 271

　　第一节　原发性皮损的检查及相关知识 ····· 271

　　第二节　继发性皮损的检查及相关知识 ········· 272

　　第三节　皮损触诊和特殊手段检查及相关

　　　　　　知识 ·················· 274

　　第四节　真菌镜检技术及相关知识 ········· 277

　　第五节　蠕形螨、疥螨和阴虱检查及相关

　　　　　　知识 ·················· 278

第六节　变应原检测及相关知识……………………… 281

第七节　性病的检查、判读及相关知识……………… 288

第八节　皮肤组织病理学检查技术及相关

知识…………………………………………… 295

第九节　红外线疗法及相关知识……………………… 297

第十节　紫外线疗法及相关知识……………………… 298

第十一节　激光治疗及相关知识……………………… 300

第十二节　微波疗法及相关知识……………………… 304

第十三节　冷冻疗法及相关知识……………………… 306

第六章　呼吸治疗………………………………………… 309

第一节　无创正压机械通气技术……………………… 309

第二节　有创机械通气技术…………………………… 317

第三节　机械通气呼吸力学监测技术………………… 326

第四节　非常规有创通气技术及相关知识…………… 337

第五节　有创机械通气撤离技术……………………… 348

第六节　气道管理……………………………………… 355

第七节　气道廓清技术及相关知识…………………… 379

第八节　呼吸训练技术及相关知识…………………… 390

参考文献……………………………………………………… 400

第一章

护 理

第一节 洗 手 法

洗手指医务人员用肥皂（皂液）和流动水洗手，去除手部皮肤污垢、碎屑和部分致病菌的过程。

【目的】

去除手部皮肤污垢、碎屑和部分致病菌。

【洗手时机】

1. 直接接触每个患者前后，从同一患者身体的污染部位移动到清洁部位时。

2. 接触患者黏膜、破损皮肤或伤口前后，接触患者的血液、体液、分泌物、排泄物、伤口敷料等之后。

3. 穿脱隔离衣前后，摘手套后。

4. 进行无菌操作、接触清洁、无菌物品之前。

5. 接触患者周围环境及物品后。

6. 处理药物或配餐前。

【准备】

1. 操作者准备　着装整洁，不佩戴手表、戒指；指甲长短合适。

2. 用物准备　洗手池、水龙头、流动水、清洁剂、干手用品、手消毒剂等。

3. 环境准备　环境和设施符合要求。

【操作程序】

1. 在流动水下，使双手充分淋湿。

2. 取适量肥皂（皂液），均匀涂抹至整个手掌、手背、手指和指缝。

3. 认真揉搓双手至少 15 秒钟，应注意清洗双手所有皮肤，包括指背、指尖和指缝。具体揉搓步骤为：①掌心相对，手指并拢，相互揉搓（图 1-1A）；②手心对手背沿指缝相互揉搓，交换进行（图 1-1B）；③掌心相对，双手交叉指缝相互揉搓（图 1-1C）；④弯曲手指使关节在另一手掌心旋转揉搓，交换进行（图 1-1D）；⑤右手握住左手大拇指旋转揉搓，交换进行（图 1-1E）；⑥将五个手指尖并拢放在另一手掌心旋转揉搓，交换进行（图 1-1F）。

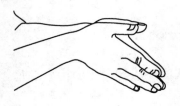

A　掌心相对，手指并拢相互揉搓

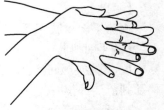

B　掌心对手背沿指缝相互揉搓，交换进行

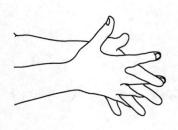

C　掌心相对,双手交叉指缝相互揉搓

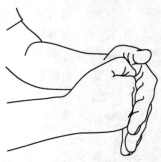

D　弯曲手指使关节在另一掌心旋转揉搓，交换进行

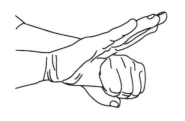

E　一手握另一手大拇指
　　旋转揉搓，交换进行

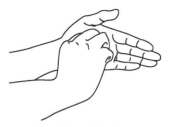

F　五个手指尖并拢在另一掌
　　心旋转揉搓，交换进行

图 1-1　洗手法

4. 在流动水下彻底冲净双手，擦干，取适量护手液护肤。

【注意事项】

1. 注意清洗指甲、指尖、指甲缝和指关节等部位。

2. 注意彻底清洗戴饰物的部位。

3. 注意干手方式，防止再次感染。

4. 下列情况时应先洗手，然后进行卫生手消毒：①接触患者的血液、体液和分泌物以及被传染性致病微生物污染的物品后；②直接为传染患者进行检查、治疗、护理或处理传染患者污物之后。

（王　颖　许　艳）

第二节　个人防护用品的使用

个人防护用品是用于保护医务人员避免接触感染性因子的各种屏障用品，包括口罩、手套、护目镜、防护面罩、防水围裙、隔离衣及防护服等。防护用品应符合国家相关标准，并在有效期内正确使用，以保证防护效果。

一、口罩的使用

医务人员应根据不同的操作要求选用不同种类的口罩。纱布口罩指能保护呼吸道免受有害粉尘、气溶胶、微生物和灰尘的伤害的防护用品。外科口罩指能阻止血液、体液和飞溅物传播的防护用品。医用防护口罩指能阻止经空气传播的直径≤5μm的感染因子或近距离（<1m）经飞沫传播的疾病而发生感染的口罩。

【目的】

保护患者及医务人员，避免交叉感染。

【准备】

1. 操作者准备　着装整洁，常规洗手或用消毒洗手液洗手。

2. 用物准备　医务人员应根据不同的操作要求选用不同种类的口罩：①一般诊疗活动，可佩戴纱布口罩或外科口罩；②手术室工作或护理免疫功能低下患者、进行体腔穿刺等操作时应戴外科口罩；③接触经空气传播或近距离接触经飞沫传播的呼吸道传染病患者时，应戴医用防护口罩。

【操作程序】

1. 外科口罩的佩戴方法

（1）将口罩下方带系于颈后，上方带系于头顶中部（图1-2）。

（2）将双手指尖放在鼻夹上，从中间位置开始，用手指向内按压，并逐步向两侧移动，根据鼻梁形状塑造鼻夹。

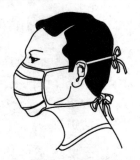

图1-2　外科口罩的佩戴方法

（3）调整系带的松紧度。

2. 医用防护口罩的佩戴方法

（1）一手托住防护口罩，有鼻夹的一面背向外（图1-3A）。

（2）将防护口罩罩住鼻、口及下巴，鼻夹部位向上紧贴面部（图1-3B）。

（3）用另一只手将下方系带拉过头顶，放在颈后双耳下（图1-3C）。

（4）再将上方系带拉至头顶（图1-3D）。

（5）将双手指尖放在金属鼻夹上，从中间位置开始，用手指向内按鼻夹，并分别向两侧移动和按压，根据鼻梁的形状塑造鼻夹（图1-3E）。

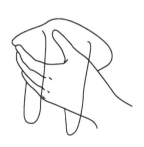

A 一手托住口罩，有鼻夹的一面背向外

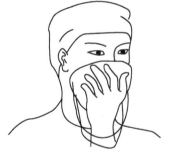

B 口罩罩住鼻、口及下巴，鼻夹部位向上紧贴面部

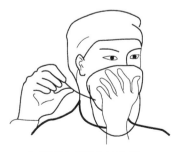

C 将下方系带拉过头顶，放在颈后双耳下

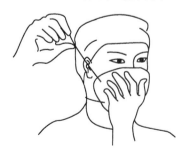

D 再将上方系带拉至头顶中部

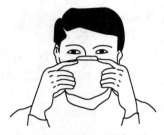

E 双手指尖放在金属鼻夹上，
根据鼻梁的形状塑造鼻夹

图1-3 医用防护口罩的佩戴方法

3. 摘口罩方法

（1）不要接触口罩前面（污染面）。

（2）先解开下面的系带，再解开上面的系带。

（3）用手仅捏住口罩的系带丢至医疗废物容器内。

4. 检查医用防护口罩密合性的方法 每次佩戴医用防护口罩进入工作区域之前，应进行密合性检查。检查方法：将双手完全盖住防护口罩，快速呼气，若鼻夹附近有漏气应调整鼻夹，若漏气位于四周，应调整到不漏气为止。

【注意事项】

1. 不应一只手提鼻夹。

2. 医用外科口罩只能一次性使用。

3. 口罩潮湿后、受到患者血液、体液污染后，应及时更换。

4. 每次佩戴医用防护口罩进入工作区域之前，应进行密合性检查。

二、护目镜/防护面罩的使用

护目镜是防止患者的血液、体液等具有感染性的物质溅入人体眼部的防护用品。在进行诊疗、护理操作，可能发生患者血液、体液、分泌物等喷溅时和近距离接触经飞沫传播的传染病患者时，应使用护目镜或防护面罩；为呼吸道传染患者进行气管切开、气管插管等近距离操作，可能发生患者血液、体液、分泌物喷溅时，应使用全面型防护面罩。

【目的】

防止患者的血液、体液等具有感染性的物质溅入人体眼部。

【准备】

1. 操作者准备　着装整洁，洗手或卫生手消毒。

2. 用物准备　合适的护目镜/防护面罩。

【操作程序】

1. 戴护目镜/防护面罩的方法　戴上护目镜、防护面罩，调节舒适度。

2. 摘护目镜/防护面罩的方法　捏住靠近头部或耳朵的一边摘掉，放入回收或医疗废物容器内。

【注意事项】

佩戴前应检查护目镜/防护面罩有无破损，佩戴装置有无松解。

三、手套的使用

手套是防止病原体通过医务人员的手传播疾病和污染环境的用品。接触患者的血液、体液、分泌物、排泄物、呕吐物及污染物品时，应戴清洁手套；进行手术等无菌操作时，应戴无菌手套。

【目的】

保护患者及医务人员，避免交叉感染。

【准备】

1. 操作者准备　着装整洁，洗手或卫生手消毒。

2. 用物准备　合适种类和规格的手套，医疗废物容器。

【操作程序】

1. 戴无菌手套的方法

（1）打开手套包，一手掀起口袋的开口处。

（2）另一手捏住手套翻折部分（手套内面）取出手套，对准五指戴上。

（3）掀起另一只口袋，以戴着无菌手套的手指插入另一只手套的内面，将手套戴好。然后将手套的翻转处套在工作衣袖外面。

2. 脱手套的方法

（1）用戴着手套的手捏住另一只手套污染面的边缘将手套脱下。

（2）用戴着手套的手握住脱下的手套，用脱下手套的手捏住另一只手套清洁面（内面）的边缘，将手套脱下。

（3）用手捏住手套的里面丢弃至医疗废物容器内。

【注意事项】

1. 诊疗护理不同的患者之间应更换手套。

2. 操作完成后脱去手套，应按规定程序与方法洗手，戴手套不能替代洗手，必要时进行手消毒。

3. 操作时发现手套破损时，应及时更换。

4. 戴无菌手套时，应防止手套污染。

四、隔离衣、防护服的使用

隔离衣是用于保护医务人员避免受到血液、体液和其他感染物质污染或用于保护患者避免感染的防护用品。防护服指临床医务人员在接触甲类或按甲类传染病管理的传染患者时所穿的一次性防护用品。医护人员应根据诊疗护理操作的需要，选用隔离衣或防护服。防护服应符合相关规定，隔离衣应后开口，能遮盖住全部衣服和外露的皮肤。

【目的】

1. 防止病原体的传播。

2. 保护患者和工作人员免受病原微生物的侵袭。

【穿隔离衣的时机】

1. 接触经接触传播的感染性疾病患者时，如传染患者、多重耐药菌感染患者。

2. 对患者实行保护性隔离时，如大面积烧伤患者、骨髓移植等患者的诊疗、护理时。

3. 可能受到患者血液、体液、分泌物、排泄物喷溅时。

【准备】

1. 操作者准备　取下手表、卷袖过肘；常规洗手或用速干洗手液洗手，戴口罩、帽子。

2. 用物准备　检查隔离衣或防护服有无破损，选择大小合适的隔离衣或防护服，应遮盖住工作服并过膝。

3. 环境准备　潜在污染区。

【操作程序】

1. 穿隔离衣的方法

（1）操作者手持衣领取下隔离衣，双手将衣领的两端向外折，清洁面朝自己，露出衣袖内口。

（2）右手提衣领，左手伸入袖内，右手将衣领向上拉，露出左手（图1-4A）。

（3）换左手持衣领，右手伸入袖内，露出右手，勿触及面部，两手持衣领，由领子中央顺着边缘向后系好颈带（图1-4B、C）。

（4）扎好袖口（图1-4D）。

（5）将隔离衣一边（约在腰下5cm）处渐向前拉，见到边缘捏住，同法捏住另一侧边缘，双手在背后将衣边对齐（图1-4E、F）。

（6）向一侧折叠，一手按住折叠处，另一手将腰带拉至背后折叠处（图 1-4G、H）。

（7）将腰带在背后交叉，回到前面将带子系好，即可进入病室为患者进行护理操作（图 1-4I）。

2. 脱隔离衣的方法　操作完毕，脱隔离衣，此时隔离衣已被污染，按下列方法和步骤进行。

（1）解开腰带，在前面打一活结（图 1-5A）。

（2）解开袖带，塞入袖袢内，充分暴露双手，进行手消毒（图 1-5B）。

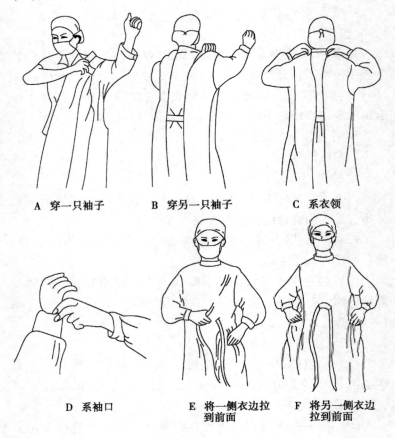

A　穿一只袖子　　　B　穿另一只袖子　　　C　系衣领

D　系袖口　　　E　将一侧衣边拉　　F　将另一侧衣边
　　　　　　　　　　到前面　　　　　　拉到前面

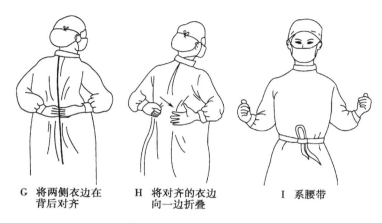

G 将两侧衣边在　　H 将对齐的衣边　　　I 系腰带
背后对齐　　　　　向一边折叠

图 1-4 穿隔离衣的方法

（3）解开颈后带子（图 1-5C）。

（4）右手伸入左手袖内，拉下袖子过手（图 1-5D）。

（5）用遮盖着的左手握住右手隔离衣袖子的外面，拉下右侧袖子（图 1-5E）。

（6）双手转换逐渐从袖管中退出，脱下隔离衣（图 1-5F）。

（7）左手握住领子，右手将隔离衣两边对齐，污染面向外悬挂污染区；否则污染面向里。

（8）不再使用时，将脱下的隔离衣污染面向内卷成包裹状，丢至医疗废物容器内或放入回收袋。

3. 隔离衣使用一次后即更换的穿脱方法

（1）穿法同前

（2）脱法如下：①解开腰带，在前面打一活结。②解开袖带，塞入袖袢内，充分暴露双手，进行手消毒。③消毒双手，解开颈后带子，双手持带将隔离衣从胸前向下拉。④右手捏住左衣领内侧清洁面脱去左袖。左手捏住右衣领内侧下拉脱下右袖，将隔离衣污染面向里，衣领及衣边卷至中央，放入污衣袋清洗消毒后备用。

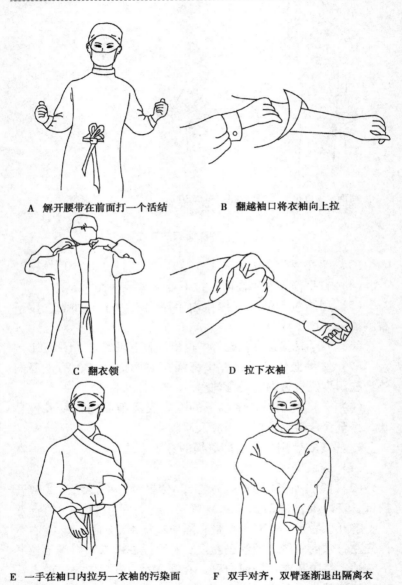

A　解开腰带在前面打一个活结　　　　B　翻越袖口将衣袖向上拉

C　翻衣领　　　　　　　D　拉下衣袖

E　一手在袖口内拉另一衣袖的污染面　　F　双手对齐，双臂逐渐退出隔离衣

图 1-5　脱隔离衣的方法

4. 防护服穿脱方法

（1）联体或分体防护服，应遵循先穿下衣，再穿上衣，然后戴好帽子，最后拉上拉锁的顺序。

（2）脱联体防护服时，先将拉链拉到底。向上提拉帽子，使帽子脱离头部，脱袖子；由上向下边脱边卷，污染面向里直至全部脱下后放入医疗废物袋内。

【注意事项】

1. 隔离衣和防护服只限在规定区域内穿脱。

2. 穿前应检查防护服有无破损；发现有渗漏或破损应及时更换；穿时勿使衣袖触及面部及衣领；脱时应注意避免污染。

3. 隔离衣每天更换、清洗与消毒，遇污染时随时更换。

五、鞋套的使用

鞋套应具有良好的防水性能，并一次性应用。下列情况应穿鞋套：

1. 从潜在污染区进入污染区时。

2. 从缓冲区进入负压病房时。

3. 鞋套应在规定区域内穿，离开该区域时应及时脱掉鞋套。发现破损应及时更换。

六、防水围裙的使用

防水围裙分为重复使用的围裙和一次性使用的围裙。可能受到患者的血液、体液、分泌物及其他污染物质喷溅、进行复用医疗器械清洗时，应穿防水围裙。重复使用的围裙，每班使用后应及时清洗消毒。遇有破损或渗透时，应及时更换。一次性使用围裙应一次性使用，受到明显污染时应及时更换。

七、帽子的使用

用于防护的帽子分为布制帽子和一次性帽子。进入污染区和洁净环境前、进行无菌操作等时应戴帽子。使用帽子应注意：

1. 被患者血液、体液污染时，应立即更换。
2. 布制帽子应保持清洁，每次或每天更换与清洁。
3. 一次性帽子应一次性使用。

八、传染病的隔离和防护

【隔离】

隔离是指采用各种方法和技术，防止病原体从患者及携带者传播给他人的一种措施。感染在医院内传播包括三个环节，即感染源、感染途径和易感人群，这三个环节称感染链。隔离的目的是采取有效的隔离技术，切断感染链中的传播途径，防止病原微生物在患者、医务人员及媒介物中播散，降低已知和未知的感染源造成医院感染的传播，降低医院感染的发生和暴发。

【隔离技术】

隔离技术是为达到隔离预防的目的而采取的一系列操作和措施，主要包括正确的手卫生，合理使用口罩、手套、防护服等防护用品。详见本章第一节和第二节。

【隔离的种类及措施要求】

（一）标准预防

标准预防是针对医院所有患者和医务人员采取的一组预防感染措施。包括手卫生，根据预期可能的暴露选用手套、隔离衣、口罩、护目镜或防护面罩，以及安全注射；也包括穿戴合适的防护用品处理患者环境中污染的物品与医疗器械。标准预防基于患者的血液、体液、分泌物（不包括汗液）、非完整皮肤和黏膜均可能含有感染性因子的原则。

（二）基于疾病传播方式的预防

医疗机构应根据微生物的传播途径（接触传播、飞沫传播、空气传播和其他途径传播），结合实际情况，制定相应的隔离与预防措施。

1. 接触传播的隔离预防　主要用于经接触传播的疾病。接触传播是指病原微生物通过手、媒介物直接或间接接触而传播。接触确诊或可疑感染经接触传播的疾病如肠道感染、多重耐药菌感染、皮肤感染等患者，在标准预防的基础上，还应采用接触传播隔离预防。

（1）患者的隔离预防：①患者应安置在单人隔离房间；②无条件时，感染同种病原体的患者可安置于一室；③应限制患者的活动范围；④应减少转运。如确需转运时，应采取有效防护措施，减少其对其他患者、医务人员和环境表面的污染。

（2）医务人员的防护：①接触隔离患者的血液、体液、分泌物、排泄物等物质时，应戴手套；离开隔离病室前，接触污染物品后应摘除手套，洗手和（或）手消毒。②进入隔离病室，从事可能污染工作服的操作时，应穿隔离衣；离开病室前，脱下隔离衣，按要求悬挂，或使用一次性隔离衣，用后按医疗废物管理要求进行处置。③隔离病室应有隔离标志，并限制人员的出入。

2. 空气传播的隔离预防　主要用于经空气传播的疾病。空气传播是以空气为媒介，在空气中带有病原微生物的微粒子（$<5\mu m$）随气流流动导致的疾病传播，又称微生物气溶胶传播。接触确诊或可疑感染经空气传播的疾病，如结核、流行性脑膜炎、腮腺炎、水痘、麻疹、肺鼠疫、肺出血热等，在标准预防的基础上，还应采用空气传播的隔离与预防。

（1）建筑布局：应符合区域隔离预防的要求。

（2）患者的隔离预防：①患者应单间安置，通风良好；②无条件时，相同病原微生物感染患者可安置于一室；③无条件收治时，应尽快转送至有条件收治呼吸道传染病的医疗机构进行治疗，并注意转运过程中医务人员的防护；④当患者病情允许时，应戴医用外科口罩，并限制其活动范围；⑤应严格空气消毒。

（3）医务人员的防护：①应严格按照区域流程，在不同的区域，穿戴不同的防护用品，离开时按要求摘脱，并正确处理使用后物品。②进入确诊或可疑传染患者房间时，应戴帽子、医用防护口罩；进行可能产生喷溅的诊疗操作时，应戴护目镜或防护面罩，穿防护服或隔离衣；当接触患者及其血液、体液、分泌物、排泄物等物质时应戴手套。③遵循具体要求使用防护用品。

3. 飞沫传播的隔离预防 用于经飞沫传播的疾病。飞沫传播是指感染源产生带有病原微生物的飞沫核（>5μm），在空气中短距离（1m 内）移动到易感人群的上呼吸道（口、鼻黏膜或眼结膜等）导致的传播。接触确诊或可疑感染经飞沫传播的疾病，如百日咳、白喉、病毒性腮腺炎、脑膜炎等疾病，在标准预防的基础上，还应采用飞沫传播隔离预防。

（1）患者的隔离预防：①患者或可疑传染患者应安置在单人隔离病房；②无条件时，相同病原体感染的患者可安置于一室；③应限制患者的活动范围；④应减少转运，当需要转运时，医务人员应注意防护；⑤患者病情允许时，应戴医用外科口罩；⑥患者之间、患者与探视者之间的相隔距离应在 1m 以上；⑦加强通风，空气可不进行特殊的处理。

（2）医务人员的防护：①应严格按照区域流程，在不同的区域，穿戴不同的防护用品，离开时按要求摘脱，并正确处理使用后物品。②与患者近距离（1m 以内）接触，应戴帽子、医用防护口罩；进行可能产生喷溅的诊疗操作时，应戴护目镜或防护面罩，穿防护服或隔离衣；当接触患者及其血液、体液、分泌物、排泄物等物质时应戴手套。具体要求应遵循防护用品使用要求。

九、血源性病原体职业接触的防护

【血源性病原体职业接触的概念】

血源性病原体指存在于血液和某些体液中的能引起人体疾病的病原微生物，如乙型肝炎病毒（HBV）、丙型肝炎病毒（HCV）和艾滋病病毒（HIV）等。职业接触指劳动者在从事职业活动中，通过眼、口、鼻及其他黏膜、破损皮肤或非胃肠道接触含血源性病原体的血液或其他潜在传染性物质的状态。

【血源性病原体职业接触的防护】

1. 消除危害 应当尽可能优先采用消除危害因素的措施。

（1）将锐器和针具全部转移到工作场所之外，消除所有不必要的注射，用喷射注射器来替代注射或针具。

（2）清除不必要的锐器，如使用手巾钩和采用无针 IV 系统。

2. 工程控制 通过工程控制措施控制或转移工作场所的危害，如使用锐器处置容器（也称为安全盒）立即回收、插套或钝化使用后的针具（也称为安全针具装置或有防伤害装置的锐器）。

3. 管理控制 制定政策限制接触危害如采取普通预防策略，包括组建劳动者卫生安全委员会和针刺伤害预防委员会，制订职业接触风险控制计划，移走所有的不安全装置，持续培训安全装置的使用方法。

4. 操作规程控制 通过改变劳动者的行为减少对血源性病原体的职业接触。

（1）可能发生血源性病原体职业接触的工作场所，应禁止进食、饮水、吸烟、化妆和摘戴隐形眼镜等。

（2）禁止食品和饮料混置于储存血液或其他潜在污染物质的冰箱、冰柜、抽屉、柜子和桌椅面等。

（3）禁止弯曲被污染的针具、禁止双手回套针帽、禁止用手分离使用过的针具和针管、禁止重复使用一次性医疗用品。

（4）在处理血液或其他潜在污染物质的过程中，应尽量避免喷、溅、洒落和飞扬或产生飞沫。

（5）禁止用口吮吸血液或其他潜在传染性物质。

（6）在收集、处理、操作、储藏和运输过程中，可能造成血液或其他潜在传染性物质污染的标本应放在防泄漏的容器中。

（7）在维修或者运输可能被血液或其他潜在传染性物质污染的设备前应当检查，并进行必要的消毒，用人单位能够说明无法对设备进行消毒情况时除外。

（8）在被污染的设备上张贴生物警示标识和中文警示说明。

（9）在处理、维修或者运输被血源性病原体污染的设备前，用人单位应告知相关劳动者、维修人员和（或）制造商，以便采取适当的预防措施。

（10）任何设备、环境或工作台面被血液或其他潜在传染物污染后应立即清洁和消毒。

（11）禁止用手直接拿取被污染的破损玻璃物品，应使用刷子、垃圾铲和夹子等器械处理。

（12）禁止劳动者直接把手伸入容器中存放和处理被污染的重复性使用的锐器。

（13）安全注射要求注射不伤及被注射的人，并且实施注射的人不受任何可避免的风险伤害，注射所产生的废物不对社会造成危害。要遵守安全操作规程方能达到安全注射。

（14）在外科和所有涉及外科操作的内科、妇产科和牙科，包括常规医疗操作，以及产科、妇科和应急救援中，均应采取措施降低手术职业接触的风险。

（15）锐器的废弃与存放：①被污染的锐器应尽快废弃至密闭、防刺破和防泄漏的容器中。②存放污染锐器的容器应尽可能放在靠近工作场所的醒目位置上，以方便安全使用；使用时应竖放，定期更换，不容许存放过满。③存放污染锐器的容器移出使用区或更换时，应先盖好容器，防止在处理、储存和运输过程中发生内容物的溢出和外露；移出前若有发生穿透或泄漏的可能，应将其放入第二层容器中，第二层容器的要求同上。④不能徒手打开、清空或清洗重复性使用的容器，避免操作时引起劳动者皮肤损伤。

5. 个人防护用品　在劳动者与危害之间设置屏障或过滤装置，如护目镜、手套、口罩和防护服。

【接触后的应急处理】

发生血源性病原体意外职业接触后应立即进行局部处理，包括：

1. 用肥皂液和流动水清洗被污染的皮肤，用生理盐水冲洗被污染的黏膜。

2. 如有伤口，应当轻轻由近心端向远心端挤压，避免挤压伤口局部，尽可能挤出损伤处的血液，再用肥皂水和流动水进行冲洗。

3. 受伤部位的伤口冲洗后，应当用消毒液，如用75%乙醇或0.5%碘伏进行消毒，并包扎伤口；被接触的黏膜，应当反复用生理盐水冲洗干净。

【接触后的评估】

1. 评价源患者

（1）根据现有信息评估被传染的风险，包括源患者的液体类型（如血液，可见体液，其他潜在的传染性液体或组织和浓缩的病毒）和职业接触类型（即经皮伤害、经黏膜或破损皮肤和叮咬）。

（2）对已知源患者进行乙肝病毒表面抗原、丙肝病毒抗体和艾滋病病毒检测。

（3）对于未知源患者，要评估接触者被乙型肝炎病毒、丙型肝炎病毒或艾滋病病毒感染的风险。

（4）不应检测被废弃的针具或注射器的病毒污染情况。

2. 评价接触者 通过乙肝疫苗接种史和接种反应评估接触者乙肝病毒感染的免疫状况。

【接触后的预防措施】

1. 乙型肝炎病毒预防 接触后预防措施与接种疫苗的状态紧密相关：

（1）未接种疫苗者，应注射乙肝免疫球蛋白和接种乙肝疫苗。

（2）以前接种过疫苗，已知有反应者，无需处理。

（3）以前接种过疫苗，已知没有反应者，应注射乙肝免疫球蛋白和接种乙肝疫苗。

（4）抗体反应未知者进行抗原抗体检测，如检测结果不充分，应采取注射乙肝免疫球蛋白和接种乙肝疫苗的措施。

2. 丙型肝炎病毒预防和随访 没有推荐采用接触后预防措施。

3. 艾滋病病毒预防和随访 尽快采取接触后预防措施，预防性用药应当在发生艾滋病病毒职业接触后 4 小时内实施，最迟不得超过 24 小时。即使超过 24 小时，也应实施预防性用药。对所有不知是否怀孕的育龄妇女进行妊娠检测。育龄妇女在预防性用药期间，应避免或终止妊娠。预防性用药应：

（1）如果存在用药指征，应当在接触后尽快开始接触后预防。

（2）接触后 72 小时内应当考虑对接触者进行重新评估，尤其是获得了新的接触情况或源患者资料时。

（3）在接触者可耐受的前提下，给予4周的接触后预防性用药。

【接触后的随访】

建议接触者在随访期间发生任何急症都向用人单位请求进行医学评估。

1. 乙型肝炎病毒接触后的随访　对接种乙型肝炎疫苗的接触者开展跟踪检测：

（1）在最后一剂疫苗接种1~2个月后进行病毒抗体追踪检测。

（2）如果3~4个月前注射过乙肝免疫球蛋白，则抗原抗体反应不能确定为接种疫苗后产生的免疫反应。

2. 丙型肝炎病毒接触后的随访

（1）接触4~6个月后进行丙型肝炎抗体及丙氨酸转氨酶基线检测和追踪检测。

（2）如想早期诊断丙型肝炎病毒感染，应在接触4~6周后检测丙型肝炎病毒RNA。

（3）通过补充检测，反复确认丙型肝炎病毒抗体酶免疫（Elas）水平。

3. 艾滋病病毒接触后的随访

（1）接触后6个月内应开展艾滋病病毒追踪检测，包括在接触后的第4周、第8周、第12周及6个月时对艾滋病病毒抗体进行检测，对服用药物的毒性进行监测和处理，观察和记录艾滋病病毒感染的早期症状等。

（2）如果疾病伴随反复出现的急性症状，则开展艾滋病病毒抗体检测。

（3）接触者应采取预防措施防止随访期间的再次传染。

（4）在接触后72小时内评估接触者接触后的预防水平，并进行至少2周的药品毒性监测。

（王 颖　许 艳）

第三节 给 氧 术

给氧术是通过鼻塞、鼻导管或面罩将氧气送入人体肺内的一种方法。

【目的】

1. 纠正各种原因造成的机体缺氧状态。

2. 改善动脉血氧分压。

3. 促进组织的新陈代谢，维持机体的生命活动。

【准备】

1. 操作者准备　着装整洁，按七步洗手法洗手，戴口罩、帽子。

2. 用物准备　氧气流量表、氧气管或氧气面罩、湿化瓶、湿化液、棉签、弯盘、手电筒、指脉氧饱和度监测仪、记录卡。

3. 患者准备　了解吸氧的目的、方法及注意事项，取得患者配合。

4. 环境准备　整洁、安静、安全（周围无火源）。

【操作程序】

1. 备齐用物携至床旁，核对患者姓名、床号及氧疗方式，解释并取得配合。

2. 必要时消毒患者手指，消毒液待干后监测指脉氧饱和度。

3. 协助患者取舒适体位便于护士操作。

4. 检查、清洁鼻腔，湿润鼻黏膜。行手消毒。

5. 检查并连接氧气流量表，除尘后连接湿化瓶。

6. 连接氧气管并检查氧气管是否通畅，根据病情调节氧流量。

7. 再次核对患者及医嘱信息，无误后将氧气管的鼻塞轻轻插入鼻腔，妥善固定；或佩戴氧气面罩，系带松紧适宜。

8. 观察用氧效果、缺氧症状等有无改善。必要时再次消毒患者手指，消毒液待干后监测指脉氧饱和度。

9. 行健康宣教，指导患者和家属用氧安全：禁烟、火以及私带取暖器等设备。

10. 行手消毒，记录用氧起始时间、氧流量等。

11. 整理床单元及用物。

12. 停止吸氧时，先取下鼻导管或氧气面罩，关闭流量开关，取下流量表，避免操作不当导致患者呼吸道黏膜及肺组织的损伤。

13. 用物按规范处置。

【注意事项】

1. 湿化液不宜过多，为湿化瓶的 1/2 ~ 2/3。

2. 保持吸氧管通畅，避免脱落、打折、扭曲、堵塞等。

3. 避免瞬间氧压过高，氧气大量进入呼吸道引起呼吸道黏膜及肺组织损伤。

4. 强调勿自行摘除供氧装置及随意调节吸氧流量；禁烟火。

5. 根据患者病情，指导患者采取有效的呼吸技巧。

（吴小玲　万群芳）

第四节 吸 痰 术

吸痰术是指将吸痰管连通负压装置，经口、鼻腔或人工气道插入呼吸道，吸引分泌物，以保持呼吸道通畅的一种方法。

【目的】

1. 保持呼吸道通畅。

2. 减轻呼吸道感染。

【准备】

1. 操作者准备 着装整洁，按七步洗手法洗手，戴口罩、帽子。

2. 用物准备 瓶装生理盐水2瓶（标注开瓶时间及吸痰前、后用途）、吸痰管、听诊器、弯盘、负压吸引装置、负压吸引瓶内盛有效氯消毒液 1000~2000mg/L、薄膜手套、医疗垃圾袋。必要时备指脉氧饱和度检测仪（如患者使用封闭式吸痰管应备相应吸痰管和人工鼻）。

3. 患者准备 了解吸痰的目的、方法及注意事项（紧急情况下简洁，必要时可省略），取得患者或家属的配合。

4. 环境准备 整洁、安静、安全，光线适宜便于操作。

【操作程序】

1. 备齐用物携至床旁（危重患者应提前准备），核对，解释，取得配合。

2. 体位适宜，便于开放气道及操作。

3. 评估患者痰鸣及氧饱和度情况，必要时给予高浓度吸氧 1~2 分钟，以避免吸痰时发生低氧血症。

4. 连接负压吸引装置。手消毒，戴清洁薄膜手套。

5. 打开吸痰管接头将其与负压吸引管连接，调节吸引压力。佩戴吸痰管包装内的无菌手套，取出吸痰管。

6. 将吸痰管前端插入"吸痰前用的生理盐水"瓶中湿润并检查负压管路是否通畅。

7. 吸痰时遵循先气道后口腔的原则，吸痰管插至患者有咳嗽反射或适宜深度停顿片刻，再缓慢提升吸痰管以吸尽气道内分泌物。

8. 吸引完毕用"吸痰后用生理盐水"冲净负压吸引管内痰液。

9. 将薄膜手套反折包裹吸痰管并置入医疗垃圾袋中。关闭负压表并固定负压装置。

如患者使用封闭式吸痰管：①先将吸痰管头端退至冲洗口，连接冲洗液，连接负压吸引管，按负压开关湿润吸痰管，关闭负压键和冲洗液；②将吸痰管插入适宜深度停顿片刻，再缓慢提升吸痰管以吸尽气道内分泌物；③再次将吸痰管头端退至冲洗口，开冲洗液和负压，冲洗吸痰管，断开冲洗液和负压连接管并妥善固定。

10. 评估患者痰鸣及氧饱和度情况，必要时吸痰后再给予高浓度氧气吸入 1～2 分钟，避免发生低氧血症。

11. 行健康宣教，强调保持呼吸道通畅及防止交叉感染的重要性。

12. 协助患者取舒适体位，整理床单元及用物处置。

13. 手消毒。记录患者的病情、痰液的颜色、性质及量。

【注意事项】

1. 动作轻柔，吸痰负压 0.02～0.04MPa，避免造成呼吸道黏膜损伤。

2. 每次吸痰时间不得超过 15 秒，连续吸痰不超过 2 次。

3. 禁止带负压插入吸痰管，防止瞬间负压过大损伤气道黏膜。

4. 吸痰管不可反复在气道内提插。

5. 注意无菌技术操作，每根吸痰管仅能使用一次。

（吴小玲 万群芳）

第五节 雾化吸入疗法

雾化吸入疗法是利用雾化装置将药物溶液或混悬液分散成微小的雾滴或微粒，使其悬浮于气体中并进入呼吸道及肺内的一种治疗方法。

【目的】

1. 湿化呼吸道，利于祛痰。

2. 减轻或解除支气管痉挛。

3. 控制呼吸道炎症。

4. 全身治疗的作用，如雾化吸入伊洛前列素治疗原发性肺动脉高压、雾化吸入胰岛素降低血糖等。

【准备】

1. 操作者准备 着装整洁，按七步洗手法洗手，戴口罩、帽子。

2. 用物准备 治疗车、雾化器、雾化管（首次治疗者）、药物、漱口液（视患者情况）、弯盘、医嘱执行单。

3. 患者准备 了解雾化吸入的目的、方法及注意事项，取得患者的配合。

4. 环境准备 整洁、安静、安全。

【操作程序】

1. 备齐用物携至床旁，核对患者信息、医嘱及药物，解释并取得配合。

2. 根据病情协助患者取半卧位或坐位，必要时协助排痰。

3. 协助患者清洁口腔，避免食物残渣吸入气道。

4. 手消毒，连接雾化器电源，将雾化管与雾化器连接。

5. 再次核对相关信息，无误后将雾化药物加入药杯。

6. 指导患者呼吸技巧，开机，经口含管/面罩、行无创/有创呼吸机辅助通气者连接呼吸机管路、停机的人工气道者经气管切开或气管插管处行雾化吸入治疗。

7. 雾化过程中密切观察病情变化。

8. 雾化结束，关闭雾化器开关，断开连接。

9. 协助患者漱口、拍背及排痰，必要时洗脸。

10. 协助患者取舒适卧位，整理床单元及用物。

11. 行健康教育，向患者及家属讲解雾化后排痰方法。

12. 手消毒，核对患者及医嘱信息并记录、签字。

13. 规范处置用物。

【注意事项】

1. 患者须采取半卧位或坐位，使膈肌下降，增加胸腔容积，利于肺通气及雾化药物沉积，提高疗效。

2. 雾化前后均须漱口，必要时行口腔护理。

3. 雾化前不涂擦油脂面霜，避免亲脂性药物在面部残留。

4. 指导患者采取正确的呼吸技巧：平静呼吸、间歇深呼吸；经口含管雾化者用口吸气、鼻呼气。

5. 雾化时间应小于 15 ~ 20 分钟，避免长时间雾化引起气道痉挛、低氧血症等不适。如有不适，应立即停止雾化并协助医生进行处理。

6. 雾化糖皮质激素者，应评估有无口腔真菌感染。

7. 有特殊感染者雾化过程中，操作者应距离患者至少90cm，避免交叉感染。

（吴小玲 万群芳）

第六节 导 尿 术

导尿术是在严格无菌操作下，用无菌导尿管经尿道插入膀胱引流出尿液的方法。

【目的】

1. 为尿潴留患者引流出尿液，减轻其痛苦。

2. 协助临床诊断和治疗 为膀胱肿瘤患者进行膀胱化疗；采集患者尿标本做细菌培养；为患者测定膀胱容量、压力及残余尿量；向膀胱注入造影剂或气体等。

3. 用于患者术前膀胱减压以及下腹、盆腔器官手术中持续排空膀胱，避免术中误伤。

4. 某些泌尿疾病手术后留置尿管，便于引流和冲洗，减轻手术切口张力，促进切口愈合。

5. 为有血尿或脓尿患者冲洗膀胱。

6. 患者昏迷、尿失禁或会阴部有损伤时，留置导尿管以保持局部干燥、清洁，避免尿液的刺激。

7. 准确记录休克或危重患者的尿量、尿比重，为制订抢救方案提供依据。

【适应证】

1. 尿潴留患者减压。

2. 尿液检查。

3. 尿量监测。

4. 不明原因的可疑尿路梗阻。

5. 尿动力学监测。

6. 膀胱尿路造影、冲洗等。

7. 术前准备。

【相对禁忌证】

1. 急性尿路感染、急性尿道炎、急性前列腺炎、月经期等的患者。

2. 尿道术后、骨盆骨折、尿道损伤的患者应咨询专科医生。

【准备】

1. 操作者准备　穿戴整齐，修剪指甲，洗手，戴口罩。

2. 用物准备　一次性无菌导尿包：内有会阴初步消毒用物（一次性手套 1 只，一次性镊子 1 把，消毒棉球十余个）；无菌手套 1 双、洞巾 1 张、一次性弯盘 2 个（盘内装有：适宜型号的 Foleys 尿管 1 根、无菌液状石蜡棉球 1 个、消毒棉球 4 个、纱布 1 张、一次性镊子 2 把、一次性尿袋 1 个、标本瓶 1 个、10ml 无菌注射器内有无菌生理盐水 10ml）。小橡胶单及治疗巾、弯盘 1 个、安全别针 1 个。另备屏风、便盆、便盆巾、浴巾。

3. 患者准备　①了解导尿的目的、意义、过程及注意事项，愿意配合操作，签署知情同意书；②清洁外阴，做好导尿的准备。

4. 环境准备　清洁、安静、光线适宜或有足够的照明。

【操作程序】

1. 评估患者的病情、临床诊断、导尿的目的；患者的意识状态、生命体征、合作程度、心理状况；患者体位、膀胱充盈度及会阴部皮肤黏膜情况等。

2. 备齐用物携至患者床旁，查对并再次解释。关闭门窗，屏风遮挡患者，协助患者取合适的卧位。

3. 协助患者取仰卧屈膝位，两腿略外展，露出外阴。浴巾遮盖近侧下肢，被子遮盖对侧下肢保护患者。小橡胶单和治疗巾垫于患者臀下。

（1）女性患者消毒、导尿

1）初步消毒：打开导尿包，取出初步消毒用物，进行初步消毒，顺序为阴阜→大阴唇→小阴唇→尿道口。自上而下、先对侧后近侧、由外向内、一次一个棉球进行消毒。

2）再次消毒：将导尿包放于患者两腿之间打开，戴无菌手套，铺洞巾，按操作顺序整理好用物，润滑导尿管前段2.5~5cm。再次消毒，消毒的顺序是尿道口→对侧小阴唇→近侧小阴唇→再次尿道口，自上而下、一次一个棉球进行消毒，消毒尿道口时稍停留片刻。

3）插管：嘱患者做深呼吸，换一把镊子夹持导尿管对准尿道口轻轻插入尿道4~6cm，见尿液流出再插入1cm左右。

（2）男性患者消毒、导尿

1）初步消毒：取出初步消毒用物，依次消毒阴阜→阴茎各面→阴囊，然后用无菌纱布裹住阴茎将包皮向后推暴露尿道口，自尿道口向外向后旋转擦拭尿道口、龟头及冠状沟，一次一个棉球进行消毒。

2）再次消毒：将导尿包放置在患者两腿之间并打开导尿包，根据无菌操作原则戴手套，铺洞巾，按操作顺序整理好用物，润滑导尿管前段，一手取无菌纱布包住阴茎将包皮向后推，暴露尿道口。另一只手持镊子夹取消毒液棉球再次消毒尿道口、龟头及冠状沟，一次一个棉球进行消毒。

3）插管：嘱患者做深呼吸，用无菌纱布固定阴茎并提起，使之与腹壁成60°角，换一把镊子夹持导尿管对准尿道口轻轻插入尿道20~22cm，见尿液流出再插入1~2cm。将尿液引入集尿袋内。若需作尿培养，用无菌标本瓶接取中段尿5ml。标本瓶妥善放置。

如是一次性导尿，则平稳缓慢地拔出尿管。

若为留置导尿：插入导尿管后，见尿液流出再插入5~10cm，根据导尿管上注明的气囊容积向气囊注入等量的0.9%氯化钠溶液，轻拉导尿管有阻力感，即证实导尿管固定于膀胱内。连接引流袋，将引流袋妥善固定于床沿下。

4. 导尿完毕，拔出导尿管撤下洞巾，擦净外阴，整理用物，协助患者穿好裤子，睡卧舒适。

5. 记录导尿时间、尿量和患者的情况。

【注意事项】

1. 严格执行无菌技术原则。为女患者插尿管时，如导尿管误入阴道，应更换无菌导尿管重新插管。

2. 尿潴留患者一次导出尿量不超过1000ml，以防出现虚脱和血尿。

3. 为男性患者插尿管时，遇有阻力，特别是尿管经尿道内口、膜部、尿道外口的狭窄部、耻骨联合下方和前下方处的弯曲部时，嘱患者缓慢深呼吸，慢慢插入尿管。

4. 长期留置尿管的患者，定时夹闭尿管，并定时进行膀胱功能训练及骨盆底肌的锻炼，以增强控制排尿的能力。

5. 嘱患者在留置尿管期间保证充足的入量，预防发生感染和结石。

6. 告知患者在留置尿管期间防止尿管打折、弯曲、受压、脱出等情况发生，确保尿管通畅。保持尿袋高度低于耻骨联合水平，防止逆行感染。

7. 患者尿管拔除后，观察患者排尿时的异常症状。

（郭红霞）

第七节 鼻 饲 法

鼻饲法是将胃管经鼻腔插入胃内，从管内灌注流质食物、营养液、水分和药物的方法。

【目的】

对不能经口进食者以鼻胃管供给食物和药物，以维持患者营养和治疗的需要。

【适应证】

1. 昏迷患者或不能经口进食者，如口腔疾患、口腔和咽喉手术后的患者。

2. 不能张口的患者，如破伤风患者。

3. 早产儿和病情危重的患者以及拒绝进食的患者。

【禁忌证】

1. 鼻咽部有肿瘤或急性炎症的患者。

2. 食管静脉曲张、上消化道出血、心力衰竭和重度高血压患者。

3. 吞食腐蚀性药物的患者。

【准备】

1. 操作者准备 穿戴整齐，修剪指甲，洗手，戴口罩。

2. 用物准备 无菌治疗巾内置：胃管、压舌板、50～100ml注射器、治疗碗2个（分别盛有鼻饲液和温开水、温度38～40℃）、镊子、纱布、棉签。无菌治疗巾外放置：手套、润滑油、胶布、别针、听诊器、调节夹或橡胶圈、弯盘、纸巾、治疗巾。

3. 患者准备 了解鼻饲法的目的、方法及注意事项，愿意配合操作，签署知情同意书。

4. 环境准备 清洁、安静、光线适宜或有足够的照明。

【操作程序】

1. 评估患者的病情及治疗情况，了解患者的心理状态与合作程度；观察患者鼻腔黏膜有无肿胀、炎症，有无鼻中隔偏曲，有无鼻息肉等。

2. 根据医嘱备齐用物携至患者床旁，核对患者的床号、姓名，并再次向患者及家属解释操作目的、过程及配合方法，根据病情协助患者采取半坐卧位或坐位，无法坐起者取右侧卧位。

3. 取下患者活动的义齿，妥善放置。

4. 将治疗巾围于患者颌下，弯盘放于方便取用处。

5. 再次观察鼻腔，用湿润的棉签清洁鼻腔，选择通畅一侧准备插管。

6. 戴手套，测量胃管插入长度，做好标记。测量方法：前额发际→剑突或耳垂→鼻尖→剑突，一般成人胃管插入 45～55cm。

7. 滑润胃管前段，塞好胃管尾段的塞子。

8. 沿选定侧鼻腔插入胃管，插入至 10～15cm 处（咽喉部）时，嘱患者做吞咽动作，随吞咽动作迅速插入胃管至预定长度。

9. 检查胃管是否在胃内。检查胃管在胃内的方法有三种：①用注射器抽出胃液；②将胃管末端浸入水中无气体逸出，如有大量气体逸出，说明误入气管；③用注射器快速从胃管内注入 10ml 空气，同时，将听诊器置于胃部，能听到气过水声。

10. 确认胃管在胃内后，用胶布将胃管固定于鼻翼及颊部。

11. 先注入少量温开水，证实胃管通畅无异常后再抽吸鼻饲液或药液缓慢灌注，鼻饲完毕后，再注入 20ml 温开水冲洗胃管，避免鼻饲液积存于胃管腔中而变质，造成胃肠炎或堵塞管腔。

12. 将胃管末端反折，用纱布包好，固定于枕旁或衣领处。

13. 协助患者清洁面部，整理床单位，嘱患者维持原卧位 20~30 分钟，整理用物，并清洗消毒，洗手。

14. 记录插管时间、患者反应及鼻饲液种类及量等。

15. 拔管：停止鼻饲或长期鼻饲需要更换胃管时需拔出胃管。

（1）携用物至床前，核对及说明拔管原因。

（2）戴好手套，置弯盘于患者颌下，胃管尾端放置于弯盘处，揭去固定胶布。

（3）用纱布包裹近鼻孔处胃管，请患者深呼吸，在患者呼气时快速拔出。脱去手套，清洁患者面部，协助患者采取舒适卧位，整理用物。

（4）洗手，记录拔管时间和患者反应。

【注意事项】

1. 插入胃管会给患者带来很大的心理压力，医患之间必须进行有效的沟通，让患者及家属理解该操作的目的及安全性。

2. 插管的动作应轻柔、稳重，特别是通过咽喉、食管的三个狭窄处时（环状软骨水平处，平气管分叉处，食管通过膈肌处），以避免损伤食管黏膜。

3. 在插管过程中患者如出现严重不适反应如恶心、呕吐、流泪时，须暂停操作，嘱其深呼吸，以分散患者的注意力，待其反应渐渐缓解以后方可继续进行操作。如患者出现咳嗽、呼吸困难、发绀等现象，表明胃管插入气管，应立即拔出，休息后再重新插入。胃管插入不畅时应检查口腔，了解胃管是否盘在口咽部，或将胃管拔出少许，再缓慢插入。

4. 为昏迷患者插管时，插管前先协助患者去枕，头向后仰，当胃管插入15cm时，将患者头部托起，使下颌靠近胸骨柄，再缓缓插入胃管至预定长度。

5. 每次鼻饲量不应超过200ml，间隔时间不少于2小时；鼻饲液的温度应保持在38~40℃；药片应研碎，溶解后注入。若注入新鲜果汁，应与奶液分开注入，防止产生凝块。注入鼻饲液的速度不宜过快或过慢，以免引起患者的不适。

6. 长期鼻饲者应每天进行口腔护理。

7. 每天检查胃管插入的深度，鼻饲前检查胃管是否在胃内，并检查患者有无胃潴留，胃内容物超过15ml时，应当通知医师减量或者暂停鼻饲。

8. 更换胃管时应于当晚最后一次管喂后拔出，翌日晨从另一侧鼻孔插入胃管。

（郭红霞）

第八节 皮内注射法

皮内注射法是将少量药液注入表皮和真皮之间的方法。

【目的】

1. 药物的皮肤敏感试验。

2. 预防接种。

3. 局部麻醉的起始步骤。

【准备】

1. 操作者准备 穿戴整齐，修剪指甲，洗手，戴口罩。

2. 用物准备 消毒溶液、无菌棉签、1ml注射器、弯盘、注射用药液（过敏试验时需备急救药物和注射器）、医嘱本等。

3. 患者准备 了解注射的目的、方法及注意事项。

4. 环境准备　清洁、安静、光线适宜或有足够的照明。

【操作程序】

1. 严格执行查对制度和无菌操作原则，按医嘱抽吸药液。

2. 备齐用物，携至患者床旁，仔细查对患者的姓名、床号、药名、浓度、剂量、方法、时间并解释。如做药物过敏试验，应先询问患者有无过敏史。

3. 选择注射部位，药物过敏试验一般为前臂掌侧下段。

4. 用75%乙醇常规消毒皮肤，待干。

5. 二次查对，排尽注射器内空气。

6. 针尖斜面向上与皮肤呈5°角刺入皮内，推注药液0.1ml，局部隆起呈皮丘，皮丘变白并显露毛孔，随即拔出针头。再次查对。

7. 若为药物过敏试验，应告知患者勿离开病室（或注射室），若有不适应立即告知医生。在20分钟后观察试验结果。

8. 帮助患者取舒适体位，清理用物。

9. 洗手，记录。

【注意事项】

1. 严格执行查对制度和无菌操作原则。

2. 药物过敏试验前，应询问患者的用药史、过敏史及家族史，如患者对需要注射的药物有过敏史，应及时与医生联系，更换其他药物。

3. 药物过敏试验消毒皮肤时忌用碘酊，以免影响对局部反应的观察。

4. 在药物过敏试验前，皮试液应现配现用，剂量准确，同时应备好急救药品，以防发生意外。

5. 进针角度为针尖斜面全部进入皮内为宜，进针角度过大易将药液注入皮下，影响结果的观察和判断。

6. 药物过敏试验结果为阳性，应告知医生、患者和家属，并记录在病历上。

（张凤英　胡秀英）

第九节　皮下注射法

皮下注射法是将少量药液或生物制剂注入皮下组织的方法。常用的部位有上臂三角肌下缘、前臂外侧、腹部、后背和大腿外侧方。

【目的】

1. 注入小剂量药物，用于不宜口服给药而需在一定时间内发生药效时。

2. 局部麻醉用药。

3. 预防接种。

【准备】

1. 操作者准备　穿戴整齐，修剪指甲，洗手，戴口罩。

2. 用物准备　皮肤消毒液、无菌棉签、2ml注射器、按医嘱准备药液、医嘱本、弯盘、手消毒液等。

3. 患者准备　了解注射的目的、方法及注意事项，能主动配合。

4. 环境准备　清洁、安静、光线适宜或有足够的照明。

【操作程序】

1. 查对无误后，解释操作的目的和过程，选择注射部位。

2. 将安瓿尖端的药液弹至体部。

3. 按无菌操作法取出棉签，蘸取消毒液，常规消毒安瓿。

4. 常规消毒注射部位皮肤，待干。

5. 用无菌纱布包住安瓿瓶颈及以上部分，折断安瓿。

6. 检查注射器，取出并接好针头。

7. 抽吸药液，排尽空气，二次查对。

8. 左手绷紧注射部位皮肤，右手持注射器，示指固定针栓，使针头与皮肤呈 30°～40°角，迅速将针梗 1/2～2/3 刺入皮下。

9. 固定针栓，左手抽吸活塞，如无回血即可缓慢推药。

10. 注射完毕，用棉签轻压在针刺处，迅速拔针，再次查对。

11. 处理用物，洗手、记录。

【注意事项】

1. 严格执行查对制度和无菌操作原则。

2. 对皮肤有刺激的药物一般不作皮下注射。

3. 对过度消瘦者，可捏起局部组织，适当减少穿刺角度。

4. 进针角度不宜超过 45°，以免刺入肌层。

5. 注意职业防护，用后的针头及时放入锐器盒。

（张凤英　胡秀英）

第十节　肌内注射法

肌内注射法是将一定量药液注入肌肉组织内的方法。自肌内注射的药物可通过毛细血管壁到达血液内，吸收较完全而生效迅速。

【目的】

1. 不宜或不能作静脉注射，要求比皮下注射更迅速发生疗效时采用。

2. 用于注射刺激性较强或药量较大的药物。

【准备】

1. 操作者准备　穿戴整齐，修剪指甲，洗手，戴口罩。

2. 用物准备　皮肤消毒液、无菌棉签、2ml 或 5ml 注射器、按医嘱准备的药物、弯盘、医嘱本、手消毒液等。

3. 患者准备　了解注射的目的、方法及注意事项，能主动配合。

4. 环境准备　清洁、安静、光线适宜或有足够的照明。

【操作程序】

1. 查对，并向患者解释操作的目的和过程。

2. 协助患者取合适的体位，确定注射部位。如选用臀大肌注射，用"十字法"或"联线法"定位。"十字法"：从臀裂顶点向左或向右划一水平线，再从髂嵴最高点作一垂直线，将一侧臀部分为四个象限，外上象限避开内角为注射部位；"联线法"：髂前上棘与尾骨联线的外上 1/3 处为注射部位。

3. 取出无菌棉签，蘸取消毒液。

4. 常规分别消毒安瓿和注射部位皮肤。

5. 用无菌纱布包住安瓿的瓶颈及以上部分，折断安瓿。

6. 检查注射器包装，取出注射器，吸取药液，排尽空气，二次查对。

7. 左手的拇指和示指绷紧皮肤，右手持注射器并固定针栓，针头与皮肤垂直，用手臂带动腕部的力量，快速刺入肌肉（切勿将针头全部刺入），左手放松绷紧的皮肤，抽动活塞观察无回血后，固定针栓并缓慢推注药物。

8. 注射完毕，用无菌棉签轻压进针处，快速拔出针头，按压片刻。

9. 再次核对，观察患者有无不良反应。

10. 整理床单位，协助患者躺卧舒适。

11. 清理用物，洗手，记录。

【注意事项】

1. 严格执行查对制度和无菌操作原则。

2. 两种药物同时注射时，应注意配伍禁忌。

3. 对 2 岁以下婴幼儿不宜选用臀大肌注射，因其臀大肌尚未发育好，注射时有损伤坐骨神经的危险，最好选择臀中肌和臀小肌注射。

4. 对需长期注射者，应交替更换注射部位，并选用细长针头，以避免或减少硬结的发生。

5. 注意职业防护，用后的针头及时放入锐器盒。

（张凤英 胡秀英）

第十一节 动脉血标本采集

动脉血标本采集是采集动脉血进行血气分析的一种方法。

【目的】

1. 判断患者的酸碱平衡状态。

2. 监测患者的氧分压及二氧化碳分压，判断呼吸衰竭程度。

3. 为诊断和治疗呼吸衰竭提供可靠依据。

【准备】

1. 操作者准备 着装整洁，按七步洗手法洗手，戴口罩和帽子。

2. 用物准备 治疗车、消毒液、棉签、治疗巾、动脉血气专用采血针、无菌手套、医嘱执行单。

3. 患者准备 了解动脉血采集的目的、方法及注意事项，取得患者和家属配合。

4. 环境准备 整洁、安静、安全，光线充足便于操作。

【操作程序】

1. 备齐用物携至床旁，核对患者信息并解释，取得患者合作。

2. 检查动脉血气采血针外包装、无菌物品的有效期。

3. 选择穿刺部位（常选桡动脉或股动脉）。

4. 协助患者取适宜体位便于操作，铺治疗巾于穿刺部位下。

5. 手消毒，取出动脉采血针，将活塞退至 1.6ml 处，并妥善放置动脉采集器。

6. 消毒穿刺处皮肤（直径＞5cm）两次，充分待干，再次核对患者及医嘱信息。

7. 戴无菌手套，一手示指及中指扪及动脉搏动最强处并固定，另一手持动脉血气采血针以垂直或沿动脉走向呈45°~60°进针。

8. 待血液充盈注射器后迅速拔针，用无菌干棉签按压穿刺点。

9. 将采血针头迅速插入橡皮塞封闭针孔，以免混合空气影响检验结果，尽快送检。

10. 协助患者取舒适体位，整理用物及床单元。

11. 手消毒，核对患者及医嘱信息并记录、签字。

12. 规范处置用物。

【注意事项】

1. 洗澡或运动后应休息30分钟再行动脉血采集。

2. 吸氧者如病情允许应停止吸氧30分钟后再采血，否则必须标注吸氧的流量和浓度。

3. 穿刺点按压5~10分钟（有凝血功能障碍者应适当延长），直至穿刺点不再出血，避免出现皮下血肿。

4. 标本应立即（或半小时内）送检，若不能及时送检可将标本暂存在0~4℃冰箱内，最长不超过2小时。

（吴小玲　万群芳）

第十二节　静脉血标本采集

静脉血标本采集是自静脉抽取血标本的方法。

【目的】

1. 协助临床诊断疾病，为临床治疗提供依据。

2. 采全血标本　测定血液中某些物质的含量，如肌酐、肌酸、尿素氮、血糖等。

3. 采血清标本　　测定血清酶、电解质、肝功能、脂类等。

4. 采血培养标本　　培养血液中的病原菌。

【准备】

1. 操作者准备　　穿戴整齐，修剪指甲，洗手，戴口罩。

2. 用物准备　　皮肤消毒液、无菌棉签、真空采血管、双向采血针、止血带、治疗巾、医嘱本、锐器盒、手消毒液等。

3. 患者准备　　了解采血的目的、方法、临床意义、注意事项及配合要点。

4. 环境准备　　整洁、宽敞、明亮，符合无菌操作的环境要求。

【操作程序】

1. 查对医嘱，检查真空采血管的有效期及标本采集日期，贴检验科条形码于真空管上。

2. 携用物至患者床旁，核对患者床号、姓名，核对化验单及真空采血管。

3. 协助患者取舒适的卧位，暴露穿刺部位。

4. 选择合适的静脉，将治疗巾铺于小垫枕上，置于穿刺部位下。

5. 在穿刺点上方约 6～8cm 处扎紧止血带，常规皮肤消毒。

6. 再次核对并消毒穿刺部位皮肤。

7. 取下真空采血针护套，手持采血针，按静脉注射法行静脉穿刺。见回血，将采血针另一端拔掉护套，然后刺入真空管。松止血带，采血至需要量。

8. 抽血完毕，迅速拔出针头，用无菌棉签按压穿刺点 1～2 分钟至不出血为止。

9. 再次核对化验单、患者、真空采血管。

10. 协助患者取舒适卧位、整理床单位、清理用物。

11. 洗手、记录。

12. 将标本连同化验单及时送检。

【注意事项】

1. 严格执行查对制度和无菌操作制度。

2. 采集标本的方法、采血量和时间要准确。如一次穿刺失败，重新穿刺需更换部位及采血针。

3. 若需要抽取空腹血，应提前告知患者禁食。

4. 根据检查目的不同选择适宜真空采血管。

5. 若同时需抽取不同种类的血标本，应先注入血培养管，再注入抗凝管，最后注入干燥真空管。

6. 严禁在输液、输血肢体上抽取血标本，必须另换肢体采集。

7. 真空采血时，不可先将真空采血管与采血针相连，以免管内负压消失而影响采血。

（韩 英　陈 红）

第十三节　静脉输液技术

静脉输液技术是利用大气压和液体静压原理将大量无菌溶液、电解质或药物输入体内的一种方法。

【目的】

1. 维持水和电解质、酸碱平衡，预防和纠正水、电解质及酸碱平衡紊乱。

2. 增加血容量，改善微循环，维持血压及微循环灌注量。

3. 输入药物，治疗疾病。

4. 补充营养，供给热能，促进组织修复，维持正氮平衡。

【准备】

1. 操作者准备　穿戴整齐，修剪指甲，洗手，戴口罩。

2. 用物准备　治疗车上层备液体架、输液器1套、皮肤消毒液、无菌棉签、止血带、治疗巾、胶带、弯盘、按医嘱准备液体及药物、输液贴、医嘱本、手消毒液等。治疗车下层备锐器盒、生活垃圾桶、医用垃圾桶。

3. 患者准备 了解输液目的、方法、注意事项及配合要点。输液前排尿或排便，取舒适卧位。

4. 环境准备 整洁安静，温度适宜，光线充足，符合无菌技术操作要求。

【操作程序】

1. 查对医嘱，核对患者，打印输液标签。查对药物并检查药液质量。将输液标签贴于输液袋上。去除液体袋大头端铝盖部位，常规消毒加药口端，根据医嘱加入药物。

2. 备齐用物携至患者床旁，核对患者、床号、姓名，输液标签（药名、浓度、剂量）及给药时间和给药方法，洗手。

3. 协助患者取舒适卧位，暴露输液部位。

4. 将治疗巾置于穿刺肢体下方，选定静脉穿刺点上方约6~8cm处扎止血带，嘱患者握拳，选择静脉穿刺点。松压脉带，嘱患者松拳。

5. 洗手，再次核对并检查输液袋、输液器的有效期及质量，无问题后取出输液器，将输液器的插头插入液体袋大头端至插头根部，关闭输液调节开关。

6. 将输液袋挂于输液架上。

7. 倒置墨菲滴管，并挤压滴管使输液袋内液体流出。当茂菲管内的液面达到滴管的1/2~2/3满时，迅速转正滴管，打开调节器，使液平面缓慢下降，直至排尽管道和针头内的空气。

8. 扎紧止血带，消毒穿刺部位皮肤，消毒范围大于5cm，待干，备胶布。

9. 核对患者床号、姓名、所用药物的药名、浓度、剂量及给药时间和给药方法。检查输液管道是否有气泡并再次排气。

10. 嘱患者握拳，取下针头保护帽，按静脉注射法穿刺。见回血后将针头与皮肤平行再进入少许。固定好针柄，松止血带，嘱患者松拳，打开调节器开关，待液体滴入通畅，患者无不适后，用胶布或敷贴固定针柄、针眼部位，最后将针头附近输液管环绕后固定。

11. 根据患者年龄、病情及药液的性质调节输液速度。协助患者取舒适体位，将呼叫器置于易取处并交代患者输液中的注意事项。

12. 再次核对患者的床号、姓名、药物名称、浓度、剂量、给药时间和给药方法。

13. 如需更换输液液袋时，核对第二袋液体、常规消毒后将从上一液体袋输液插头拔出迅速后插入第二袋液体中。检查滴管液面高度是否合适、输液管中有无气泡，观察输液通畅后方可离去。每次更换液体袋后及时执行医嘱，在输液过程中如需临时加入药液，可将液体袋临时加药口端铝盖部分（小头端）去除，消毒后加入药液。

14. 输液完毕，关闭调节器开关，用无菌棉签轻压在穿刺点上方，快速拔针后，嘱患者局部按压 1~2 分钟至无出血为止。

15. 协助患者适当活动穿刺肢体，并协助取舒适卧位。

16. 整理床单位，清理用物，视患者无需要后离开病室，洗手，记录。

【注意事项】

1. 严格执行查对制度和无菌操作原则。

2. 合理选择静脉：选择能够满足治疗输液量及能够提供必要的血液稀释的静脉进行穿刺，所选择的静脉通常应粗直、弹性好，易于触及，充盈良好，相对固定，同时要避开关节和静脉瓣。如需长期输液者，注意保护和合理使用静脉，一般从远端小静脉开始。

3. 注意药物配伍禁忌：根据用药原则、患者的病情以及药物性质，遵医嘱，有计划地、合理安排药物输入顺序，尽快达到治疗效果。

4. 根据病情、年龄、药物性质调节输液速度。对年老体弱、婴幼儿、心、肺、肾功能不良者及输注刺激性较强的药物时速度宜慢；对严重脱水、血容量不足、心肺功能良好者输液速度适当加快。

5. 输液过程中加强巡视，耐心倾听患者主诉，严密观察患者全身及局部反应，及时处理输液故障或输液反应。

6. 连续输液24小时以上者，须每日更换输液器。

7. 输液前要注意排尽输液管及针头内的空气，输液过程中要及时更换输液袋，输液毕要及时拔针，严防造成空气栓塞。

（韩　英　陈　红）

第十四节　静脉输血技术

静脉输血技术是将全血或成分血通过静脉输入体内的方法，输血是临床上常用的急救和治疗的重要措施之一。

【目的】

1. 补充血容量，提高血压，促进血液循环。

2. 增加血红蛋白，促进血液的携氧功能。

3. 补充各种凝血因子，有助于止血。

4. 增加白蛋白，纠正低蛋白血症。

5. 补充抗体、补体，增强机体免疫力。

6. 促进骨髓系统和网状内皮系统功能。

【准备】

1. 操作者准备　穿戴整齐，修剪指甲，洗手，戴口罩。

2. 用物准备　治疗车上层备液体架、皮肤消毒液、无菌棉签、止血带、治疗巾、胶带、弯盘、一次性输血器、血液制品（根据医嘱准备）、生理盐水、医嘱本、手消毒液等。治疗车下层备锐器盒、生活垃圾桶和医疗垃圾桶。

3. 患者准备 了解输血目的、方法、注意事项及配合要点；采血标本以验血型和做交叉配血试验；输血前排尿、排便，取舒适卧位。

4. 环境准备 整洁安静，温度适宜，光线充足，符合无菌技术操作要求。

【操作程序】

1. 备血 根据医嘱抽取患者静脉血标本 2ml，与填写完整的输血申请单和配血单一并送往血库，做好血型鉴定和交叉配血试验。

2. 取血 根据输血医嘱，护士凭取血单到血库取血，并与血库工作人员共同做好"三查八对"。三查：查血液的有效期、血液的质量和输血包装是否完好无损。八对：对姓名、床号、住院号、血袋号、血型、交叉配血试验结果、血液种类和血量。确认无误后护士在交叉配血单上签全名，取回血液。

3. 输血

（1）洗手、戴口罩，备齐用物及血液携至患者床旁，与另一名执业护士再次进行核对和检查，确认无误后按静脉输液法建立静脉通道，输入少量生理盐水。

（2）戴手套，打开储血袋封口，常规消毒开口处塑料管，将输血器针头从生理盐水袋中拔出插入储血袋的输血接口，缓慢将储血袋倒挂在输液架上。

（3）再次核对患者的床号、姓名、住院号、血袋号、血型、交叉配血试验的结果、血液的种类、血量。关闭输注的生理盐水调节器开关，打开输血管调节器，开始输血，记录开始输血时间并将血袋上的血液条码标签贴于病历记录单中，在记录单上签全名。

（4）调节输血速度，输血开始时速度宜慢（少于20滴/分），观察15分钟无不良反应后，再按病情及年龄需要调节滴速。

（5）脱手套、洗手。向患者或家属交待输血过程中的有关注意事项，并将呼叫器置于患者易取处。

（6）待血液输完，再次输入少量生理盐水，直到将输血器内的血液全部输入体内再拔针，用无菌棉签按压穿刺点直至无出血为止。

（7）输血完毕后，用剪刀将输血器针头剪下放入锐器盒中；将输血管道放入医用垃圾桶中；将输血袋送至输血科保留24小时。

（8）协助患者取舒适卧位，整理用物与床单位。

（9）洗手，做好输血记录。

【注意事项】

1. 在取血和输血过程中，要严格执行无菌操作及查对制度。

2. 输血前必须严格检查血液保存时间、血液质量和血袋有无破损渗漏。保证两人核对，准确无误后方可输血。

3. 输血时应到患者床前核对床号、患者姓名、血型等，确定受血者本人后，才能进行输血。

4. 血液临输入前再从冷藏箱内取出，在室温中停留的时间不得超过30分钟。输血前将血袋内的血液轻轻混匀，避免剧烈震荡。

5. 血液内不得加入其他药物，输入两袋以上血液时，两袋血液之间必须输入少量生理盐水。

6. 输血过程应先慢后快，再根据病情和年龄调整输入速度，严密观察受血者有无输血不良反应，如出现异常情况应及时处理。

7. 严格掌握输血速度，对老年体弱、严重贫血、心衰患者应谨慎，滴速宜慢。

8. 将输完的血袋送回输血科保留 24 小时，以备患者在输血后发生输血反应及时检查分析原因。

（韩 英 陈 红）

第十五节 经外周静脉置入
中心静脉导管

经外周静脉置入中心静脉导管（PICC）是指经上肢贵要静脉、肘正中静脉、头静脉、肱静脉、颈外静脉（新生儿还可通过下肢大隐静脉、颞浅静脉、耳后静脉、股静脉等）穿刺置管，导管尖端位于上腔静脉或下腔静脉的导管（以上肢PICC 为例）。

【目的】

1. 减少频繁外周静脉穿刺给患者带来的痛苦，解决外周血管条件差的患者输液难的问题。

2. 减少因刺激性、腐蚀性药物及发泡剂等输入引起静脉炎的风险，避免药物外渗引起局部组织的蜂窝织炎或组织坏死。

【准备】

1. 操作者准备 穿戴整齐，修剪指甲，洗手，戴口罩、帽子。下达医嘱"经外周静脉置入中心静脉导管术"和"置管后胸部正位 X 线检查"，核对医嘱。

2. 用物准备

（1）导管及附件：前端开口 PICC 套件 1 套或三向瓣膜PICC 套件 1 套、微插管鞘穿刺套件 1 套、超声血管导引穿刺套件 1 套、PICC 治疗包 1 个。

（2）无菌物品：20ml 注射器 2 副、1ml 注射器 1 副、无菌（无粉）手套 1 副、肝素帽或正压接头 1 个、10cm × 12cm 无

敷贴 1 张、无菌隔离衣 1 件、无菌大单一块、无菌棉签
无菌纱布 2 张。

）液体和药物：100ml 生理盐水 1 袋、100ml 肝素盐水
肝素钠 125μ/ml，新生儿 10μ/ml）、2% 利多卡因 1 支、
1 支。

）消毒剂：乙醇、碘酒/碘伏/安尔碘/葡萄糖酸氯己定
长）1 瓶。

）其他：血管超声 1 台、治疗巾 1 张、软尺 1 根、胶布
止血带 1 根、弯盘 1 个、速干手消液 1 瓶、污物桶 1 个、
1 个。

患者准备

）签署知情同意书：患者了解 PICC 置管的目的和意
中配合注意事项、可能发生的常见并发症以及应对处理
消除患者的紧张焦虑情绪，使患者和家属在充分了解和
基础上签署置管同意书。

）置管前排尿、排便，做好穿刺肢体准备，血管评估，
清洁穿刺侧手臂，更换宽松、干净、棉质衣服。

环境准备　通常情况下，应设置专门的置管室，房间
合医院感染控制要求。置管室应清洁、明亮、宽敞，在
管前 30 分钟进行房间的空气消毒。危重患者可在床旁
管，用屏风或围帘遮挡，保护患者隐私。

操作程序】

一) 传统 PICC 操作流程

备齐用物至床旁，核对患者床号、姓名、医嘱和置管
书，协助患者取平卧位或坐卧位，向患者讲解置管的目的
得配合，教会患者术中配合要点。对于烦躁不配合的患者
虑适当约束和（或）使用镇静镇痛剂，但应注意气道保
循环监测。

2. 选择静脉，确定静脉穿刺点，将止血带系于患者上臂，

首选贵要静脉，次选肘正中静脉，再选头静脉。

3. 测量置入导管长度和臂围 嘱患者平卧，术侧手臂外展 90°，手臂与身体在同一水平面；测量置入长度：从穿刺点至右胸锁关节，向下反折至第 3 肋间间隙；测量臂围：成人肘窝上 10cm 处测量臂围，儿童肘窝上 5cm（新生儿、婴儿测量双侧臂围）。记录数值。

4. 速干手消毒液擦手，戴口罩。

5. 建立无菌区 打开 PICC 穿刺包，戴无菌手套。

6. 消毒 助手抬起患者手臂。

（1）以穿刺点为中心环形消毒，消毒范围 20cm × 20cm；先用含乙醇消毒液棉签或棉球消毒皮肤 3 次脱脂（第一遍顺时针，第二遍逆时针，第三遍顺时针）。

（2）用含碘消毒液或洗必泰消毒 3 次。

7. 铺巾 嘱患者穿刺侧手臂上抬 90°，铺无菌治疗巾于腋下，放无菌止血带于治疗巾上，嘱患者手臂轻轻原位平放；再铺无菌大单遮盖患者全身，扩大无菌区；最后铺无菌孔巾，暴露穿刺部位，用无菌纱布遮盖穿刺点。

8. 穿隔离衣，更换无菌手套；助手投递无菌物品并按使用顺序摆放。

9. 局部麻醉 在静脉穿刺点皮下注射 2% 利多卡因 0.2 ~ 0.3ml。

10. 修剪导管

（1）剥离导管保护套至预测部位。

（2）退出导引钢丝长度比预测长度多 1cm，在预测刻度处剪切导管。

11. 扎止血带 让助手在上臂扎止血带，使静脉充盈，嘱患者握拳。

12. 预冲导管 用 10ml 注射器抽取 10ml 生理盐水连接导管并预冲润滑导管内亲水性导引钢丝。1.9F 导管用 10U/ml 肝素盐水预冲导管。

13. 实施穿刺

（1）去除穿刺针保护套，松动针芯。

（2）绷紧皮肤，以 15°~30°实施穿刺。

（3）见回血后降低穿刺针角度，再进针少许（0.5~1cm），使插管鞘尖端全部进入静脉。

（4）固定穿刺针，将插管鞘送入静脉。

14. 撤出穿刺针

（1）松开止血带、患者松拳。

（2）左手中指按压插管鞘前端静脉，拇指固定插管鞘针柄，右手拔出穿刺针。

（3）按下针尖保护按钮，确保穿刺针回缩至保护套内。

（4）将针尖保护套放入锐器盒。

15. 送导管

（1）将导管经插管鞘匀速缓慢送入静脉。

（2）松开左手中指，固定插管鞘针翼。

（3）边送导管边分离导管保护套。

16. 撤出插管鞘

（1）置入导管 10~15cm 之后，可退出导入鞘。

（2）置入导管至肩部位置时（置入长度 25cm），嘱患者下颌靠紧术侧肩膀（患者无法配合时助手压迫穿刺同侧锁骨上缘），导管顺利通过后，患者头部恢复原位。

17. 继续送导管 均匀缓慢地将剩余导管置入静脉至 0 刻度。

18. 撕裂插管鞘 从导管上撕裂插管鞘；在移去插管鞘时注意保持导管的位置。

19. 抽回血，确认导管置入成功

（1）如果回抽困难，将导管退出少许重新操作。

（2）抽回血时回血不超过圆盘。

20. 移去导引钢丝

（1）左手固定导管圆盘，右手撤出导引钢丝并将其放入锐器收集盒内。

（2）移去导引钢丝时，动作轻柔缓慢。

21. 正压封管 导管末端连接肝素帽或无针正压接头进行正压封管。

22. 清洁穿刺点 生理盐水清洁穿刺点周围皮肤，切忌不要刺激穿刺点。

23. 固定导管，粘贴透明敷贴

（1）导管调整呈"C"形放置，用第一条胶布固定圆盘。

（2）在穿刺点上方放置 1cm×1cm 小纱布（或小棉球）吸收渗血，用无菌胶布固定。

（3）用 10cm×12cm 透明敷贴覆盖在导管及穿刺点局部，敷贴下缘不要超过圆盘。

（4）用第二条胶布从圆盘下交叉固定导管，第三条胶布再固定圆盘。

24. 整理用物 在胶布上标注置入日期及长度，并粘贴在透明敷贴上。

25. 确定导管位置 拍胸部正位 X 线片确定导管尖端位置。

26. 向患者及家属交代置管后注意事项、自我观察要点。

27. PICC 穿刺后的记录

（1）记录置入导管的型号、规格、批号、长度。

（2）穿刺静脉的名称、臂围。

（3）穿刺过程描述（穿刺是否顺利、患者有无不适等主诉）。

（4）胸片结果显示导管位置。

【注意事项】

1. 置管前了解患者一般情况、既往病史、治疗方案、相关实验室检查结果、穿刺部位与血管情况。

2. 与患者沟通，充分告知 PICC 置管的优点以及可能发生相关并发症的预防、处理措施，患者签署知情同意书。

3. 置管过程中，嘱患者心情放松，确保穿刺血管处于最佳状态。

4. 准确测量置入导管长度，充分预冲导管利于退出导丝。

5. 严格执行手卫生和无菌技术原则，建立最大化无菌屏障。

6. 导管送入用力均匀、勿暴力送管，防止导管进入颈内静脉。

7. 妥善固定导管，确保患者曲肘时导管与托盘或连接器不打折，避免胶布直接接触导管。

8. 穿刺结束后及时记录穿刺过程。

（二）超声引导下塞丁格技术 PICC 置管流程

1. 备齐用物至床旁，核对患者床号、姓名、医嘱和置管知情同意书，协助患者取平卧位或半坐卧位，向患者讲解 PICC 置管过程中的配合及注意事项，利于患者的配合。对于烦躁不配合的患者可考虑适当约束和（或）使用镇静镇痛剂，但应注意气道保护和循环监测。

2. 选择静脉及穿刺点

（1）上臂预期穿刺部位以上扎止血带。

（2）穿刺点的选择：肘窝上约 2 横指处；超声显示血管直径为置入导管直径 2 倍以上均可，但应注意周围血管有无分支或变异。

（3）使用超声导引系统选择穿刺静脉：先扪及肘窝处的动脉搏动，在肘窝上约两横指处涂抹少量的耦合剂，用探头轻轻压迫，可见其搏动的为肱动脉，与之伴行的可被压扁的为肱静脉。因肱静脉汇合于内侧的贵要静脉，将探头向内、向上慢慢移动，找到内径较大的血管，用探头压迫，可以压扁且不见搏动即是首选的穿刺血管——贵要静脉。在预穿刺点处做好标记，松开止血带。

3. 测量导管置入长度和臂围 嘱患者平卧，术侧手臂外展 90°。测量长度：从预穿刺点至右胸锁关节再向下返折至第 3 肋间的长度；测量臂围：成人在肘窝上 10cm 处测量，儿童肘窝上 5cm 测量（新生儿、婴儿测量双侧臂围），记录测量数值。必要时嘱患者戴口罩，避免说话飞沫溅到无菌区。

4. 速干手消毒液擦手，戴口罩。

5. 建立无菌区 打开 PICC 穿刺包，戴无菌手套。

6. 消毒

（1）以穿刺点为中心环形消毒，消毒范围 20cm × 20cm。先用含乙醇消毒液棉签或棉球消毒皮肤 3 次脱脂（第一遍顺时针，第二遍逆时针，第三遍顺时针）。

（2）用含碘消毒液或洗必泰消毒 3 次待干。

7. 铺巾 嘱患者穿刺侧手臂上抬 90°，铺无菌治疗巾于腋下，放无菌止血带于治疗巾上，嘱患者手臂轻轻原位平放；再铺无菌大单遮盖患者全身，扩大无菌区；最后铺无菌孔巾，暴露穿刺部位，用无菌纱布遮盖穿刺点。

8. 穿隔离衣，更换无菌手套，助手投放无菌物品于无菌区内，按使用顺序摆放；用 10ml 注射器抽吸生理盐水，1ml 注射器抽吸 2% 利多卡因 0.2 ~ 0.3ml。

9. 预充导管及套件

（1）按无菌原则打开 PICC 穿刺套件：预冲 PICC 导管、连接器、减压套筒、肝素帽或正压接头，最后冲洗导管外部，将导管浸泡于生理盐水中。

（2）打开微插管鞘穿刺及导针器套件。

10. 安放无菌探头罩 取无菌耦合剂少许涂在探头上，探头上罩上无菌罩，用橡胶圈固定牢固。

11. 确定穿刺点 扎止血带，在穿刺点附近涂抹少许无菌耦合剂。用超声引导系统再次定位血管，将选择好的血管影像固定在标记点的中央位置,左手固定好探头,保持探头位置垂直于皮肤。

12. 安装导针器　根据血管深度选择导针器规格,并安装在探头的突起处。

13. 局部麻醉　以2%利多卡因0.2~0.3ml皮内注射,行穿刺点局部麻醉。

14. 静脉穿刺　右手取用穿刺钢针,针尖斜面向内(即向探头一侧)插入导针器槽,左手腕关节固定穿刺血管,左手指扶住B超探头轻轻接触皮肤(探头与皮肤垂直);右手拇指与示指缓慢送穿刺针进入血管,操作者双眼平视血管超声显示屏上显示穿刺针的走向,直到在超声显示屏上血管影像内看见一白色亮点,血液从针尾处缓缓流出,即为穿刺针已进入血管。

15. 送导丝　穿刺成功后,左手固定穿刺针,右手小心移开探头,将导丝置入穿刺针,导丝进入血管后,随即降低进针角度,继续推送导丝,体外导丝保留10~15cm;松开止血带。

16. 撤除穿刺针,保留导丝在原位。

17. 穿刺点周围再次局部麻醉。

18. 扩皮　用解剖刀沿导丝上方,以平行的角度切开皮肤扩大穿刺部位,皮肤下垫无菌纱布。

19. 送插管鞘　沿导丝送入插管鞘,边旋转插管鞘边用力持续向前推进,使插管鞘完全进入血管。

20. 分离扩张器、插管鞘　拧开插管鞘上的锁扣,分离扩张器、插管鞘,左手示指及中指按压插管鞘前端止血,右手将扩张器和导丝一同拔出(注意确保插管鞘不移位),随即用左手大拇指堵住鞘口。

21. 送导管　固定好插管鞘,将导管自插管鞘内缓慢、匀速送入静脉。当导管送入10~15cm左右时,置入导管至肩部位置(置入长度25cm)时,嘱患者将头转向静脉穿刺侧,并低头使下颌贴紧肩部，以防止导管误入颈静脉。

22. 撤出插管鞘　导管插管至预测长度时，压迫鞘的末端处止血并固定导管，撤出插管鞘，并撕裂插管鞘。

23. 判断导管位置　在助手协助下进行超声检查，判断导管有无进入同侧及对侧颈内静脉和锁骨下静脉。

24. 撤出支撑导丝　核对插管长度后，将导管与支撑导丝的金属柄分离，轻压穿刺点以保持导管的位置，缓慢平直撤出导引钢丝。

25. 修剪导管　用生理盐水清洁导管上血渍后修剪导管，保留体外导管 5~6cm，用无菌剪刀与导管保持直角剪断导管，注意不要剪出斜面或毛碴。

26. 安装连接器　将减压套筒安装到导管上，再将导管连接到连接器翼形部分的金属柄上，注意一定要推进到底，导管不能起褶，最后沿直线将翼形部分的倒钩和减压套筒上的沟槽对齐锁定。

27. 抽回血和冲封管　用抽吸有 20ml 生理盐水的注射器抽回血，在透明延长管处见到回血即可（不要把血抽到注射器内）用生理盐水冲洗。连接肝素帽或正压接头，再用 20ml 生理盐水以脉冲方式冲管；最后用 5ml 肝素盐水正压封管，在注射最后 0.5ml 肝素盐水时边推注边拔出注射器，以达到正压封管。

28. 撤除孔巾　用生理盐水清洗穿刺点及周围皮肤的血渍，撤出治疗巾。

29. 固定导管　使用导管固定装置固定法：

（1）用皮肤保护剂擦拭，完全待干（10~15 秒）。

（2）按导管固定装置上箭头所示方向（箭头应指向穿刺点）摆放导管固定装置。

（3）将延长管上的缝合孔安装在导管固定装置支柱上，将锁扣锁牢。

（4）将体外导管部分逆血管方向呈"U"形弯摆放。

（5）撕除导管固定装置背面胶纸，将导管固定装置固定在皮肤上。

（6）穿刺点放置 1cm×2cm 小方纱止血，10cm×12cm 透明敷贴无张力粘贴，透明敷贴应完全覆盖导管固定装置，排尽贴膜下空气。

（7）无菌胶布横向固定透明敷贴下缘，再用胶布蝶型交叉固定连接器。

（8）将延长管合理摆放并固定。

30. 整理用物，根据患者情况使用弹力绷带加压止血。在胶布上标注置入日期及长度，并粘贴在透明敷贴上。

31. 确定导管位置　拍 X 线片确定导管尖端位置并记录结果。

32. 向患者及家属交代置管后注意事项、自我观察要点。

33. PICC 穿刺后的记录

（1）记录置入导管的型号、规格、批号、长度。

（2）穿刺静脉的名称、臂围。

（3）穿刺过程描述（穿刺是否顺利、患者有无不适等主诉）。

（4）胸片结果显示导管位置。

【注意事项】

1. 置管前了解患者一般情况、既往病史、治疗方案、相关实验室检查结果、穿刺部位与血管情况。

2. 与患者沟通，充分告知 PICC 置管的优点以及可能发生相关并发症的预防、处理措施，患者签署知情同意书。

3. 置管过程中，嘱患者心情放松，确保穿刺血管处于最佳状态。

4. 准确测量置入导管长度，充分预冲导管利于退出导丝。

5. 严格执行手卫生和无菌技术原则，建立最大化无菌屏障。根据患者血管深度选择合适的导针器。

6. 准确辨认动脉与静脉，判断静脉深度与直径，注意周围血管有无分支或变异。

7. 使用 B 超探查血管，操作过程中探头与皮肤必须一直保持 90°。

8. 静脉穿刺成功轻轻移开探头，注意穿刺针弹出血管；一定要在体外看见导丝末端，避免导丝滑入血管。

9. 扩皮时注意避免切割到导丝；拔出导丝时，右手小指与无名指夹住导丝，大拇指与示指捏住扩张器，一同将扩张器与导丝拔出。

10. 导管送入用力均匀、勿暴力送管，防止导管进入颈内静脉，用超声探头观察导管是否异位。

11. 妥善固定导管，确保患者曲肘时导管与托盘或连接器不打折，避免胶布直接接触导管。

12. 穿刺结束后及时记录穿刺过程。

（三）PICC 维护操作流程

【目的】

观察导管穿刺局部情况，保持导管通畅，延长导管留置时间，预防导管相关性并发症。

【准备】

1. 操作者准备

（1）操作者准备　穿戴整齐，修剪指甲，洗手，戴口罩、帽子。

（2）评估患者穿刺点有无分泌物、渗血渗液、红肿；敷贴有无松动、卷边；导管有无滑出及缩入、导管内有无回血等现象；询问患者穿刺侧肢体有无肿胀感、疼痛、发热等情况。

（3）核对医嘱　核对维护医嘱的内容，掌握维护流程（更换肝素帽或正压接头）、脉冲式冲洗导管、正压封管、更换穿刺点透明敷贴）。

2. 用物准备 无菌物品包括：PICC 换药包 1 个、10ml 注射器 1~2 副、肝素帽或正压接头 1 个；冲管液：生理盐水、10ml 预充式导管；封管液：100ml 生理盐水 1 袋、100ml 肝素盐水 1 袋（肝素钠浓度 10U/ml）；消毒剂：乙醇、碘酒/碘伏/胺尔碘/盐酸氯己定 1 瓶；其他：软尺 1 根、棉签 1 包、手消液 1 瓶、污物桶 1 个、锐器盒 1 个。

3. 患者准备

（1）了解维护的目的、方法及注意事项。

（2）维护前请患者排尿、排便，做好 PICC 穿刺肢体准备，穿宽大衣服。

4. 环境准备 清洁、宽敞、光线适宜或有足够的照明。

【PICC 维护的操作流程】

（一）使用 PICC 换药包的操作流程

1. 洗手、戴口罩，核对患者，向患者解释操作目的以取得合作。

2. 打开换药包，在穿刺肢体下铺治疗巾，用软尺测量肘窝上 10cm 处臂围。

3. 抽取生理盐水 10ml（或预充式导管）及肝素盐水 5ml 备用。

4. 更换正压接头或肝素帽：

（1）三向瓣膜导管：①揭开固定正压接头（或肝素帽）的胶布；②卸下旧的正压接头（或肝素帽）；③戴无菌手套，用乙醇棉片用力擦拭导管与接头连接处切面及外壁至少 15 秒；④连接新的正压接头或肝素帽。

（2）非三向瓣膜导管：①揭开固定正压接头或肝素帽的胶布；②戴无菌手套，用无菌纱布包裹卸下旧接头；③用乙醇棉片用力擦拭接头切面及外壁至少 15 秒；④连接新正压接头或肝素帽。

5. 冲洗导管、封管：

（1）三向瓣膜导管：①确认导管的通畅性，用10ml生理盐水注射器（或预充式导管）脉冲式冲洗导管；②用肝素盐水5ml正压封管；③标注正压接头或肝素帽更换日期。

（2）非三向瓣膜导管：①确认导管的通畅性，抽回血（不能达到正压接头或肝素帽处）；②用10ml生理盐水注射器（或预充式导管）脉冲式冲洗导管；③用肝素盐水5ml正压封管；④标注正压接头或肝素帽更换日期。

6. 更换敷贴　①无张力去除原有透明敷贴；②评估穿刺点有无异常，检查导管刻度；③戴无菌手套；④消毒：左手提起导管，右手持第一根乙醇棉签，避开穿刺点直径1cm处，顺时针消毒脱脂，第二根乙醇棉签逆时针消毒，第三根乙醇棉签再顺时针消毒。再取第一根盐酸氯己定棉签以穿刺点为中心顺时针消毒皮肤及导管；左手翻转导管，第二根盐酸氯己定棉签逆时针消毒；第三根盐酸氯己定棉签再顺时针消毒皮肤及导管，消毒范围以穿刺点为中心，直径20cm以上。

7. 固定导管

（1）不使用导管固定装置：①调整导管位置呈"U"形或"C"形，用第一条无菌胶布横向固定导管座（或圆盘）。②无张力放置透明敷贴，敷贴最下缘与导管座（或圆盘）对接平行，用手按压导管边缘及透明敷贴四周，使其贴紧皮肤；第二条无菌胶布蝶形交叉固定，第三条无菌胶布横向固定；③在记录胶带上标注更换时间和置管时间，贴于透明敷贴上缘。

（2）使用导管固定装置：①调整导管位置，导管固定装置固定导管。②无张力放置透明敷贴，用手按压导管边缘及透明敷贴四周，使其贴紧皮肤；透明敷贴完全覆盖导管固定装置或完全不覆盖导管固定装置。③用第一条无菌胶布横向固定延长管，用第二条无菌胶布蝶型交叉固，用第三条无菌胶布再横向固定。④在记录胶带上标注置管时间及更换敷贴时间于透明敷贴上缘。

8. 整理用物，脱无菌手套，向患者交待注意事项。

9. 洗手，在医嘱单上签名及时间，填写 PICC 维护记录单。

【注意事项】

1. 固定位置测量置管侧手臂臂围，与穿刺前臂围比较有无增加。

2. 观察穿刺点周围皮肤情况，如局部出现红肿、疼痛或穿刺点有分泌物渗出、导管脱出等异常情况时应及时处理。

3. 置管后 24 小时需更换穿刺点敷料。正常情况下后，若是透明敷贴每 7 天更换一次；若为无菌纱布，每 48 小时更换一次；纱布上敷有透明敷贴的包扎应认为是纱布包扎，每 48 小时更换一次。若敷料完整性受损、出现松动、潮湿、渗血渗液等应立即更换。

4. 肝素帽正常情况每 7 天更换一次；输液接头或肝素帽发生损坏时、每次经由输液接头或肝素帽取过血液后或附有血迹，以及不管什么原因取下输液接头或肝素帽后，均需更换肝素帽。

5. 治疗间隙期，正常情况下至少每 7 天冲管封管一次；治疗期间，在每次静脉输液、给药前后需要生理盐水脉冲式冲管，输注血制品及 TPN 后应立即冲管，若连续输注应每 8 小时冲管一次；每次输液或给药结束经冲管后予肝素盐水正压封管。

6. 禁止使用 <10ml 的注射器冲管，严禁从非耐高压 PICC 内推注造影剂，避免导致导管破裂。

7. 输液时注意观察滴速，在没有人为改变的情况下滴速明显减慢，或发现导管体外部分在输液时出现漏液现象，要及时妥善处理。

（二）不使用 PICC 换药包的操作流程

1. 洗手，戴口罩，核对患者，向患者解释操作目的以取得合作。

2. 在穿刺肢体下铺治疗巾，用软尺测量肘窝上 10cm 处臂围。

3. 抽取生理盐水 10ml（或预充式导管）及肝素盐水 5ml 备用。

4. 更换正压接头或肝素帽

（1）揭开固定正压接头（或肝素帽）的胶布。

（2）卸下旧的正压接头（或肝素帽）。

（3）用消毒棉签消毒导管与接头连接处切面及外壁两遍。

（4）连接新的正压接头或肝素帽。

5. 冲洗导管、封管

（1）三向瓣膜导管：①确认导管的通畅性，用 10ml 生理盐水注射器（或预充式导管）脉冲式冲洗导管；②用肝素盐水 5ml 正压封管；③标注正压接头或肝素帽更换日期。

（2）非三向瓣膜导管：①确认导管的通畅性，抽回血（不能达到正压接头或肝素帽处）；②用 10ml 生理盐水注射器（或预充式导管）脉冲式冲洗导管；③用肝素盐水 5ml 正压封管；④标注正压接头或肝素帽更换日期。

6. 更换敷贴

（1）无张力去除原有透明敷贴。

（2）评估穿刺点有无异常，检查导管刻度。

（3）消毒：左手提起导管，右手持消毒棉签 2～3 根，顺时针方向消毒穿刺点、导管及皮肤；翻转导管，再取消毒棉签 2～3 根逆时针消毒穿刺点、导管及皮肤；翻回导管，第三次消毒穿刺点、导管及皮肤；消毒范围以穿刺点为中心，直径 20cm 以上。

7. 固定导管

（1）不使用导管固定装置：①调整导管位置，呈"U"形或"C"形，用第一条无菌胶布横向固定导管座（或圆盘）。

②无张力放置透明敷贴，敷贴最下缘与导管座（或圆盘）对接平行，用手按压导管边缘及透明敷贴四周，使其贴紧皮肤；第二条无菌胶布打两折，蝶形交叉固定；第三条无菌胶布再横向固定。③在胶布上记录标注更换时间和置管时间，贴于透明敷贴上缘。

（2）使用导管固定装置：①调整导管位置，导管固定装置固定导管。②无张力放置透明敷贴，用手按压导管边缘及透明敷贴四周，使其贴紧皮肤；透明敷贴完全覆盖导管固定装置或完全不覆盖导管固定装置。③用第一条胶布横向固定延长管，用第二胶布蝶型交叉固定，用第三胶布再横向固定。④在胶布上记录标注置管时间及更换敷贴时间于透明敷贴上缘。

8. 整理床单位，向患者交待注意事项。

9. 洗手，在医嘱单上签名及时间，填写 PICC 维护记录单。

【注意事项】

同使用 PICC 换药包的注意事项。

（李俊英　余春华）

第十六节　血糖测量（监测）

血糖测量（监测）是测定血液中葡萄糖浓度的一种方法。血糖监测的方法很多，包括静脉血糖监测、糖化血红蛋白监测、便携式血糖仪床旁血糖监测、动态血糖监测等，各种监测方法虽都反映血糖情况，但不能相互替代。本文仅介绍便携式血糖仪床旁血糖监测的具体方法。

【目的】

1. 观察疗效。

2. 指导调整治疗方案和生活方式。

3. 判断预后。

【准备】

1. 操作者准备　穿戴整齐，修剪指甲，洗手、戴口罩。

2. 用物准备　便携式血糖监测仪、匹配的血糖试纸、一次性采血针头、消毒溶液（75%乙醇等）、无菌棉签、速干洗手液、医嘱本、弯盘、污物桶、记录本、手表。

3. 患者准备　了解血糖监测的目的、方法及注意事项，洗手。

4. 环境准备　清洁、安静、光线适宜或有足够的照明。

【操作程序】

1. 备齐用物，携至床旁，仔细查对患者的姓名、床号、医嘱。

2. 向患者解释操作的目的，核对腕带，必要时评估患者的进餐时间。

3. 检查手指皮肤，评估患者双手指端皮肤的颜色、温度、污染及感染等情况，选择穿刺点，消毒穿刺点皮肤。

4. 查对血糖仪密码与试纸密码是否一致，根据情况安装或更换密码牌。

5. 取出试纸，将试纸箭头一端插入血糖仪直至锁定。

6. 核对屏幕显示的试纸密码号与包装上的密码号是否相符。

7. 再次消毒皮肤，待干。

8. 再次核对医嘱和患者信息，持采血针扎破皮肤，使血液自然流出成滴。

9. 用棉签拭去第一滴血后，轻挤针眼近心端使血液成滴状，将试纸条采血区轻触血滴直至血样充足。

10. 干棉签轻压针眼。

11. 整理床单元，读取血糖值，取下用过的试纸弃于污物桶，血糖仪放弯盘。

12. 再次查对后洗手，记录。

【注意事项】

1. 取试纸前要确保双手皮肤干燥，不要触碰试纸条的测试区，避免试纸发生污染。

2. 测血糖前，确认血糖仪上的号码与试纸号码一致，血糖试纸在有效期内且干燥保存。

3. 待消毒液完全干后进行采血。根据手指表皮的厚度选择采血针，让血液自然流出。在取血过程中勿过分按摩和用力挤血。

4. 一次采血量要足够，检测时不挪动试纸条或倾斜血糖仪。

5. 采血部位要交替轮换，不要长期刺扎一个地方，以免形成瘢痕。

6. 避免在静脉输液侧采血。

7. 注意判断是否有一些可能影响血糖监测准确性的因素，如：贫血患者用血糖仪测定血糖结果偏高；红细胞增多症、脱水或高原地区则会偏低；患者过度紧张会使血糖升高；使用大量维生素 C、谷胱甘肽等会使结果偏低；静脉滴注葡萄糖会使结果偏高。

（熊真真　袁　丽）

第十七节　更换血浆引流袋

更换血浆引流袋是遵循无菌原则，分离、消毒、连接血浆引流袋，观察引流量颜色、性状及量的护理方法。

【目的】

1. 保持引流管的通畅。

2. 预防逆行感染的发生。

3. 观察引流液的颜色、性状、量。

【准备】

1. 操作者准备 评估患者的病情、生命体征以及引流液的情况。

2. 用物准备 医嘱本、消毒溶液（安尔碘）、无菌棉签、引流袋、卵圆钳、治疗巾、弯盘、无菌橡胶手套1副、一次性薄膜手套1副、量筒、注射器、标签、洗手液。

3. 患者准备 了解更换血浆引流袋的目的、方法及注意事项。

4. 环境准备 清洁、保暖、保护患者隐私。

【操作程序】

1. 备齐用物至患者床旁，核查患者床号、姓名、腕带，向患者解释操作目的、方法及注意事项。

2. 检查引流管是否通畅，有无打折，由上至下挤压引流管，尤其是引流管与引流袋连接部位，洗手。

3. 将治疗巾铺于引流管与引流袋连接处，向上反折并使用卵圆钳夹闭，夹闭位置可在距连接处5cm处。

4. 戴一次性薄膜手套，分离引流管与引流袋，并使用一次性薄膜手套包裹引流袋头端，将引流袋丢弃于治疗车下层弯盘内，引流管头端放于黄色垃圾袋内，洗手。

5. 准备2根消毒棉签，第一次由引流管口向下顺时针消毒。

6. 检查清洁引流袋、无菌纱布外包装及有效日期，备用。

7. 第二次由引流管口向下逆时针消毒，第二次核对患者床号、姓名及腕带信息。

8. 打开无菌纱布，使用无菌纱布内面包裹引流管口，连接清洁引流袋。

9. 妥善固定引流袋，松开卵圆钳，撤去治疗巾，再次由上至下挤压引流管，观察引流情况。

10. 标签上注明更换日期及时间，粘贴于引流袋上。

11. 第三次核对患者床号、姓名及腕带信息。

12. 整理床单元，洗手。

13. 戴无菌橡胶手套，将引流液倒至量筒内，测量引流量，若引流量少于 50ml 可使用注射器抽吸测量。

14. 告知患者引流量，整理用物，记录。

【注意事项】

1. 严格无菌技术，避免逆行感染。

2. 保持引流管通畅，避免引流管扭曲、打折、受压。

3. 妥善固定引流管，防止因翻身、活动时导致引流管脱出。

4. 保持引流袋低于切口处。

5. 定时更换引流袋。

6. 准确记录引流液的颜色、性状及量。

（任 丽 宁 宁）

第十八节 轴线翻身法

轴线翻身法是协助患者更换卧位，满足检查、治疗以及护理需求，并保持患者在翻身过程中脊柱在一条直线的一种翻身方法。

【目的】

1. 协助并指导脊椎损伤、脊柱手术、颅骨牵引、髋关节术后的患者床上更换体位，增加患者舒适感。

2. 预防脊柱再次损伤以及髋关节术后关节脱位。

3. 预防压疮，减轻患者局部组织受压。

【准备】

1. 操作者准备 评估患者的意识状态、心理状态、病情以及配合能力，了解患者的损伤部位以及管路情况。

2. 用物准备 医嘱本、治疗车、2~3 个软枕、洗手液。

3. 患者准备 了解轴线翻身的目的、方法以及注意事项。

4. 环境准备 清洁、安静、光线适宜或有充足照明。

【操作程序】

1. 至患者床旁，核查患者床号、姓名及腕带信息，向患者解释操作目的、方法及注意事项。

2. 固定床刹，将患者取平卧位，放置患者双手于胸前。

3. 协助患者移去枕头，松开被尾，拉起对侧床挡。

4. 第二次核对，洗手。

5. 轴线翻身

（1）二人轴线翻身法：①两位操作者分别站于患者同侧，双脚前后分开，将患者平移至操作者同侧。②第一位操作者分别将双手置于患者肩部、腰部；第二位操作者分别将双手置于患者腰部、臀部。使患者肩、腰、髋保持在同一水平线，两人同时用力翻转患者至侧卧位。③在患者背部、两膝间、外踝放置软枕，放置两膝呈自然弯曲状；若患者为髋关节术后，需在患者两腿间置梯形枕。

（2）三人轴线翻身法：①若患者有颈椎损伤，第一位操作者可站在患者床头，双手固定于患者肩部，前臂紧贴患者双耳，沿身体纵轴向上稍加牵引。②第二位操作者分别将双手置于患者肩部、腰部。③第三位操作者分别将双手置于患者腰部、臀部。使患者头、颈、肩、腰、髋保持在同一水平线，同时用力翻转患者至侧卧位。若患者无颈椎损伤，两位操作者完成即可。④在患者头下放气圈垫，背部、两膝间、外踝放置软枕，放置两膝呈自然弯曲状。

6. 第三次核对，洗手，记录。

【注意事项】

1. 翻身过程中，操作者应注意节力原则，尽量让患者靠近操作者。

2. 操作时用床挡保护患者，避免坠床的发生。

3. 若患者身上有各类管道，翻身时应先将管道妥善安置，以保持管道有效引流，避免牵拉，扭曲管道。

4. 平移患者时，避免牵拉患者，应将患者身体抬离床面再移动，避免损伤皮肤。

5. 翻转患者的同时，切记保持脊柱在同一水平线，维持患者正常生理弯曲，避免人为扭曲躯干；尤其为颈椎损伤患者翻身时，切忌旋转、扭曲患者头部，避免加重神经损伤，从而引起呼吸肌麻痹而死亡。

6. 翻身角度最好不超过60°。

7. 保护骨隆突处皮肤，注意观察受压部位皮肤情况。

8. 做好交接班工作，酌情安排翻身间隔时间。

（任 丽 宁 宁）

第十九节 震动排痰法

震动排痰法是通过将体表机械振动能量传导至肺部，使坠积在气管、支气管和肺泡表面的痰液或黏液栓子松动及刺激咳嗽的产生，从而促使痰液或痰栓排出的一种方法。

【目的】

借助震动，使痰液松动利于排除。

【准备】

1. 操作者准备　着装整洁，按七步洗手法洗手，戴口罩和帽子。

2. 用物准备　震动排痰机、一次性治疗巾套。

3. 患者准备　了解震动排痰的方法及注意事项，取得患者配合。

4. 环境准备　整洁、安静、安全。

【操作程序】

1. 备齐用物携至床旁，核对患者及医嘱信息，解释并取得患者配合。

2. 了解患者的病情、体征等，判断治疗的频率及重点治疗部位。

3. 根据叩击部位选择叩击头并套一次性治疗巾，连接叩击头放于主机支架上备用。

4. 连接电源。

5. 协助患者采取舒适的体位，如侧卧位或坐位，暴露治疗部位。

6. 设置治疗时间及治疗频率。

7. 治疗时平稳握住叩击头，由外向内、自下而上叩击，每个部位叩击 30 秒左右，移向下一部位，重点部位可适当延长时间，根据患者耐受程度调整震动频率。

8. 治疗结束，协助患者咳嗽排痰。

9. 协助患者取舒适体位，整理用物及床单元。

10. 行健康教育，向患者及家属讲解排痰方法与技巧。

11. 手消毒，核对患者及医嘱信息，并记录。

12. 规范处置用物。

【注意事项】

1. 震动排痰治疗应在餐前 1 ~ 2 小时或餐后 2 小时进行。

2. 震动频率成人一般 15 ~ 30CPS，治疗时间一般 10 ~ 20 分钟。

3. 治疗过程中密切观察患者病情，若有不适应停止治疗。

4. 叩击头外套一人一用，避免交叉感染。

（吴小玲　万群芳）

第二十节　心电监护

心电监护是通过显示屏连续动态观察心电图、血压、血氧饱和度的一种无创监测方法。

【目的】

1. 持续心率、血压、血氧饱和度动态监测，及时发现病情变化，指导临床治疗、护理及抢救工作。

2. 正确及时识别心律失常。

3. 观察心脏起搏器功能。

【准备】

1. 操作者准备 穿戴整齐，洗手。

2. 用物准备 心电监护仪、电极片、75%乙醇、棉签、医嘱本、笔、纸、垃圾桶。

3. 患者准备 采取舒适的体位，皮肤清洁，必要时剃去局部的毛发。

4. 环境准备 清洁、安静、光线适宜或有足够的照明。

【操作程序】

1. 备齐用物，携至患者床旁，仔细查对患者的姓名、床号，解释安置心电监护的目的，消除患者顾虑，取得合作。

2. 协助患者取舒适的体位，以平卧位或半卧位为宜。

3. 将监护仪放置床旁连接电源，打开电源开关检查备用。

4. 暴露患者胸部，正确定位。右上（RA）：胸骨右缘锁骨中线第一肋间；左上（LA）：胸骨左缘锁骨中线第一肋间；右下（RL）：右锁骨中线剑突水平处；左下（LL）：左锁骨中线剑突水平处；胸导（V）：胸骨左缘第四肋间。放置电极片处皮肤用75%乙醇涂擦，保证电极片与皮肤接触良好。

5. 二次查对，将电极片连接至监护仪导联线上，按照监护仪标识贴于患者胸部正确位置。

6. 正确安置血压袖带。

7. 正确安置血氧饱和度指套（避免与血压袖带同一肢体）。

8. 选择波形显示较清晰的导联，根据患者病情，设定各项参数报警界限，打开报警系统。

9. 帮助患者取舒适体位，整理床单位，冬天注意保暖。

10. 解释注意事项，处理用物。

11. 洗手，再次查对后签字，并记录心电监护的各项数据。

【注意事项】

1. 严格执行查对制度，做好解释工作，消除患者紧张、恐惧的心理。

2. 嘱患者卧床休息，不要下床活动，更换体位时，妥善保护各连接导线。

3. 放置电极片时，应避开伤口、瘢痕、中心静脉导管、起搏器及电除颤时电解板的放置部位。告知患者不能自行移动或取下电极片，若电极片周围皮肤有瘙痒不适，应及时告知护士；注意定期更换电极片的粘贴位置。

4. 密切观察心电图波形，及时处理干扰和电极片脱落；观察心率、心律变化，如需详细了解心电图变化，需做常规导联心电图。

5. 成人、儿童、新生儿的血压袖带是有差异的，应给患者使用尺寸适当的袖带，袖带宽度为成人上臂周长的40%，婴儿的50%；袖带长度要保证充气部分绕肢体50%~80%，一般长度为宽度的2倍。

6. 血压袖带不宜安置在静脉输液或留置导管的肢体。袖带应安置在患者肘关节上1~2cm处，松紧程度应以能够插入1指为宜，保证记号 Φ 正好位于肱动脉搏动之上；测量肢体的肱动脉应与心脏（右心房）保持水平并外展45°。

7. 血压测量时患者应避免移动，偏瘫患者应选择健侧上臂测量。

8. 注意更换血氧饱和度传感器的位置，以避免皮肤受损或血液循环受影响。休克、体温过低、低血压或使用血管收缩药物、贫血、偏瘫、指甲过长、周围环境光照太强、电磁干扰及涂抹指甲油等对血氧饱和度监测有影响。

9. 停止心电监护时，先关机，断开电源，再撤除导联线及电极片、血压袖带、氧饱和度指套等；观察贴电极片处皮肤有无皮疹、水疱等现象。

（游桂英　马宋红）

第二十一节　容量泵、微量泵的使用

一、容量泵

容量泵又称容量注射泵，是一种能够准确控制输液滴数或流速，保证药物能够速度均匀、药量准确并且安全地进入患者体内发挥作用的仪器。

【目的】

通过机械和电子控制装置，保证药物匀速、准确地输入患者体内，常用于需严格控制入量的患者及婴幼儿输血、输液等。

【准备】

1. 操作者准备　穿戴整齐，修剪指甲，洗手，戴口罩。

2. 用物准备　治疗车、容量泵、治疗巾、消毒液、无菌棉签，无菌纱布、一次性专用输液器、配制好的液体（注明床号、姓名、药名、浓度、剂量、用法、配制时间）、弯盘、医嘱单。

3. 患者准备

（1）了解使用容量泵的目的、药物的作用及其副作用。

（2）取舒适的体位，暴露静脉输液的部位。

4. 环境准备　清洁、安静、光线充足或有足够的照明，必要时用屏风或拉帘遮挡，保护患者隐私。

【操作程序】

1. 评估患者病情、用药情况以及患者的配合程度；评估患者输液是否通畅，穿刺点有无渗液、红肿等异常。

2. 备齐用物，携至患者床旁，查对医嘱，包括患者姓名、床号、药名、浓度、剂量、方法、时间等。向患者解释操作的目的、意义和注意事项，取得配合。

3. 将容量泵妥善固定于患者床旁，连接好电源线备用。

4. 协助患者取舒适体位，暴露静脉输液的部位，必要时用屏风遮挡以保护患者隐私。

5. 在患者的留置针部位下面铺好治疗巾。

6. 用快速手消毒液消毒手。

7. 消毒留置针肝素帽，待干。

8. 开启容量泵电源键开关，容量泵自检。

9. 再次消毒留置针肝素帽，待干。

10. 再次核对医嘱、药物和患者。连接液体和输液器，排尽空气，连接患者留置针。

11. 安装输液器，设置输注参数，开始输注。

12. 整理好床单元，询问患者需求。整理用物，分类处理各类废弃物。

13. 用快速手消毒液消毒手，核对医嘱、药物、患者，记录后离开。

【注意事项】

1. 使用容量泵输注时，应选择粗直、弹性较好的静脉，必要时选择中心静脉通路。

2. 注意观察输注部位，如出现静脉炎等情况，应立即更换输注部位。

3. 使用过程中应密切观察有无液体外渗、气栓和管道脱落等。

4. 容量泵使用完毕后应进行擦拭消毒，置于阴凉干燥处保存。

5. 严格遵医嘱调节输注速度。

6. 常见报警原因

（1）输液管路安装不正确。

（2）输液管路有气体。

（3）输液管路折叠、堵塞。

（4）输液结束。

（5）容量泵电压低。

（田永明 杜爱平）

二、微 量 泵

微量泵又称微量注射泵，是一种能将药液精确、微量、均匀、持续地泵入体内，使药物在体内能保持有效血药浓度的仪器。

【目的】

通过机械或电子控制装置，将药液匀速、精确地泵入患者体内，使药物在体内能保持有效的血药浓度，尤其在治疗、抢救危重症患者时，常见于心血管活性药物、镇静剂、抗凝固剂等用药时。

【准备】

1. 操作者准备 穿戴整齐，修剪指甲，洗手、戴口罩。

2. 用物准备 治疗车、微量注射泵、治疗巾、消毒液、无菌棉签、药物、一次性注射器、压力延长线、弯盘、医嘱单。

3. 患者准备

（1）了解使用微量泵的目的、药物的作用及其副作用。

（2）取舒适的体位，暴露静脉输液的部位。

4. 环境准备 清洁、安静、光线充足或有足够的照明，必要时用屏风或拉帘遮挡，保护患者隐私。

【操作程序】

1. 评估患者病情、用药情况以及患者的配合程度；评估患者输液是否通畅，穿刺点有无渗液、红肿等异常。

2. 备齐用物，携至患者床旁，查对医嘱，包括患者的姓名、床号、药名、浓度、剂量、方法、时间等。向患者解释操作的目的、意义和注意事项，取得配合。

3. 将微量泵妥善固定于患者床旁，连接好电源线。

4. 用快速手消毒液消毒手。

5. 用注射器抽吸好药物，连接压力延长线并排尽空气。填写注射器标签，把标签贴在注射器相应位置。

6. 协助患者取舒适体位，暴露静脉输液的部位，必要时用屏风遮挡以保护患者隐私。在患者输液的三通或留置针部位下面铺好治疗巾。

7. 用快速手消毒液消毒手。

8. 消毒微量泵泵入连接部位三通或肝素帽，待干。

9. 开启微量泵电源开关，进行微量泵自检。

10. 再次消毒微量泵泵入连接部位三通或肝素帽，待干。

11. 核对医嘱、药物和患者。

12. 安装注射器，设置输注参数，开始输注。

13. 整理好床单元，询问患者需求。整理用物，分类处理各类废弃物。

14. 用快速手消毒液消毒手。

15. 核对医嘱、药物和患者，记录后离开。

【注意事项】

1. 使用微量泵给药时，应选择粗直、弹性较好的静脉。泵入血管活性药物或者氯化钾等血管刺激性较大的药物，则应考虑使用中心静脉通路。

2. 注意观察输注部位，如果出现静脉炎，应立即更换输注部位。

3. 使用过程中应密切观察有无药物外渗、气栓和管道脱落等，特别是血管活性药物、氯化钾等对组织刺激性较大的药物，严防外渗。

4. 微量泵使用完毕后应进行擦拭消毒，置于阴凉干燥处保存。

5. 严格遵医嘱调节输注速度。

6. 常见报警原因

（1）注射器报警：针筒固定夹未正确放置；推杆锁未滑入正确的位置；注射器尾端未正确置入压板内。

（2）注射液完成预报警：注射液结束前3分钟预报警。

（3）注射液完成报警：注射器排空。

（4）阻塞报警：通路阻塞引起压力报警。

（田永明　杜爱平）

第二十二节　除颤仪的使用

非同步电除颤是利用一定量的电流经胸壁直接通过心脏，使心肌纤维瞬间同时除极，从而消除异位性快速心律失常的方法。

【目的】

使室颤、室扑转为窦性心律。

【准备】

1. 操作者准备　着装整齐。

2. 用物准备　除颤器、医用耦合剂、纱布、弯盘。

3. 患者准备　仰卧于硬板床上，充分暴露前胸。

4. 环境准备　请家属离开，关门。

【操作程序】

1. 准确判断病情。

2. 迅速备齐用物至患者床旁，患者取仰卧位。

3. 开启除颤仪电源开关。

4. 选择非同步模式（开启电源即为非同步模式），调节除颤能量，一般成人单相波除颤用 200～360J，双相波除颤用 100～200J；儿童除颤初始 2～3J/kg，最大不超过 5J/kg。

5. 电极板上均匀涂耦合剂。

6. 正确放置电极板，负极（STERNUM-胸骨）放在右锁骨中线第二肋间，正极（APEX-心尖）放于左腋前线内侧平第五肋间，两电极板贴紧皮肤。

7. 按下充电按钮充电。

8. 再次观察心电示波为室颤、室扑，确认周围人员无直接或间接与患者接触。

9. 双手同时按下放电按钮放电。

10. 观察除颤效果。

11. 移开电极板，检查胸部皮肤情况，清洁皮肤，整理床单位。

12. 整理用物，核查患者姓名、床号。

13. 洗手，记录。

【注意事项】

1. 除颤前移去患者身上的金属物，确定除颤部位无水及导电材料，清洁并擦干皮肤，禁止使用乙醇、含有苯基的酊剂或止汗剂。

2. 电极板放置的位置要准确，与患者皮肤密切接触，耦合剂涂抹要均匀，防止皮肤灼伤。婴幼儿应使用儿童专用电极板。

3. 电极板放置部位应避开瘢痕、伤口处，如患者带有植入性起搏器，电极板距起搏器部位至少 10cm。

4. 除颤前确定周围人员无直接或间接与患者接触，操作者身体不能与患者接触。

5. 除颤放电后电极板应放在患者身上不动，观察除颤效果，如仍为室颤或室扑，可再次除颤；如出现心室停搏，应立即进行胸外心脏按压。对于细颤型室颤患者应先进行心脏按压、氧疗及药物先处理，使之变为粗颤后，再进行电除颤，以提高除颤成功率。

6. 动作迅速、准确。

7. 使用后将电极板充分清洁，及时充电备用。

（游桂英　马宋红）

第二十三节　心电图测量方法

心电图测量是利用心电图机从体表记录心脏每一心动周期所产生的电活动变化图形的技术。

【目的】

记录患者心电活动情况，以判断病情和辅助诊断。

【准备】

1. 操作者准备　穿戴整齐，洗手。

2. 用物准备　心电图机、75%乙醇、棉签、垃圾桶。

3. 患者准备　患者卧床取舒适体位，注意保暖。

4. 环境准备　清洁，安静，光线适宜，注意保护患者隐私。

【操作程序】

1. 备齐用物，携至患者床旁，仔细查对患者的姓名、床号，解释心电图描记的目的及注意事项，消除患者顾虑，取得合作。

2. 协助患者取舒适体位，以平卧位为宜。

3. 连接电源，打开心电图机开关。

4. 用75%乙醇涂擦放置导联电极部位处进行皮肤脱脂，若皮肤有污垢或毛发过多，则应预先清洁皮肤或剃毛，以保证导联电极与皮肤接触良好。

5. 连接导联电极 RA：右上肢；LA：左上肢；RL：右下肢；LL：左上肢；V1：第 4 肋间隙胸骨右缘；V2：第 4 肋间隙胸骨左缘；V3：V2 与 V4 连线的中间点；V4：第 5 肋间隙左锁骨中线上；V5：左腋前线与 V4 同一水平处；V6：左腋中线与 V4 同一水平处。

6. 再次查对，指导患者保持平稳呼吸。

7. 调节心电图机模式，一般默认走纸速度为每秒 25mm，定准电压为 1mV，并打开抗肌颤滤波键（filter 键），浏览显示界面各导联图形是否清晰，常规描记Ⅰ、Ⅱ、Ⅲ、aVR、aVL、aVF、V1、V2、V3、V4、V5、V6 十二导联的心电图。

8. 描记完毕后，关上电源开关。

9. 撤除导联线，检查各导联线上电极是否完整。

10. 协助患者取舒适体位，整理床单位，冬天注意保暖。

11. 洗手，查对并标记床号、姓名、性别、年龄、日期、时间及导联。

12. 用物处理，洗手，记录。

【注意事项】

1. 严格执行查对制度，做好解释工作，消除患者紧张心理。

2. 每次进行操作前，患者应充分休息，记录心电图时要放松肢体，保持平静呼吸。

3. 暴露患者隐私部位前予屏风遮挡，常规先安置肢体导联电极，再安置胸前导联电极，描记完毕应先撤除胸前导联电极，再撤除肢体导联电极。

4. 放置导联电极时，应避开伤口、瘢痕、留置导管部位，保证电极与皮肤接触紧密。

5. 常规描记十二导联心电图，若为心肌梗死患者需在常规描记基础上增加 V7（左腋后线与 V4 同一水平处）、V8（左肩胛线与 V4 同一水平处）、V9（左脊旁线与 V4 同一水平处）、V3R～V5R（右胸部与 V3～V5 对称处），需完成十八导联心电图。

6. 针对有蓄电功能的心电图机应及时充电，定期检查心电图机的性能，保持心电图机完好备用。

（游桂英 马宋红）

第二十四节 气管插管与气管切开护理

一、气管插管患者的口腔护理

【目的】

1. 保持口腔清洁，防止感染。

2. 观察口腔黏膜、舌苔、牙龈等情况。

3. 保持呼吸道通畅。

【准备】

1. 操作者准备　着装整洁，按七步洗手法洗手，戴口罩帽子。

2. 用物准备

（1）一次性口腔护理包，内放：治疗碗 2 个（分别放置生理盐水棉球 16 个及生理盐水漱口液或益口漱口液）、镊子 2 把、压舌板 1 个、液状石蜡棉球包 1 个、小纱布 1 张。

（2）弯盘 1 个、治疗巾 1 张、生理盐水 1 瓶、20～50ml 空针 1 付、吸痰管数根，70～80cm 系带 1 根、绢丝胶布 2 条、牙垫 1 个、手电筒 1 只、手套、医嘱执行单。

3. 患者准备　取得清醒患者的配合。

4. 环境准备　整洁、安全，光线适宜便于操作。

【操作程序】

1. 备齐用物携至患者床旁，核对患者及医嘱信息，向神志清楚患者解释操作目的及注意事项，取得患者的信任与配合。

2. 评估患者气管插管的深度、卡弗气囊的压力及固定稳妥情况等，必要时予以吸痰。

3. 根据病情协助患者取合适体位（半卧位，头偏向一侧或侧卧位）。手消毒。

4. 由两名操作者共同操作：一名操作者站在患者右侧，将治疗巾铺于患者颈下胸前，将弯盘置于患者右侧颌下；另一名操作者站在患者左侧，左手固定好气管插管，观察插管刻度，右手协助另一名操作者取下患者原有的绢丝胶布、系带、牙垫。

5. 右侧操作者打开口腔护理盘，用生理盐水棉球湿润患者口唇、口角，用手电筒照射、观察口腔情况（必要时需用开口器和压舌板协助）。口腔分泌物多者先吸净口腔分泌物，并用5ml空针向卡弗气囊内注入空气1~2ml。

6. 右侧操作者用20ml或50ml空针从盛有生理盐水的治疗碗中抽取生理盐水递给左侧操作者，左侧操作者向患者口腔注入生理盐水，同时右侧操作者立即吸净患者口腔内生理盐水。

7. 右侧操作者拧干棉球，用压舌板撑开左侧颊部，从内向门齿纵向擦洗左外侧面，更换棉球用同样方法擦洗右外侧面。

8. 纵向擦洗左上内侧面、左上咬合面、左下内侧面、左下咬合面以及颊部。

9. 用同样方法擦洗右侧。

10. 擦洗硬腭部、舌面及舌下，用小纱布拭去口角的水渍。

11. 在原有牙垫的对侧安置新牙垫，再次观察口腔，若有溃疡，遵医嘱涂药。

12. 检查气管插管插入的深度，确保与操作前一致，用系带缠绕固定牙垫及气管插管，并绕过后颈在下颌角上方系一活结，再用绢丝胶布呈蝶形固定好牙垫及气管插管，卡弗气囊放气 1～2ml。

13. 口唇干裂者，可涂液状石蜡保护。

14. 撤去治疗巾，帮助患者取舒适卧位，整理床单元。

15. 清点棉球数量，收拾用物。

16. 手消毒后，再次核对患者及医嘱信息并记录、签字。

17. 规范处置用物。

【注意事项】

1. 操作前要充分评估患者，对躁动、不配合患者遵医嘱予镇静后再操作。

2. 操作前后保持气管插管刻度一致，勿擅自调整气管插管深度。

3. 操作时动作轻柔，勿损伤口腔黏膜及牙龈。

4. 棉球湿度适宜，避免液体误入气道导致不适。

5. 神志清楚患者，应主动关心，取得患者合作，密切观察患者生命体征变化。

6. 导管固定要稳妥，松紧以一指为宜，并保持气管插管的导管中立位。

7. 操作前后清点棉球数量，避免棉球遗留患者口腔。

8. 操作前后卡弗气囊充气与放气的量要一致，并注意监测卡弗气囊压力。

二、气管切开护理

【目的】

1. 保持切口清洁、干燥，防止感染。

2. 清除痰液，保持呼吸道通畅。

【准备】

1. 操作者准备　着装整洁，按七步洗手法洗手，戴口罩帽子。

2. 用物准备　换药碗（内盛生理盐水及 75% 乙醇棉签或棉球）、开口纱、氧气管、无菌手套及薄膜手套各一双、听诊器、弯盘、纱布，必要时备氧气管和氧饱和度仪。金属人工气道者应另备相同规格型号的无菌内导管 1 个。一次性人工气道者可备人工鼻、封闭式吸痰管、生理盐水 500ml、输液器、吸痰冲洗液标识卡。

3. 患者准备　取得清醒患者的配合。意识障碍者取平卧，肩颈部垫软枕以畅通呼吸道便于操作。

4. 环境准备　整洁、安全，光线适宜便于操作。

【操作程序】

1. 备齐用物携至患者床旁，核对患者及医嘱信息，向神志清楚患者解释操作目的及注意事项，取得患者的配合。

2. 评估患者人工气道是否通畅以及固定稳妥情况，必要时予以吸痰。

3. 根据病情尽可能放低床头，垫软枕于肩颈部，充分暴露气管切开伤口部位。手消毒。

4. 用生理盐水棉签/棉球清洁导管开口及托盘处。清洁顺序为上面、对侧、近侧、下面。

5. 戴手套，先取出内导管，再取下开口纱并丢弃；一次性导管直接取下开口纱并丢弃。观察切口状况。手消毒。

6. 用生理盐水棉签/棉球再次清洁导管开口及托盘，清洁顺序为上面、对侧、近侧、下面。

7. 用生理盐水棉签/棉球半弧形依次清洁气切伤口，清洁顺序为上面、对侧、近侧、下面。

8. 用 75% 乙醇棉签/棉球消毒伤口周围皮肤、系带和系带下皮肤 1~2 次，消毒顺序为上面、对侧、近侧、下面。

9. 戴无菌手套，放置开口纱。

10. 取手套，胶布固定开口纱，注明更换日期及时间。

11. 再次评估患者有无痰液，必要时给予吸痰。安置金属导管者应放置灭菌内导管；安置一次性导管者，必要时更换封闭式吸痰管和人工鼻。

12. 再次评估系带松紧度，必要时更换系带。

13. 协助患者取舒适体位，整理用物及床单元。

14. 行健康宣教，向患者及家属讲解翻身、拍背的方法及技巧。

15. 手消毒，再次核对患者及医嘱信息并记录、签字。

16. 规范处置用物。

【注意事项】

1. 气管切开术后患者不能发音，神志清楚者可采用书面沟通或手势表示，预防患者因急躁而自行将导管拔出。

2. 切口暴露范围为以切口为中心不少于15cm，注意避免受凉。

3. 棉签/棉球为一次性单向使用，干湿度适宜，避免过干刺激气管切开口及皮肤，过湿则可引起患者呛咳。

4. 操作应轻柔，并严密观察患者病情变化。

5. 固定气管导管的系带松紧度必须适宜，以插入一横指为宜，必要时可使用橡胶带穿过系带或压疮敷料保护系带下的皮肤，避免压疮发生。系带过松则可导致导管脱落甚至导管反转危及患者生命。

（万群芳　吴小玲）

第二十五节　胸腔闭式引流术的护理

胸腔闭式引流术是胸心外科术后、脓胸、外伤性血气胸、外伤性气胸、自发性气胸的常用治疗方法，在胸膜腔安置引流管，引流出积血和（或）积气，以维持胸膜腔的负压、促进肺复张。护理需要密切观察引流液的颜色、性状和量，并保证引流管的通畅，预防其反流，定期更换胸腔闭式引流瓶，防止逆行感染。

【目的】

1. 保持引流通畅，维持胸腔内压力。

2. 防止逆行感染。

3. 观察胸腔引流液的颜色、性状和量。

【准备】

1. 操作者准备　穿戴整洁，行手卫生、戴口罩。

2. 用物准备　治疗车、水封瓶（根据病情选择单腔或双腔或三腔水封引流瓶）及引流管（如需持续负压吸引，另备负压吸引表和负压连接管）、无菌生理盐水、开瓶器、环钳2把、治疗巾、消毒液、纱布、弯盘、标签、手套、医嘱单。

3. 患者准备　了解胸腔闭式引流护理的目的、方法及注意事项，取适宜体位，必要时适当遮蔽患者。

4. 环境准备　清洁、安静、光线适宜，有利于操作，减少人员走动。

【操作程序】

1. 备齐用物携至患者床旁，核对医嘱及患者信息。

2. 解释操作目的、注意事项，取得患者的合作。

3. 选择合适体位，适当遮蔽。

4. 观察引流处以及相应部位有无皮下气肿、伤口渗血、渗液及引流瓶内水柱波动情况。

5. 行手卫生后打开水封引流瓶包装

（1）单腔/双腔水封引流瓶：倒入无菌生理盐水，使其引流管没入液面下3～4cm，将标签上缘贴在水位线上缘处作为标记，注明更换日期和时间。

（2）三腔水封引流瓶：在水封腔内倒入生理盐水，液平面在"0"刻度线上 3~4cm；积液腔需粘贴标签并注明时间，便于记录一定时间段内引流液的量；需持续负压吸引者，在负压吸引腔内注入无菌生理盐水，高度为 8~12cm。张贴标签，注明更换日期和时间。

6. 正确连接引流管与引流瓶，放于治疗车上层，注意保护引流管开口端。

7. 铺治疗巾于患者引流管下，双环钳交叉夹闭引流管，弯盘置于治疗巾上，戴手套。

8. 分离引流管接头后用弯盘垫高患者端接头（注意不要污染接头），再用手套反折包裹取下的引流管接头并将其提高，便于管内引流液流入瓶中，把污染的引流管和引流瓶置于治疗车下层。

9. 分别消毒患者端的引流管口及外侧壁 5cm 范围两次，注意消毒液需待干。

10. 用无菌纱布保护引流管端口，连接引流管及无菌水封引流瓶。

11. 固定水封引流瓶，松开环钳，观察引流瓶水柱波动情况。如持续负压吸引，需连接负压吸引表、引流管和三腔水封引流瓶的连接头，调节负压吸引 0.02~0.04MPa。

12. 协助患者取舒适卧位，整理床单元及用物。

13. 行健康宣教，向患者介绍呼吸技巧，防止脱管和意外脱管的紧急处理方法。

14. 行手卫生后核对患者及医嘱信息，签字，记录引流液的颜色、性状和量。

15. 规范处置用物。

【注意事项】

1. 若患者血压平稳，应取半卧位以利于引流。

2. 水封瓶应低于胸部引流处以下60～100cm，保持引流系统密闭，固定稳妥。

3. 保持引流管长度适宜，防止引流管受压、打折、扭曲、脱出。

4. 更换水封瓶时，应用止血钳夹闭引流管防止空气进入。

5. 水封瓶的更换时间为每周1～2次，但应根据引流量的情况及时更换，操作时严格无菌操作。

6. 在进行持续或间断负压吸引治疗过程中，三腔水封引流瓶的负压开关均不可关闭。

7. 拔除引流管后24小时内密切观察患者有无呼吸困难、气胸、皮下气肿以及局部有无渗血、渗液，如有变化，及时报告医生处理。

（白阳静　吴小玲）

第二十六节　老年护理技术

一、老年患者认知功能临床初步筛查评估法

老年患者的认知功能主要反映其对周围环境的认识和对自身所处状况的识别能力。完整的认知功能评估项目包括对人物、时间、地点的定向能力、注意力、记忆能力、计算及书写能力、语言能力（流畅度、理解力和复述力）以及建构能力的评估。

【目的】

了解老年患者的认知功能状况，筛查有潜在认知障碍的患者并进行干预或治疗，减少潜在认知障碍患者走失、跌倒等安全事故的发生，并根据其认知能力，确定不同的健康教育方法。

【准备】

1. 操作者准备 穿戴整齐，修剪指甲，洗手、戴口罩，掌握认知功能评估方法。

2. 用物准备 简易操作智力状态问卷表、笔、纸、手表、速干手消毒液。

3. 患者准备 了解评估认知功能的目的、方法及注意事项。

4. 环境准备 环境舒适、安静安全、光线适宜、室温适宜 22~24℃。

【操作程序】

1. 备齐用物至患者床旁，核对患者信息，解释评估目的、方法及注意事项，取得患者合作。

2. 询问患者是否如厕，协助其取合适体位。

3. 交流正常，能够书写的老年患者的初步筛查

（1）三名称复述：取出随身携带的三件物品请患者说出其名字，比如笔、纸、表，告诉患者一会儿还要问他/她。

（2）画钟实验：给患者纸和笔，请患者画钟。要求受检者在纸上画一圆型时钟并填上阿拉伯数字 1~12，并指定某一时间点（如 7 点 20 分）请受检者画上时针与分针。

（3）画钟后回忆 3 个单词。

（4）结果判定：画钟 4 分、3 个单词回忆 3 分，满分为 7 分，评估结果≤3 分提示认知功能受损。目前对画钟实验国际上普遍采用的是"四分法计分"：第一步，画出一个封闭的圆（表盘），得 1 分；第二步，将刻度画在正确的位置，得 1 分；第三步，将数字安置在表盘上的正确位置，得 1 分；第四步，能准确地标注出 7 时 20 分，又得 1 分。

4. 不愿意配合画钟或者衰竭患者，通过痴呆自评 8 项问卷进行筛查。该问卷是识别早期痴呆的简单、敏感的筛查工具，常用作知情者评估，认知损害的界限为≥2 分。

5. 评估发现有认知损害者继续用简易精神状态检查表进一步评估认知障碍。该量表的分值范围是 0~30 分，该测验要考虑被测者教育程度的影响，一般来讲，不同教育程度的分界值为：文盲组 17 分，教育年限 ≤6 年组 20 分，教育年限 >6 年组 24 分，低于分界值认为有认知功能缺损。若患者配合差，也可用简易操作智力状态问卷初步评估认知障碍程度，认知损害的界限分为 ≥2 分（表 1-1，表 1-2）。

表 1-1　简易操作智力状态问卷

条目	正确	错误
1. 今天是几号（可错一天）	0	1
2. 今天是星期几（只有一个正确答案）	0	1
3. 这个地方是哪里？	0	1
4. 您们家的电话号码？/无电话：您的家在哪条街？	0	1
5. 您多大年龄？	0	1
6. 您是哪年出生的？	0	1
7. 中国现在的主席是谁？	0	1
8. 中国前任的主席是谁？	0	1
9. 您母亲的名字是？	0	1
10. 从 20 减去 3，新的得数依次减 3	0	1

6. 记录评估结果。

7. 洗手，收拾用物。

8. 告诉患者或其照顾者认知状况，进行安全等相关健康知识宣教。

9. 如果初步筛查评估认知功能下降者，需请专科医生再做进一步评估诊断。

表1-2 简易精神状态检查表

内容	评分	内容	评分
定向问题		语言	
1. 时间：何年？	1	6. 指着铅笔或手表，让患者讲出其名称	
何季节？	1		2
哪一天？	1	7. 让患者重复说"不""和""但是""要不"等话	
星期几？	1		
哪一月？	1		1
2. 地点：哪个省？	1	8. 让患者执行三条命令："取一张纸放在右手中，再折成1半，然后丢在地上"	
哪个县？	1		
哪个城镇？	1		
哪层楼？	1		3
家庭地址/		9. 让患者口述并且做到"闭上你的眼睛"	
建筑名称？	1		
记录			1
3. 讲述三件物品的名称，每秒说一个，逐一重复给患者听，然后要求患者逐一回答，直至患者全部学会		10. 让患者自己写出一短句（这个句子应该有主语和谓语并有意义，评分时不计拼写错误）	
			1
三个名称	3	11. 把下面的图形每边加大1～5cm，然后要患者画下（如果所有的边和角都画出并交叉的边形成一个 四角形，就给1分）	
注意力和计算			
4. 连续问七次，每答对一次给1分，回答五次后停止，然后改为拼写字词。	5		
回忆			1
5. 问问题3中学到的三件物品的名称，每答对一次给1分			
	3	共	30 分

【注意事项】

1. 已明确诊断为痴呆的老年患者，不需要进行认知功能初步筛查。存在交流障碍的患者由精神科医生进行认知功能评估。

2. 在测试患者之前，需先对患者解释此测试的目的及内容，使患者完全理解并自主配合测试，以免患者产生焦虑或自觉受到侮辱的情绪。

3. 患者若有视力或听力障碍，评估者需要对其进行指导，否则可能干扰测验的结果。

4. 对于量表中的某些问题，必要时可稍做修改，例如20减3，也可改成以金钱为单位的系列减法，即"假如你有20元，买了3元的东西，你还剩多少钱？"。

5. 测试过程中注意观察患者的情绪及体征，如有不适，立即暂停。

6. 认知障碍的筛查并不能阻止和（或）延缓痴呆的发生；早期识别和干预可能改善患者生活质量，延缓疾病的进展，减轻照顾者负担。其可能带来的问题包括：患者的焦虑和（或）抑郁、生活和（或）工作的改变、他人的歧视、保险政策的改变、驾照资质、药物治疗的不良反应等。

【认知障碍的预防及管理相关知识】

1. 日常生活护理（表1-3）

表1-3 日常生活护理

日常生活	护理及健康教育内容
衣饰	指导老年患者白天不要穿睡衣，应着正装 根据天气及时提醒或帮助老年患者加减衣被 穿防滑鞋 冬天衣帽、围巾等勿遮住老人的眼睛、耳朵 视力下降者佩戴眼镜，听力下降者佩戴助听器
进食	饮食中避免鱼刺、小骨头等，避免噎呛 进食不能过快 将有毒害的、过期的、可能误食的食品等定期清理出老人的活动房间
卫生	定时洗浴、漱口、刷牙，定期修剪指甲和胡须等 洗浴时不能划上门闩

日常生活	护理及健康教育内容
服药	将药品放在一个固定的地方，并贴上标明药品名称、用法、剂量的标签，以防用错药物 每日按照医嘱定时服药，用提醒服药的闹钟或用标注了早、中、晚、星期几的药盒，定点放置，防止患者重复用药或漏服药物
如厕	卫生间有醒目的标志 夜间留地灯 下午及夜间少饮水，减少夜间小便的次数 夜间最好使用便器在床旁或床上如厕
活动	避免白天长时间卧床或静坐于轮椅或者椅子上 白天尽量离开房间外出活动 在力所能及的范围内，尽量让老人自己照顾自己，完成部分家务活 适当活动，如做保健操、散步和打太极拳等
学习	学习常用器具的使用，如新手机、家用电器使用 能够阅读的老年患者读书、看报 看电视节目等接收新信息
娱乐活动	避免长时间不与他人往来，积极参加社会活动，如聊天、下棋等
居住环境	房间布置要有日历、时钟等 由于病情或其他原因只能留在室内的老人，房间白天应该尽量有日光，或保持房间白天亮度高，夜间亮度低

2. 安全的照护

（1）外出随身携带有老人姓名、疾病诊断，家人联系方式等的信息卡。

（2）将重要电话号码做成卡片放在显眼的位置，还要在电话号码的旁边贴上该号码使用者的照片。

（3）电器的电源、煤气阀门等开关方向应该有明显的标示。

（4）常用电器旁边有醒目的、简单的操作提示。

（5）在出门显眼处贴上提示标识，提醒老人外出时关闭家用电器的电源、煤气阀门和大门，带钥匙、联系卡及手机等。

（6）明显认知障碍的老人，不独自外出。

（陈　茜　胡秀英）

二、老年患者吞咽障碍筛查评估法

老年吞咽障碍是临床常见老年综合征之一，又叫吞咽困难、吞咽异常或吞咽紊乱，是指食物或液体从口腔到胃运送过程发生障碍，常有咽部、胸骨后或食管部位的梗阻停滞感觉。

【目的】

1. 了解患者的吞咽功能，筛查存在吞咽障碍高风险的患者并进行干预，减少或降低患者噎呛的发生。

2. 了解患者吞咽功能障碍的程度，根据其个体情况制订不同的照护方案，进行重点干预及康复训练。

3. 根据患者吞咽功能障碍评估结果，判定治疗效果。

【准备】

1. 操作者准备　穿戴整齐、修剪指甲、洗手，了解患者病情，掌握吞咽功能障碍的评估标准。

2. 用物准备　负压吸引装置、饮水试验评估表、指脉氧测量仪、PDA 执行器、一杯温水、量杯、速干手消毒液、纸、笔、听诊器、60ml 空针、5ml 空针、噎呛提示卡、治疗车、冰棉签、汤勺，必要时准备氧气。

3. 患者准备　了解饮水实验的目的、方法及注意事项。

4. 环境准备　环境舒适、安静安全、光线适宜、室温适宜（22~24℃）。

【操作程序】

1. 备齐用物至患者床旁，核对患者信息，帮助患者取舒适体位。

2. 向神志清楚、认知正常的患者及其照顾者解释评估目的、方法及注意事项，取得患者合作。

3. 进行指脉氧检查。

4. 通过观察和询问，了解患者的意识状态，头部和躯干部控制力。意识水平下降、不能坐位大于15分钟、有吞咽障碍及误吸风险者，需要语言治疗师、医生、营养师进一步评估及进行营养支持管理。

5. 患者体力及意识正常者，询问其是否如厕，并协助取坐位或半坐位。

6. 观察唇控制，呼吸模式及氧饱和度是否正常。

7. 让患者向口唇外上下左右四个方向伸舌头，绕唇一周，测试软腭运动。

8. 让患者发［a］、［i］，了解喉功能。

9. 咽反射：用冰棉签擦咽后壁，通过被检者的反应判断咽反射的强弱（阳性：皱眉、痛苦表情、恶心；稍减弱：痛苦表情、无恶心；减弱：只有轻度痛苦表情；消失：无痛苦表情、无恶心）。

10. 让患者主动用力咳嗽，了解其自主咳嗽能力。

11. 进行饮水试验。用勺子给患者喂3次水，每次5ml，让患者以正常速度饮下。观察患者是否有口角水流出、无效喉运动、重复吞咽、吞咽时咳嗽、喘鸣/气促、吞咽后喉发音改变。如果2次及以上有上述异常，提示患者有吞咽障碍及误吸风险，应停止吞咽试验。

12. 如果3次吞咽中有2次正常或3次完全正常，则嘱患者饮一杯水（量约 60ml）。观察其能否 2 分钟内饮完，观察患者是否出现吞咽中或完毕后咳嗽、哽咽/喘鸣/气促、吞咽后喉发音改变。

13. 用指脉氧测量仪测量患者氧饱和度并记录在纸上。

14. 记录评分，判断患者吞咽障碍与误吸是否存在（无，可能，有）。

15. 根据评估结果进行相应健康指导。

16. 整理床单位，收拾用物并洗手。

【注意事项】

1. 评估前向患者仔细解释饮水试验的目的、方法及注意事项，取得患者的配合。

2. 在进行饮水试验时，注意防止患者呛咳窒息，如无力咳出饮水，可用负压吸引装置抽吸水及气道分泌物。

3. 评估过程中要注意观察患者有无口唇发绀甚至加重，如患者呛咳剧烈、发绀加重、氧饱和度下降应立即终止试验，以上情况均提示患者有吞咽障碍的可能。

4. 评估时患者床旁应备齐氧气、负压吸引器等抢救设备，以备患者发生窒息时使用。

5. 可能存在吞咽障碍风险的患者须每周评估一次，首次进餐应在护士监测下进行。明确有吞咽障碍的患者应根据情况增加评估的频率，需要老年科医生、营养师、康复师、语言治疗师的共同干预，每餐观察、监测进食安全，必要时安置鼻饲、经皮胃造瘘管或者静脉营养。

6. 护士长签字要求　有风险的患者需护士长或指定人员审核后签字。

7. 在患者出院/转科/死亡时，凡是患者/家属签字的评估表，附在护理记录单之后，归入病例保存。

【吞咽障碍的临床管理事项】

1. 选择合适的进食姿势　根据患者的具体情况选择合适

的进食和吞咽姿势，包括坐位或半坐卧位进食姿势。有误吸或食物残留的患者应在医务人员的指导下采取相应的头部姿势进食吞咽，包括：低头吞咽、仰头吞咽、头转向健侧吞咽、头转向患侧吞咽。

2. 选择合适的食物种类　根据患者的具体情况选择合适的食物。包括稀流质、浓流质、糊状食物、半固体和固体。

3. 吞咽手法辅助　患者进食时，手法刺激下颌、环状软骨等处，刺激患者吞咽动作的产生。

4. 康复训练

（1）基础训练：吞咽障碍患者通常伴有唇和（或）舌的瘫痪，可采用各种唇、舌、上下颌的运动训练来增强唇的活动范围，从而使患者吞咽时能更好地搅拌食物。

（2）摄食直接训练：应首选糊状食物，可根据吞咽器官障碍部位导致的吞咽障碍阶段，因地制宜选择适当的食物并进行合理配制，必要时使用食物增稠剂（如奥特顺咽）。

5. 不能自主进食者，可选用代偿进食的方法，如留置鼻饲管，静脉输入营养液或行胃造瘘术。

（陈　茜　胡秀英）

三、老年患者压疮风险筛查评估法

压疮又称压力性溃疡，是局部组织长时间受压，血液循环障碍，导致局部组织持续缺血、缺氧和营养不良而致的软组织溃烂和坏死。

【目的】

1. 及早发现导致压疮的危险因素，提高压疮预防的有效性。

2. 判断患者压疮风险的程度，采取相应的预防措施。

3. 根据压疮评估结果，合理分配护理资源，制订护理措施，促进压疮的愈合。

【准备】

1. 操作者准备 穿戴整齐，修剪指甲，洗手、戴口罩，了解患者病情、掌握压疮评估表评分标准。

2. 用物准备 压疮评估表、纸、笔、压疮高危标识贴、速干手消毒液、屏风。

3. 患者准备 了解压疮评估的目的、方法及注意事项、穿患者服、戴腕带。

4. 环境准备 环境舒适、安静安全、光线适宜、室温适宜 22～24℃。

【操作程序】

1. 备齐用物，携至患者床旁，解释压疮评估的目的、方法及注意事项，取得患者配合。

2. 询问患者是否需要大小便，协助患者取合适体位。

3. 与患者或其家属、陪护交流，对患者的活动、饮食、体重、大小便情况、移动能力、身体状况等进行相关资料收集。

4. 根据收集的资料信息在压疮评估表上进行评分。常用的压疮风险评估表有 Braden 量表，Norton 皮肤评分量表等。Braden 量表有明确的风险等级，利于临床管理，在临床使用更广泛，这里以 Braden 量表为例评估（表 1-4）。

5. 根据分值结果对压疮进行分级，18 分以上提示没有危险，15～18 分提示轻度危险，13～14 分提示中度危险，10～12 分提示高度危险，9 分以下提示极度危险，并将评估结果记录在护理病例中。

6. 对不同危险度的患者采用不同的方法进行处理，如压疮高危患者需在其床旁、床头卡及腕带处标注压疮高危标识，并将特殊处理措施写明。

【注意事项】

1. 评估前向患者仔细解释压疮风险评估的目的、方法及注意事项，以获取患者的配合。

2. 评估过程中，注意保障患者的安全，防止坠床。同时注意保护患者的隐私和保暖，并随时观察病情。

3. 存在压疮风险的患者须每周评估一次，据病情变化及时评估。

4. 护士长签字要求　有风险的患者需护士长或指定人员审核后签字。

5. 在患者出院/转科/死亡时，凡是患者/家属签字的评估表，附在护理记录单之后，归入病例保存。

【高危患者的照顾事项】

1. 床铺要松软平整，根据患者病情取合适体位，帮助患者翻身，一般每 2～3 小时翻身一次，必要时每 1 小时翻身一次，最长不超过 4 小时。翻身动作要轻柔，避免推、拖、拉等，以防止擦伤皮肤。

2. 经常检查患者骨骼突出处以及受压部位，切忌按摩和使用气垫圈。应使用预防性装置，如减压贴或水胶体敷料保护可能出现长期受压的部位等。

3. 大小便失禁的患者要及时更换其尿垫，注意保持皮肤和被褥的干燥、清洁。避免使用刺激性强的清洁剂。

4. 对使用夹板或其他矫形器械的患者，应加上松软的衬垫，观察患者的反应，随时调节夹板或器械松紧。

5. 卧床患者不可使用掉瓷或边缘不整齐的便盆。使用便盆时应协助患者抬高臀部，防止局部皮肤擦伤，同时臀部与便器间应垫软纸、海绵或海绵垫。

6. 鼓励患者进食，保证充足的营养。饮食要有足够的蛋白质、维生素和热量，并选择容易消化的食物。摄入适量的水果和蔬菜。不能经口进食的患者，应遵医嘱予肠内（外）营养支持。

7. 有活动能力的患者，不要睡卧过多，尽量活动。不能活动的患者，尽量进行被动活动。

8. 定期洗浴、擦背，保持患者皮肤清洁，促进血液循环。

9. 对于压疮的高危人群，如强迫体位严格限制翻身、高龄、营养缺乏、极度消瘦、生命体征不稳定、昏迷、感觉障碍、心力衰竭、呼吸衰竭、偏瘫、高度水肿、骨盆骨折、大小便失禁等患者，应该定时评估，了解并尽量去除危险因素。

（陈　茜　胡秀英）

表1-4　Braden 评分量表

评分项目	1 分	2 分	3 分	4 分
感觉	完全受限	非常受限	轻度受限	未受损害
潮湿	持续潮湿	非常潮湿	偶尔潮湿	很少潮湿
活动能力	卧床不起	可以坐椅子	偶尔行走	经常行走
移动能力	完全不能移动	严重限制	轻度限制	不受限制
营养状态	非常差	可能不足	适当	良好
摩擦和剪切力	有问题	有潜在危险	无明显问题	

Braden 量表包含对感觉、皮肤潮湿、活动能力、移动、营养状况、摩擦力与剪切力六个因素的评分和预测。其中，感觉指个体对压迫所产生的不适应的感觉能力；潮湿是指皮肤暴露于潮湿的程度；活动能力指身体活动的程度；行动能力指改变和控制体位的能力。除了摩擦力与剪切力一项外，各条目得分均为 1~4 分，总分范围为 6~23 分。得分越低，发生压疮的危险性越高。该量表敏感性为 83%~100%，特异性为 64%~77%

四、老年患者跌倒风险筛查评估法

跌倒是一种突发的不自主的体位改变，导致个体摔在地面或较低平面上，但不包括由于瘫痪、癫痫发作或外界暴力作用引起的摔倒。老年患者跌倒风险筛查评估是每个入院老年患者必须进行的老年综合评估之一。

【目的】

1. 了解患者的平衡功能，筛查跌倒高风险患者并及时干预，减少或降低跌倒的发生。

2. 为后续的跌倒临床管理提供依据，以便根据评估结果对高风险老年患者进行重点干预，减少护理不良事件的发生。

【准备】

1. 操作者准备　着装规范，了解患者病情、熟悉跌倒评估流程、掌握跌倒评估表的使用方法。

2. 用物准备　血压计、听诊器、跌倒评估表、纸、笔、一个秒表（没有秒表时用普通带有秒针的手表也可以）、速干手消毒液、跌倒高危标识。

3. 患者准备　患者情绪稳定；了解跌倒评估的目的、方法及注意事项。

4. 环境准备　环境舒适、安静安全、光线适宜、温度适宜（22~24℃）；一张有扶手的靠背椅上（椅子座高约45cm，扶手高约20cm），在离座椅3m远的地面上贴一条彩条或画一条可见的粗线或放一个明显的标记物。

【操作程序】

1. 备齐用物，携至患者床旁，解释跌倒评估的目的、方法及注意事项，取得患者配合。

2. 询问患者是否需要上厕所，协助取舒适体位。

3. 与患者或者家属进行沟通交流，根据跌倒相关因素询问：有无跌倒史，有无步态不稳、运动失衡或肌无力等功能障碍，有无骨质疏松症，患者是否有对跌倒的恐惧感，有无视力障碍，有无认知功能障碍或进行神经系统功能检查，有无尿失禁，有无居家环境的危险因素，心血管功能检查和用药史，患者或其照顾者预防跌倒的知识掌握情况，有无使用可能引起跌倒的药物，如降糖药、降压药、镇静药、利尿剂、抗肿瘤药等。

4. 综合风险因素评估 使用目前国际多数指南推荐的 STRATIFY 简单测评。STRATIFY 简单测评举例如下：

（1）伴随跌倒入院或在住院期间发生过跌倒（是 = 1，否 = 0）；

（2）烦躁不安（是 = 1，否 = 0）；

（3）视力障碍对日常生活功能造成影响（是 = 1，否 = 0）；

（4）频繁如厕（是 = 1，否 = 0）；

（5）转移和活动的得分为 3 分或者 4 分以上（是 = 0，否 = 1）。

患者 STRATIFY 评分分数越高风险越大，需要继续评估。

5. 测量患者卧位和站立位血压 血压测量包括平卧 10 分钟测量一次，直立后每 1 分钟、3 分钟、5 分钟各测量血压一次。如直立时任何一次的收缩压比卧位降低 ≥20mmHg 或舒张压降低 ≥10mmHg，则提示有体位性低血压的发生。

6. 起身-行走时间试验 患者着平常穿的鞋，坐在有扶手的靠背椅上，身体靠在椅背上，双手放在扶手上。如使用助行具（如手杖、助行架），则将助行具握在手中。当测试者发出"开始"的指令后，患者从靠背椅上站起。站稳后，按照平时走路的步态，向前走 3m，通过粗线或标记物后转身，然后走回到椅子前，再转身坐下，靠到椅背上。

7. 对测试过程中的步态及可能会摔倒的危险性按以下标准打分：坐姿时的平衡度、由椅子上站起来的移动状况、走路时的步伐与稳定度及是否能稳定的转圈。上述测验中，若其中有一部分不正常即有问题。1 分：正常。2 分：非常轻微异常。3 分：轻度异常。4 分：中度异常。5 分：重度异常。

8. 记录所用时间 时间 <15 秒为正常，时间 >30 秒为显著活动障碍，如能在 10 秒内完成则预测患者一年内的自理能力将维持稳定。也可以按照年龄进行区别。

9. 根据评估结果进行患者跌倒评分。对于跌倒高危者在患者床头、床头卡及腕带上粘贴跌倒标识，且就发现的危险因素进行有针对性的健康教育。

10. 将评估结果记录在护理病例中，并写明预防跌倒的相关措施。

【注意事项】

1. 评估对象主要为可以离开床、使用轮椅独立行走或使用辅助器具行走的患者。不能站立、卧床、坐轮椅有一定活动能力的患者，均为跌倒、坠床的高危人群，无须评估，但随其病情改变、康复措施用具的改进可以离开床活动时仍然需要评估。可以行走的患者在病情、自理能力等发生变化时需要及时重新评估。

2. 测试过程中不能给予患者任何躯体的帮助，但一定要站立在旁边，患者若有跌倒可以随时提供平衡稳定的帮助，防止测试过程中患者跌倒。

3. 测试者记录患者背部离开椅背到再次坐下（靠到椅背）所用的时间（以秒为单位）以及在完成测试过程中出现可能会摔倒的危险性。正式测试前，允许患者练习 1~2 次，以确保患者理解整个测试过程。

4. 在应用时如果没有标准的扶手靠背椅，也可以用一般的办公用靠背椅来代替，评定时患者将双手放在双腿上。如使用助行具则将助行具握在手中。

【跌倒预防及管理相关知识】

1. 患者入院早期评估筛查跌倒高风险患者，高危者需在患者腕带、床头卡明显标记。

2. 患者居住房间光线要适当，夜间最好留夜灯。尽量避免经常更换居住场所。

3. 保持通道畅通，清理地面不必要的杂物。地面平坦、无水、不滑，卫生间和厨房附近铺设防滑砖、防滑垫，门坎加鲜明颜色胶贴提示。

4. 居住环境布局简洁，家具摆放适当、适合老年患者使用且稳固性好。患者日常生活用品取用要方便。

5. 穿着合适，衣服大小松紧适当，活动时不穿拖鞋，穿防滑平底鞋。穿脱鞋、裤、袜时坐着进行，避免从事危险性劳动和重体力劳动以避免过度劳累。

6. 选择适当的老花镜和助步器等辅助器具。

7. 改变姿势时要注意一定的缓冲时间，睡觉醒来不宜马上起床，可在床上躺半分钟，起来后在床上坐半分钟，两条腿下垂在床沿上等半分钟。

8. 教育患者在安全环境中安全活动，对于跌倒高危或不依从医护人员指导活动的患者，最好 24 小时有人看护其安全活动情况。

9. 对于跌倒高危的患者做好护理记录登记，班班交接，注意重点防范。

10. 做好患者、家属或陪护防跌倒健康宣教，与患者或家属沟通并签字，增强防跌倒意识。

11. 定期做好再评估、再宣教。

（陈 茜 胡秀英）

五、老年女性患者尿失禁的评估法

尿失禁是指由于膀胱括约肌的损伤或神经功能障碍而丧失排尿自控的能力，使尿液不受主观控制而自尿道口溢出或流出的状态。

【目的】

1. 及早发现尿失禁并积极采取康复训练及健康教育以减轻尿失禁患者的不适。

2. 了解老年女性患者尿失禁的程度，为诊断、治疗、干预提供依据。

【准备】

1. 操作者准备　穿戴整齐，修剪指甲，洗手、戴口罩。

2. 用物准备　500ml 温开水、秤或者天平、尿垫或卫生巾、屏风、记录本、笔、尿失禁评估表等。

3. 患者准备　了解评估的目的、方法、注意事项，神志清楚配合，穿患者服。

4. 环境准备　环境舒适、安静安全、温度适宜（22～24℃）。

【操作程序】

1. 备齐用物，携至患者床旁，解释尿失禁评估的目的、方法及注意事项，取得患者配合。

2. 协助患者取合适体位，询问患者是否需要如厕。

3. 站立或坐于患者床旁，询问患者"在过去的一年中，您是否曾经尿液漏出而浸湿裤子?"、"不自主漏尿的总天数是否多达 6 天以上?"回答"是"或"不清楚"者继续测试。

4. 对患者进行压力性尿失禁尿垫试验（1 小时尿垫试验）。首先在会阴放置经称重的干燥尿垫，记录尿垫重量。

5. 给患者喝 500ml 白开水，卧床休息 15 分钟。

6. 患者行走，上下台阶 30 分钟。

7. 之后的 15 分钟，患者应坐立 10 次，用力咳 10 次，跑步 1 分钟，拾起地面 5 个小物体再用自来水洗手 1 分钟。

8. 在试验 60 分钟结束时，将放置的尿垫称重，要求患者排尿并测尿量，尿垫增重 >1g 为阳性。

9. 已经确定尿失禁的患者，用国际尿失禁咨询委员会尿失禁问卷表简表（简称 ICI-Q-SF）进行调查，评估尿失禁的严重程度（表1-5，表1-6）。根据 ICI-Q-SF 评分结果将尿失禁严重程度分为轻度，中度，重度 3 个等级。

10. 进一步了解尿失禁给患者带来的影响，可用诺丁汉健康状况调查问卷或生活质量等。

11. 已经确定尿失禁的患者，进一步询问诱发尿失禁的原因，如咳嗽、打喷嚏等与尿失禁发生的时间关系；失禁时流出的尿量及失禁时有无尿意等；饮酒和服药情况；尿道手术史及外伤史等。

12. 问诊或查看病历，了解患者是否存在以下情况：①谵妄；②尿道感染；③萎缩性尿道炎和阴道炎；④利尿药、抗胆碱能药、抗抑郁、精神病药及镇静安眠药等药物；⑤抑郁等不正常心理；⑥心力衰竭和高血糖症等疾病；⑦活动受限；⑧粪便嵌顿。

【注意事项】

1. 评估对象为神志清楚，能够安全活动，不明确是否有尿失禁的患者。

2. 评估前和评估时注意保持环境清洁、安静安全、光线适宜、温度适宜。

3. 与患者建立良好关系，以患者角度面对问题，建立互信的护患关系，注意保护患者的隐私。

4. 保持谈话气氛融洽，注意询问方法，切忌诱导提问。

5. 试验持续 1 小时，试验一旦开始患者不能排尿。

6. 评估过程注意患者保暖，预防感冒。

7. 评估过程中注意关心患者，询问患者有无不适，是否可以坚持试验。

8. 评估过程注意患者安全，预防测试过程中患者发生跌倒。

表 1-5 老年人尿失禁相关干预与教育知识

教育条目	内容
活动	坚持做盆底肌肉训练、健身操，减缓老年人肌肉松弛所致的尿失禁
大便	保持大便通畅；便秘者摄取足够的纤维和水；必要时用药物或灌肠等方法保持大便通畅

教育条目	内容
饮水	向老年人说明尿液对排尿反射刺激的必要性；保持每日摄入液体 2000～2500ml；避免饮用高硬度水，可饮用磁化水；适当调整饮水时间和量，睡前限制饮水，以减少夜间尿量；避免摄入有利尿作用的咖啡、浓茶、可乐、酒类等饮料
饮食	选择均衡饮食，保证足够热量和蛋白质的供给
皮肤	使用任何一种尿失禁护理用具，都应该观察会阴部、臀部皮肤情况，保持局部皮肤干燥、清洁
用药指导	某些药物（如镇静剂、钙通道阻滞剂等）可引起或加重尿失禁，故应尽量在医生指导下改用其他药物
如厕环境	提供良好的如厕环境；老年人的卧室尽量安排在靠近厕所的位置；夜间应有适宜的照明灯；对于痴呆或认知障碍患者的厕所注明标识
行为技巧	膀胱活动亢进的患者进行膀胱再训练；基于排尿规律，合理安排如厕时间；尽量避免在安排时间以外排尿；功能性失禁与神志不清或行动不便的患者应有人暗示提醒或协助排尿；神志清楚的老年患者可延迟尿意以控制膀胱及增加膀胱容量

表 1-6　国际尿失禁咨询委员会尿失禁问卷表简表（ICI-Q-SF）

国际尿失禁咨询委员会尿失禁问卷表简表（ICI-Q-SF）计分条目为下列 3 项。分值范围 0～21 分。①轻度：总分≤7 分；②中度：7 分＜总分＜14 分；③重度：14 分≤总分≤21 分。

1. 漏尿的次数

    （0）从不　　（1）一周大约 1 次或不到 1 次　　（2）一周 2～3 次

    （3）每天大约 1 次；一天 1 次　　（4）一天数次　　（5）一直漏尿

续表

2. 您的漏尿量是多少？（不管是否有防护用品）

　　（0）不漏尿　　（2）少量漏尿　　（4）中等漏尿　　（6）大量漏尿

3. 漏尿对您生活的影响（0没有影响，10最大的影响，请在适当数字处画圈）

　　0　1　2　3　4　5　6　7　8　9　10

　　没有影响

　　最大影响

六、老年患者脑循环仪治疗

　　脑循环仪治疗通过乳突使仿生物电流到达小脑顶核，达到改善或加速脑卒中患者神经功能恢复的效果。这是一项操作简便、无创伤的辅助治疗，常用于有缺血性脑血管病、失眠症、神经症、脑损伤性疾病和脑疲劳症的患者。

　　【目的】

　　1. 通过增强缺血区神经元膜电位的稳定性，降低脑组织细胞外谷氨酸含量，抑制脑血管免疫炎症反应等多种途径发挥神经保护效应。

　　2. 可影响脑血管自动调节功能，扩张脑血管，使局部血流增加。

　　【准备】

　　1. 操作者准备　穿戴整齐，修剪指甲，洗手。

　　2. 用物准备　脑电治疗仪一台、一次性电极片2个、生理盐水棉球2～4个。

　　3. 患者准备　对患者做好解释工作，消除其紧张心理，如发现患者放置电极部位的皮肤污垢，应预先清洁皮肤，以确保电极与受检者的皮肤充分接触。

　　4. 环境准备　室内物品摆放合理整齐，床单清洁，保持病室的安静、清洁、光线适宜或有足够的照明，温度

20～24℃。

【操作程序】

1. 严格执行查对制度，遵医嘱执行脑循环治疗。

2. 备齐用物携至患者床旁并核对，向患者解释治疗的目的及注意事项。详细了解患者目前的健康情况，特别是有无出血倾向、严重心脏病或植入式电子装置（如心脏起搏器）、颅内感染或颅内肿瘤、颅内有植入支架等禁忌证。

3. 询问患者是否需要如厕，协助患者取舒适体位，可取平卧位、半卧位或坐位。再次核对患者信息。

4. 指导患者保持稳定情绪，避免紧张或恐惧。

5. 连接脑循环治疗仪的电源，打开电源开关，仪器处于准备状态。检查各按钮，保持功能正常，连接导联线。

6. 用生理盐水棉球清洁患者两耳后乳突，贴上一次性电极片并且与导联线主极相连。根据患者病情有选择性的将两个辅助治疗电极放置于患侧肢体适当部位。

7. 设置治疗参数　调节比率为1；强度可根据患者的耐受程度调节，一般正常人设定在45左右，感觉功能障碍或无法表达感觉的患者可设定为70～110；频率较低时，对患者的刺激感较强，随着频率的增高，刺激感逐渐减弱，在较高频率时，刺激感适度，建议在1%～200%频率范围内采用较高频率治疗；根据不同的患者病情严重程度等情况决定治疗时间，因人而异，一般为30～60分钟。

8. 按启动键，开始治疗。

9. 观察患者治疗中的反应，及时调节参数，再次核对。

10. 治疗结束后关机，取下输出线，再取下粘贴电极，并用生理盐水棉球清洁乳突处皮肤。

11. 协助患者穿衣，选择舒适体位。

12. 整理用物，洗手，做好护理记录。

【注意事项】

1. 注意电极粘贴部位皮肤清洁，不要有头发等异物附着，影响治疗效果。

2. 治疗时在仪器周围的家属或患者不要使用手机打电话，以免干扰治疗仪。

3. 对紧张焦虑的患者尽量分散患者的注意力，消除患者的紧张感。

4. 脑循环治疗仪的输出线分为一对较短主极输出线（用于脑部治疗）和另一对较长辅极输出线（用于肢体或患者其他部位刺激），每一对输出线均为独立的输出回路，必须成对使用。

5. 主极连接患者双耳乳突表面，位于耳后和耳道平行的突出部位。

6. 辅极连接患者患肢伸面两端的皮肤。

（陈 茜 胡秀英）

七、老年患者空气波压力治疗仪

空气波压力治疗仪是利用空气脉动气流通过气管进入肢体套筒，使各腔室产生膨胀和收缩作用，对肢体进行大面积挤压、按摩。挤压使静脉血管和淋巴管尽量排空，加速静脉血和淋巴液回流，促进血液和淋巴液循环，使新陈代谢更加活跃，加速病理产物的代谢和排泄。适用对象：血液高凝、静脉功能不全、静脉曲张、淋巴水肿、股骨头坏死、骨折、软组织损伤、间歇性跛足、下肢溃疡、糖尿病足及动脉硬化所致的缺血性疾病。

【目的】

促进血液回流，防止血栓形成。

【准备】

1. 操作者准备 穿戴整齐，修剪指甲，洗手。

2. 用物准备 空气波压力治疗仪功能正常，气管、套筒完好，床旁电源供电正常。

3. 患者准备 协助老年患者取舒适的体位，一般以平卧位、半卧位为宜；取下患者首饰，手表等硬物，避免划伤患者或套筒。

4. 环境准备 清洁、安静、室内温度 18~22℃，光线适宜。

【操作程序】

1. 严格执行查对制度，遵医嘱实施空气波压力治疗。

2. 评估患者下肢皮肤有无肿胀、破损、疼痛或其他禁忌证，如急性静脉血栓、深部血栓性静脉炎、不稳定性高血压、安有人工心脏、急性炎症性皮肤病、静脉癌、深度静脉栓、急性静脉炎、高热、心功能不全、丹毒、肺水肿、极度疲劳、醉酒。治疗部位内置有人造材料的患者，如人工关节、金属、硅等应在医生的指导下使用。

3. 连接电源。

4. 协助患者穿上套筒，连接气管，以尽量舒展放松的姿势躺下并套上套筒。气管不要卷曲、弯折和脱到地面。

5. 开机，调节好参数和模式，打开工作键，压力调节从2、3级开始，然后逐渐提高压力，询问老年患者的感受，如有不适要立即停止，按需给老年患者盖上被子，避免受凉。

6. 治疗过程中观察套筒充气和放气是否正常，询问患者有无不适。

7. 完成治疗后关闭电源，断开套筒充气管放气，撤除套筒。

8. 询问患者有无不适，观察治疗的效果。

9. 整理仪器并消毒，整理床单元。

【注意事项】

1. 患者在使用空气波压力治疗仪的过程中，一旦发现局部皮肤破损、肢体肿胀要立即停止治疗。

2. 静脉血栓好发于高龄、手术、创伤、卧床、肥胖、吸烟、恶性肿瘤、静脉曲张、静脉炎、充血性心力衰竭、肾病综合征、脓毒症和服用雌激素药物、孕酮类药物的人群。疑似有静脉血栓的患者绝对不能使用空气波压力治疗仪,因其可能导致血栓脱落,引起肺栓塞,威胁患者生命。

3. 治疗期间要加强巡视,保证仪器正常工作,并询问患者的感受。

4. 由于汗液对套筒有浸渍作用,会损伤套筒的使用寿命,所以患者在治疗时需穿单薄舒适的衣物。

5. 手术后卧床的患者尽早开始足趾、踝部、股四头肌和腓肠肌的运动,20 次/组,每天 4~5 组,双下肢交替,每次 5~10 分钟;膝关节主动及被动运动,增加股静脉血流速度,改善血液淤滞状态;同时多做深呼吸和咳嗽。患者休息时应抬高下肢 30°~45°,从足到大腿的方向进行按摩,每日 2 次,每次 30 分钟。手术后卧床的患者要争取早日下床活动,避免久坐久站,进行散步、打太极拳、慢跑和游泳等运动。

(陈 茜 胡秀英)

第二十七节 伤口换药

伤口换药包括检查伤口、除去伤口分泌物或血液、脓液、清洁伤口及更换敷料等步骤,是预防和控制伤口感染,消除妨碍伤口愈合的因素,促进伤口愈合的一项重要操作技术。

【目的】

1. 充分评估伤口局部情况。

2. 更换伤口敷料,保持伤口清洁。

3. 预防和控制感染。

4. 促进伤口愈合。

【准备】

1. 操作者准备　穿戴整齐，修剪指甲，洗手，戴口罩。

2. 用物准备　无菌换药碗、弯盘、适量无菌纱布、棉球、胶布、棉签、无菌剪刀、无菌手套、伤口大小的测量工具。根据伤口局部情况准备清洗液，选择合适的伤口敷料，必要时备培养管，各用物合理放置在治疗车上。

3. 患者准备　查对患者，向患者解释，使其了解换药的目的，取得患者的配合。

4. 环境准备　清洁、安静、光线适宜或有足够的照明。

【操作程序】

1. 协助患者选择舒适体位，并注意保暖，原则上能充分暴露伤口、光照良好。

2. 清除旧敷料　充分暴露伤口，铺治疗巾，佩戴 PE 手套揭开外层敷料（必要时可佩戴橡胶手套），有内层敷料可用镊子揭开，如内层敷料紧密粘连伤口局部，切勿使用强力揭除，需用生理盐水充分浸润后再揭开。

3. 另换一双手套，轻轻挤压伤口周围，对伤口进行局部评估：评估伤口类型、大小、伤口基底颜色、肉芽生长情况、上皮爬行情况、渗液量、伤口周围皮肤状况等。

4. 清洗伤口　非感染伤口由内向外清洗，可选择生理盐水或平衡液进行清洗；感染伤口，可根据细菌培养结果选择合适的消毒抗菌清洗，清洗方向由外向内，最后再用生理盐水将伤口清洗干净。清洗范围以伤口为中心直径 3~5cm。有坏死组织的伤口可根据伤口局部情况，采用合适的方式去除坏死组织，如外科清创、机械清创或自溶清创等方法清除坏死组织，再用生理盐水清洗干净。

5. 观察　伤口渗液多少及周围皮肤有无浸渍，伤口进展情况等。

6. 选择敷料　根据伤口评估的结果，选择合适的敷料，固定，必要时可二次固定。

7. 询问患者感觉，协助整理衣服及床单位。

8. 洗手、记录。

9. 指导患者保护伤口，告知患者注意伤口敷料的清洁干燥。

10. 用物处理，分类、清洁、浸泡、消毒用具，有传染性疾病的分类包装。

【注意事项】

1. 严格执行查对制度和无菌操作原则。

2. 揭除污染敷料时应从上至下，不可从敷料中间揭开。

3. 评估伤口时，注意观察伤口有无感染，伤口内有无潜行、窦道或瘘管等存在。

4. 根据伤口类型选择合适的清洗液，非感染伤口由里向外清洗，感染伤口则相反。

5. 感染伤口按要求进行细菌培养及药敏试验。

6. 根据伤口类型及患者全身情况选择适宜的清创方法，注意保护肌腱和血管。对于癌性伤口进行清创时要谨慎。

7. 根据伤口愈合所处阶段及渗液情况选择合适的伤口敷料。

8. 肢体伤口在包扎时要注意松紧适宜，避免影响血液循环。

9. 腹部伤口应用腹带加以保护，减小因咳嗽等动作造成的伤口张力过大。

10. 准确记录伤口愈合阶段、伤口内各种组织的比例情况、伤口渗液情况、敷料选择情况等。

（吕 娟 宁 宁）

第二章

急救麻醉

第一节　洗胃术及临床应用

催吐洗胃术是以刺激咽喉后壁的方式引起反射性呕吐，及时排出胃内毒物，是简便易行且有效的解除中毒的急救措施之一。胃管洗胃术是将胃管由鼻腔或口腔插入胃内，采用胃管引流的方式，先抽吸出胃内毒物，然后注入洗胃液反复进行冲洗，从而有效排除胃内毒物的方法。根据使用动力不同又可分为漏斗胃管洗胃术、电动吸引器洗胃术、自动洗胃机洗胃术，其中自动洗胃机洗胃术在临床工作中使用最为广泛，能够达到自动、快速、安全、彻底清除胃内容物的目的。

【目的】

1. 清除胃内毒物或刺激物，避免或减少毒物的吸收。

2. 治疗幽门梗阻或胃扩张，缓解胃潴留。

3. 为某些检查或术前做准备。

【适应证】

1. 催吐洗胃术　用于意识清醒的服毒者，常在服毒后现场抢救时使用。

2. 胃管洗胃术　用于催吐洗胃术无效或意识障碍不配合者、口服毒物中毒无禁忌者（口服毒物 6 小时内）、需要胃液做毒物分析者、幽门梗阻患者、急慢性胃扩张患者、为某些检查或术前做准备。

【禁忌证】

口服强酸、强碱等腐蚀性毒物、肝硬化伴食管胃底静脉曲张、胃肠穿孔、近期有上消化道出血、中毒诱发惊厥抽搐未控制等情况为绝对禁忌证；食管狭窄、主动脉瘤、重度心功能不全、呼吸衰竭以及老年人或孕妇慎用洗胃术。

【准备】

1. 操作者准备　衣帽整洁，仪表端庄，洗手，戴口罩、帽子，熟悉洗胃技术的操作要求。

2. 用物准备

（1）催吐洗胃术：电筒、压舌板或棉签、橡胶单或围裙、水桶2个、洗胃液。

（2）胃管洗胃术：自动洗胃机一台、白色用物桶2个（装洗胃液桶、污物桶及附件）、治疗盘（内放治疗巾2张、弯盘、开口器、舌钳、压舌板、胃管、牙垫）、液状石蜡、棉签、胶布、听诊器、50ml注射器、纱布数张、量杯、水温计、标本杯、吸痰器、抢救设备。洗胃液需根据患者病情准备洗胃液、温度为25～38℃。常用洗胃液：生理盐水和纯净水，适用于有机磷中毒和不明毒物中毒或无特殊解毒剂的患者；2%～4%碳酸氢钠溶液，可用于有机磷等中毒（敌百虫除外）；1:5000高锰酸钾溶液用于各种中毒（禁用于1605、1059和乐果4049中毒等）。

3. 患者准备　给患者做好解释工作，取得患者的配合。做好心理护理，缓解患者紧张情绪，告知患者及家属洗胃过程中可能出现的并发症及注意事项，征得患者及家属的同意，并签署洗胃同意书。

4. 环境准备　通风、安全、安静、光线充足、保护患者隐私。

【操作程序】

1. 催吐洗胃术

（1）核对患者，向患者解释操作目的及方法以取得其配合。

（2）患者坐位或前倾站立，松解领口及裤带，铺橡胶单或围裙于胸前，将污水桶放于患者身前，洗胃液放在便于取用处。

（3）指导患者口服洗胃液，至患者感到腹胀，或一次饮入500ml左右洗胃液。

（4）用压舌板、棉签等刺激患者舌根或咽后壁，引起反射性呕吐。

（5）间隔数分钟后再次口服洗胃液，反复进行上述催吐操作，直至呕吐液清亮无异味，澄清度与洗胃液一致方可停止。

（6）协助患者漱口，必要时更换衣物，并做好详细记录。

2. 自动洗胃机洗胃术

（1）备齐用物携至患者床旁，核对患者的床号、姓名及住院号，清醒患者做好解释工作，取得患者配合。

（2）安装检查：将3根橡胶管分别和洗胃机的进液口、接胃管口和排液口连接；将进液管及接胃管另一端放入灌洗桶内（管口必须浸泡于液面下），排液管的另一端放入污物桶内，接通电源，启动洗胃机开始运行排除管道内空气，同时检查洗胃机性能，开机循环两次。

（3）患者取左侧卧位，戴一次性帽子，将橡胶单围于患者胸前，治疗巾垫于患者颌下，置弯盘、纱布于患者口角处，检查患者有无活动义齿；昏迷或危重患者可取平卧位，头偏向一侧，使用开口器撑开口腔，必要时使用舌钳将舌拉出，将牙垫垫于上下磨牙之间并固定稳妥。准备吸痰器，及时清除口腔内的分泌物。躁动者给予必要的保护性约束。

（4）将棉签、胃管等包装打开，戴手套。将一次性口含器或导管固定装置固定于患者口中。

（5）再次核对患者信息后用正确方法安置胃管：测量患者安置胃管长度（前额发髻至剑突之间的距离）并做标记，用液状石蜡棉签润滑胃管前端15cm；站立于患者头部，用左手固定患者头部及固定器，右手将胃管自固定器缓缓插入口腔，至10~15cm时，嘱患者做吞咽动作，同时继续插入胃管至所需长度，确认胃管在胃内并妥善固定，必要时留取首次胃液标本送检。

（6）将安好的胃管与洗胃机胃管口的一端相连接，启动洗胃机开始洗胃。先为出胃状态，吸出胃内容物，进出胃一个循环计数一次。洗胃机面板会显示进出胃时的压力和循环的次数，向胃内注入洗胃液的压力不超过0.04MPa，每次灌洗量300~500ml，注意观察洗胃液的出入量。如遇进出液量相差较大时，启动液量平衡按键，洗胃机将自动转换为出胃状态，然后为进胃状态，其出胃液量及出胃时间均大于进胃液量与进胃时间，一个循环后，洗胃机自动恢复为原来的工作状态，循环交替完成洗胃工作直至出胃液清凉无异味。在机器循环到出胃液完毕后停止洗胃，关闭电源。洗胃总量根据情况而定，一般为20 000~50 000ml。洗胃过程中应严密观察患者生命体征、意识状态、出胃液的颜色及液体量，如有异常应立即停止洗胃，及时通知医生处理。

（7）洗胃完毕将胃管末端反折后，在鼻部用纱布包裹住胃管后嘱患者深吸气，动作轻柔快速拔出胃管。

（8）术后处理：协助患者漱口，清洗面颊，必要时更换衣物，患者取舒适卧位休息。清理用物，整理床单位，洗手，并记录洗胃液的名称、剂量、性质、颜色和气味，以及患者洗胃后的病情变化。

【注意事项】

1. 洗胃应尽早进行，一般在服毒物后4~6小时内进行，但对于服毒量大，仍有毒物残留在胃内者，超过6小时仍应进行洗胃。

2. 胃管前端用液状石蜡润滑，插管时动作轻柔，避免损伤食管黏膜及气道黏膜。

3. 洗胃中严密观察患者的生命体征变化，如患者出现口唇发绀、腹痛、血性液体、休克或抽搐时，应立即停止洗胃，及时通知医生处理，做好相应急救措施，并详细记录。

4. 幽门梗阻患者洗胃宜在空腹或饭后 4~6 小时进行，记录胃内潴留量，以便了解梗阻情况，供治疗参考。

5. 根据毒物性质选择洗胃液。吞服强酸、强碱等腐蚀性毒物的患者，切忌洗胃，以免造成胃穿孔，可按医嘱给予药物或物理性对抗剂，如口服蛋清、牛奶、米汤等保护胃黏膜。

6. 对于中毒物质不明的患者，应先抽取胃内容物送检后，用生理盐水或纯净水洗胃。

7. 对于昏迷或意识障碍不配合的患者洗胃时宜谨慎，应去枕平卧，头偏向一侧，出现呕吐时及时清理，防止窒息或吸入性肺炎。

8. 保证洗胃机性能完好处于备用状态。

【并发症及解决方法】

1. 窒息　操作前备齐气管插管用物及其他抢救设备。洗胃过程中患者大量呕吐时，应采取头低位并偏向一侧，迅速清除口腔及气道的分泌物。如发生窒息，立即停止洗胃，通知并协助医生进行相应的急救措施。

2. 消化道出血　洗胃过程中如发现洗出液混有血性液体时应暂停洗胃，通知医生及时处理，出血量较多者，应立即拔出胃管，遵医嘱给予全身或局部止血药等措施，必要时给予输血，补充血容量。

3. 急性胃扩张　保持进出液量平衡，认真观察并记录洗胃时的出入液量，严密观察患者意识状况、生命体征、有无腹部膨隆等。确认患者已发生急性胃扩张时，应立即停止洗胃，查找原因并对症处理。

4. 呼吸、心搏骤停　出现呼吸、心搏骤停应立即停止洗胃，拔出胃管，行心肺复苏抢救治疗。

5. 水中毒及电解质紊乱　洗胃过程中观察患者有无病情变化，对洗胃时间相对较长者，应复查血电解质。出现水中毒应及时处理，轻者禁水后可自行恢复，重者给予对症处理，如出现脑水肿，给予降颅内压、脱水处理，患者出现抽搐时，应立即使用开口器、舌钳，防止舌后坠引起窒息，使用镇静剂，同时给予吸氧，防坠床。

6. 吸入性肺炎　患者一旦出现误吸，应立即停止洗胃，通知医生紧急处理，及时吸出气道内吸入物，合并肺部感染患者应及时应用抗生素，并且密切观察患者生命体征变化。

7. 胃穿孔　吞服腐蚀性毒物时严禁洗胃。洗胃中严密观察患者有无腹部膨隆，剧烈腹痛等症状，如出现上述症状，应停止洗胃，及时通知医生处理，胃穿孔患者立即手术治疗。

8. 虚脱、寒冷反应　洗胃过程中注意给患者保暖，及时为患者更换被浸湿的衣物。提高环境温度，控制洗胃液温度在 25～38℃为宜。

（王小燕　叶　磊）

第二节　简易呼吸器的使用及相关知识

简易呼吸器是在临床上广泛应用于心肺复苏和人工呼吸急救中的最简单的人工呼吸装置。主要由 8 个部件组成：面罩、球体、储氧袋、单向阀、呼气阀、安全阀、储气阀、氧气导管。特点：便于携带，使用方便，安全有效，有无氧源都可立即使用，而且患者痛苦较少。

【目的】

1. 人工通气，促进氧合，缩短缺氧时间，纠正缺氧状态。

2. 减少呼吸肌做功，预防呼吸肌疲劳。

3. 为气管插管术/气管切开术做准备。

【适应证】

呼吸衰竭、严重呼吸困难、低氧血症、慢性阻塞性肺疾病、各种大型手术及心肺复苏。

【禁忌证】

中等以上活动性咯血、张力性气胸、肺大疱、气管内异物。

【准备】

1. 操作者准备　着装整洁、洗手、戴口罩。

2. 用物准备　简易人工呼吸器、氧气吸入装置、纱布、记录单，必要时准备口咽通气管、吸痰器、胶布、一次性手套。

3. 患者准备　患者仰卧，去枕，头后仰，如有活动义齿应取下；清除上呼吸道分泌物或呕吐物，保持呼吸道通畅。

4. 环境准备　环境安全、安静、整洁；必要时备隔帘或屏风，保护患者隐私。

【操作程序】

1. 准备用物，着装整齐，洗手、戴口罩，携用物至床旁，核对患者和医嘱。

2. 向清醒患者做好解释工作，告知其使用简易呼吸器的目的及使用过程中的注意事项，紧急情况下，解释要力求简洁，取得患者的理解并配合。

3. 连接简易呼吸器各组件，检查简易呼吸器活瓣开合是否完好，检查面罩是否完好，操作过程中注意清洁原则。

4. 取下床头板，放下侧床栏，协助患者取去枕平卧位。解开衣领、腰带。操作者立于患者头顶部位置，检查患者口腔，若有异物或分泌物立即用纱布清理，有活动义齿者将活动义齿取出。将患者头后仰，托起下颌，开放气道，意识障碍患者防止舌后坠或舌咬伤可先置入口咽管。

5. 氧气管与呼吸器连接，调节氧流量至储氧袋充盈，检查储氧袋是否完整可用，调节氧气流量为 10L/min。

6. 再次确认患者后，开始辅助通气。操作者左手拇指、示指呈"C"形握持面罩，中指、无名指、小指呈"E"形托起下颌，使面罩与口鼻紧贴，不漏气，右手挤压呼吸囊，反复有规律地挤压与放松，潮气量约 6~8ml/kg（大约为成人 1L 气囊的 1/2，2L 气囊的 1/3）。对于意识障碍者球囊送气时间超过 1 秒，使胸廓扩张，挤压球囊与放松的时间比为 1:1.5~2，频率 10~12 次/分。

7. 对于清醒患者应告知其放松，配合呼吸，挤压频率应与患者呼吸同步，同时注意观察胸廓起伏情况，判断通气量是否足够。

8. 评估患者呼吸状况、氧合情况，观察患者面色、甲床、口唇、呼吸、血氧饱和度等是否改善。

9. 患者病情好转，呼吸功能改善时，可遵医嘱停用简易呼吸器辅助呼吸。

10. 停止辅助通气，做好用物处理。分离呼吸器和麻醉面罩，呼吸器放至治疗车下层，一次性面罩放于医疗废物垃圾桶内。

11. 协助患者取舒适体位休息，调节氧气流量，改用其他方式氧疗。

12. 整理床单元，保持床单元整洁，拉起床挡保护患者安全。

13. 洗手，核对患者和医嘱无误后准确记录。

【注意事项】

1. 清除阻塞物，保持气道通畅。

2. 选择合适的面罩，保证良好的封闭性。

3. 整个挤压过程中需保持气道开放，保证有效通气。

4. 挤压呼吸囊时，压力不宜过大，并且注意挤压频率，成年人 10 ~ 12 次/分，儿童 12 ~ 20 次/分，婴儿 35 ~ 40 次/分，如已建立高级气道（气管插管、喉罩），操作频率约为 10 次/分。

5. 气道压力过高或潮气量过大会导致患者胃胀气或气胸，胃胀气明显的患者可导致呕吐、误吸并影响通气功能，因此必要时可置胃管，进行胃肠减压。

6. 监测病情变化使用简易呼吸器过程中，应密切观察患者的通气效果、胸腹起伏、皮肤颜色、生命体征和血氧饱和度参数等。

7. 若气管切开或气管插管患者，应先吸净痰液，再进行通气。

8. 简易呼吸器属于抢救设备，应定时检查、维护和保养并记录，使其处于备用状态。

【并发症及处理】

1. 胃胀气和胃内容物反流　抢救者立于患者头顶部，将头部后仰，保持气道通畅，必要时安置胃管，行胃肠减压；置患者侧卧位，胃部气体胀满时勿挤压腹部，及时清理呼吸道；有反流发生时，置患者于侧卧位，及时清理口腔内的反流物，防止误吸发生。

2. 误吸和吸入性肺炎　立即吸出分泌物，通知医生给予对症处理；合并肺部感染患者及时应用抗生素，并且密切观察患者生命体征变化。

（王小燕　叶　磊）

第三节　创伤患者搬运
技术及相关知识

【目的】

1. 将伤者从受伤现场搬运到安全区域以脱离危险。

2. 将伤者搬运到救护车等转运工具上转运至医疗机构进行救治。

3. 为明确伤情和治疗在医疗机构内区域间进行转移。

一、徒手搬运

【适应证】

1. 伤者伤情轻，无严重躯干及四肢近端骨折，无脊柱骨折，且搬运距离较近。

2. 现场十分危险，搬运器材未到位而需立即将伤者转移到安全区域。

3. 伤者所处环境狭窄，难以使用搬运器材。

【禁忌证】

1. 严重躯干或四肢近端骨折伤者。

2. 脊柱骨折伤者。

【准备】

1. 评估现场环境，如存在危险，先使伤者脱离危险环境。

2. 评估伤者意识、心跳、呼吸情况，如存在心跳、呼吸停止，立即就地进行心肺复苏。

3. 评估伤情，先处理可导致伤者迅速死亡的伤情（如气道梗阻，大动脉出血、张力性气胸等），再搬运。先止血、包扎、固定，再搬运。

【操作方法】

1. 单人搬运

（1）扶行法：适用于搬运伤情轻微并能行走的清醒伤者。急救人员位于伤者一侧，将伤者靠近急救人员侧的手臂抬起，置于急救人员颈后；救护人员外侧的手紧握伤者该手臂，另一只手扶持其腰，使伤者身体倚靠急救人员而行。

（2）抱持法：适用于搬运清醒、体重轻但不能行走的伤者。急救人员位于伤者一侧，将伤者该侧手臂置于急救人员颈后，急救人员一只手臂托伤者腰部，另一只手臂托伤者大腿，将伤者抱起而行。

（3）拖行法：适用于搬运不能行走而体重较重的伤者。急救人员位于伤员的头侧，可将伤员的手臂横放于其胸前，急救人员的双臂置于伤员的腋下，双手紧抓伤员手臂，缓慢向后拖行；或将伤者外衣扣解开，背后的衣服向头部反折托住颈部，拉住衣服尾端缓慢向后拖行（图2-1）。

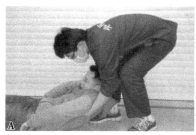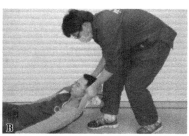

图2-1　拖行法

（4）背负法：适用于搬运不能行走而体重轻的伤者。急救人员位于伤者身前，伤者双臂从后自急救人员双肩上方置于胸前，急救人员双臂向后抓持伤者大腿，将伤者背起而行。

（5）肩背法：适用于搬运不能行走而体重轻的伤者。使伤者面向急救人员一侧，急救人员该侧手臂从伤者胯下穿过，夹持伤者前方大腿并将伤者托举置于肩背部，另一手臂夹持伤者前方手臂，肩背而行。

（6）爬行法：适用于狭小空间（如水平坑道内或火灾现场）的伤者搬运。使伤者仰卧，急救人员双膝跪地骑跨在伤者胸部上方，将伤者双臂套在急救人员颈后，急救人员双手着地爬行拖带伤者（图2-2）。

2. 双人搬运

（1）轿杠法：急救人员两人面对面蹲于伤者的两侧，各自用右手紧握自己左手腕，左手再紧握对方右手腕，组成轿杠；伤者将两手臂分别置于两急救人员颈后，坐在轿杠上，急救人员抬起伤者侧向而行（图2-3）。

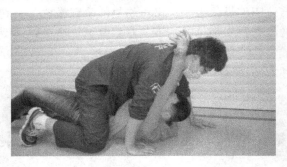

图2-2 爬行法

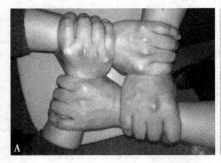
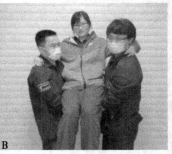

图2-3 轿杠法

（2）椅托法：急救人员两人面对面蹲于伤者的两侧，各自以一手抓紧对方相对一侧前臂，托举伤者臀部及大腿，另一手抓紧对方相对一侧肩部，支撑伤者背部，将伤者两臂分别置于两名急救人员的肩上，抬起伤者侧向而行（图2-4）。

（3）拉车法：一名急救人员面向伤者立于伤者身后，双臂向前穿过伤者腋下，双手扣紧。另一名急救人员背向伤者立于伤者身前，双臂向后抓持伤者大腿下段。两人一起抬起伤者前行（图2-5）。

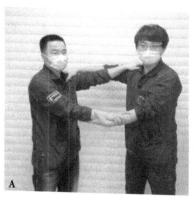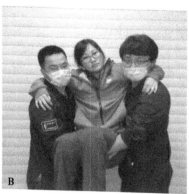

图2-4 椅托法

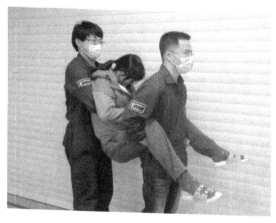

图2-5 拉车法

3. 多人搬运 伤者仰卧，双臂置于胸前，多名急救人员位于伤者一侧，手臂前伸入伤者身下，分别托举伤者头部、肩背部、腰臀部、膝部、踝部，抬起伤者后手臂向自身胸前屈曲，使伤者面向急救人员呈侧卧位并依靠于急救人员胸前，且保持头、躯干、下肢在一条水平线上，急救人员同步前向而行。或伤者仰卧，双臂置于胸前，多名急救人员分别位于伤者两侧，手臂前伸入伤者身下，分别托举伤者头部、肩背部、腰臀部、膝部、踝部抬起伤者，使伤者呈仰卧位，且保持头、躯干、下肢在一条水平线上，急救人员同步侧向而行（图2-6）。

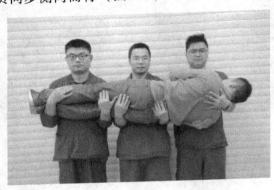

图2-6 多人搬运

4. 狭窄环境的搬运 狭窄环境（如驾驶室内、倒塌建筑下等）的搬运先安置颈托，如无条件安置颈托，一名急救人员以头锁方式（具体方法见"脊柱创伤患者的搬运方法"）固定头部，并稍向头侧做轴向牵引。另一人双手将伤者双踝部稍向足侧作轴向牵引，使双下肢伸直。另两人双手托伤者肩背部及腰臀部，保持脊柱为一条直线，平稳将伤者搬出。

二、担架搬运

【适应证】

1. 伤者伤情重，搬运距离远。

2. 伤者所处环境可容纳搬运器材的摆放。

【准备】

1. 环境、伤情的评估处理同徒手搬运。

2. 准备担架

（1）板式担架：可用专业医用板式担架（图2-7），也可用门板等自制硬质平板代替。适用于骨折，特别是脊柱和骨盆骨折的伤者。

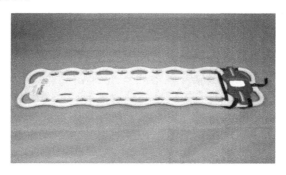

图2-7 板式担架

（2）铲式担架：担架分为双侧两部分构件，可在不抬起伤者情况下，两部分构件分别自伤者两侧插入伤者身下，然后将两部分构件对合固定形成完整担架（图2-8）。适用于脊柱和骨盆骨折伤者。

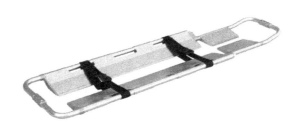

图2-8 铲式担架

（3）漂浮式吊篮担架：伤者呈坐位固定于吊篮中搬运，不能用于脊柱和骨盆骨折伤者。

（4）真空气囊担架：担架上有气垫可以自动（或充气）成形，并根据伤员的身体形状将伤员固定在气垫中搬运。

（5）毛毯担架：也可用雨衣、床单等物品代替。适用于无脊柱和骨盆骨折的伤者。将毛毯卷至半幅放在地上，卷边靠近伤员；四位救护人员分别跪在伤员头、肩、腰、腿部同一侧；合作将伤员身体侧转，并使毛毯卷起部分贴近伤员背部；将伤员轻轻向毛毯侧翻转过毛毯卷起部分；置伤员为仰卧位；再将毛毯两边紧紧卷向伤员，并贴近其身旁；两名救护人员一只手抓住平头部的卷毯，另一只手抓住平腰部的卷毯；另两名救护人员一只手抓住平髋部的卷毯，另一只手抓住平足踝部卷毯；同时合力，抬起伤员。

（6）绳索担架：用木棒两根，将坚实绳索交叉缠绕在两根木棒之间，端头打结。不能用于脊柱和骨盆骨折伤者。

【操作方法】

1. 脊柱创伤患者的搬运方法

（1）徒手头部固定

1）头锁：最常用手法。伤者取仰卧位。急救人员跪在伤者头侧，双肘固定在地上或膝上，双手手指尽量张开，拇指置于伤者额顶部，示指与中指置于颧部，环指和小指置于耳后，抓紧头颅（图2-9）。

2）头胸锁：常用于从一种固定手法转换至其他固定手法时对伤者头部的固定。伤者取仰卧位。急救人员跪或半蹲在伤者一侧，靠近伤者头侧的手肘枕在急救人员自己的膝上或小腿内侧，手指按住伤者前额，另一手前臂枕于伤者胸骨上或肩部，拇指及中指分别按住伤者双侧颧部，手掌呈弧形屈曲，避免盖住伤者口鼻（图2-10）。

3）胸背锁：把伤者从坐位放置于仰卧位或脱去伤者头盔时固定其头部的手法。伤者取坐位。急救人员位于伤者一侧，面向伤者，用双臂分别夹住伤者的胸部及背部，一手紧抓住伤者的颧骨或下颌，手掌避免覆盖伤者的口鼻，另一手紧抓伤者后枕部（图 2-11）。

4）肩锁：纵向或横向移动伤者时固定其头部的手法。伤者取仰卧位。急救人员双膝分开跪于伤者头侧，双手掌心向上用力抓紧伤者双肩，双前臂夹紧伤者双侧颞部，两手臂平衡，手肘悬空（图 2-12）。

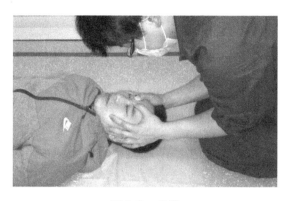

图 2-9　头锁

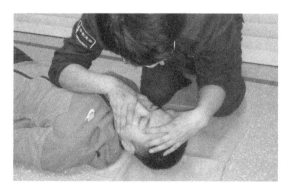

图 2-10　头胸锁

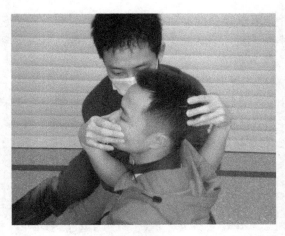

图 2-11　胸背锁

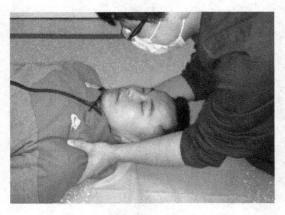

图 2-12　肩锁

　　5）头肩锁：侧翻伤者时固定其头部的手法。伤者取仰卧位。急救人员跪于伤者头侧，欲将伤者翻向哪一侧，则以该侧手掌心向上抓住伤者肩部，并用前臂紧贴其颞部，即肩锁动作。另一手的肘部以自己大腿为支撑，拇指置于眉弓上方，其他手指抓紧伤者枕部（图 2-13）。

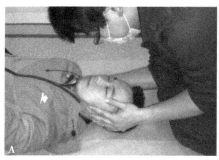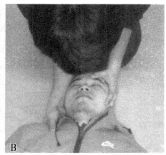

图2-13 头肩锁

（2）搬运流程

1）告知伤者不能随意活动，急救人员分工准备物品及板式担架，做好操作准备。

2）调整颈部位置：伤者取仰卧位（如伤者处于坐卧位，则采用胸背锁手法固定头颈部并将伤者置于仰卧位），急救人员跪在伤者头侧，使用头锁固定头部，在助手用示指置于伤者胸骨正中指引的条件下调整头颈部处于正中位。

3）头颈部查体：助手用头胸锁固定头颈部，术者行头颈部查体，查体完毕后术者上头锁。

4）安置颈托：术者保持头锁，助手安置颈托。安置前应检查测量伤员颈部的长度。测量方法为急救人员拇指与示指分开成直角，拇指于下颌正中，示指置下颌下缘，测量下颌角至斜方肌前缘的距离，按该距离调整颈托尺寸。放置颈托时先放置颈后部分，再放置颈前部分，保证位置居中，扣上搭扣，松紧度以能防止伤者颈部活动但不影响其呼吸为宜（图2-14）。

5）全身查体：术者保持头锁，助手行全身体格检查，包括头面部、颈部、胸部、腹部、骨盆、脊柱及四肢，发现需要紧急处理的情况立即处理，如严重皮下或纵隔气肿、张力性气胸、连枷胸、大量胸腔积血、活动性出血、骨盆或长骨骨折、

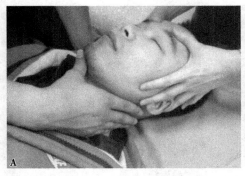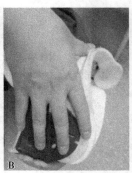

图 2-14　调整颈托

腹腔脏器外露等。

　　6）准备担架：助手上头胸锁，术者从头锁改换为头肩锁（伤者侧翻侧即为肩锁侧），助手准备板式担架及约束带。

　　7）侧翻伤者：须整体侧翻，术者保持头肩锁固定头部，并发出侧翻指令。两位助手交叉抓握伤员的肩、髋部和膝部，术者和两位助手将伤者整体翻于侧卧位，保持脊柱在同一轴线，助手快速行背部及脊柱查体（图 2-15）。

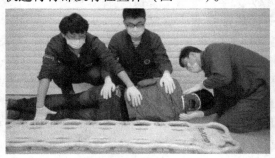

图 2-15　侧翻伤者

　　8）伤者上担架：术者保持头肩锁，助手拉担架至紧贴伤者，然后将伤者从侧卧位放置回仰卧位。

9）平推伤者：助手用头胸锁手法固定头颈部，术者从头肩锁换为双肩锁，助手使用双前臂将伤者推至担架合适位置（图2-16）。

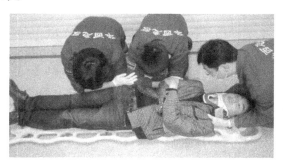

图2-16 平推伤者

10）固定头部：助手上头胸锁，术者安置头部固定器固定颈托于担架上（图2-17）。

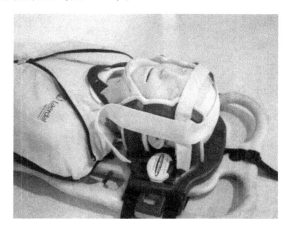

图2-17 固定头部

11）约束带固定：按从头到脚顺序固定：头部固定器固定头部，胸部固定带十字交叉固定胸部；髋部、膝部固定带横行固定；踝部固定带绕过足底"8"字形固定。

12）转运：再次检查伤者意识状态、心跳、呼吸情况后进行搬运，术者在头侧指挥，平稳抬起伤者，足侧的助手先行。转运过程中持续观察伤者情况。

2. **骨盆骨折伤者搬运方法** 基本流程同颈椎创伤，但伤者不能侧翻。固定骨盆后，三名急救人员位于伤者的同侧，一人位于伤者的胸部，伤者的手臂抬起置于急救人员的颈后，一人位于腿部，一人专门保护骨盆，双手从伤者身下平伸至其肩背部、臀部及大腿，同时用力抬起伤员放于板式担架，约束带固定后，骨盆两侧用沙袋或衣物等固定，防止途中晃动。如有条件也可使用铲式担架。

【注意事项】

1. 昏迷伤者如排除脊柱创伤，应使伤者侧卧或俯卧于担架上，或仰卧位头偏向一侧，以利于呕吐物、呼吸道分泌物排出。

2. 腹部脏器外露伤者仰卧，下肢屈曲，降低腹部张力，以免脏器进一步脱出。

3. 心脏、胸部伤者宜采取半卧位或坐位搬运。

4. 休克伤者应注意抬高下肢增加回心血流量。

（段力耕　万　智）

第四节　经口气管内插管

【目的】

1. 保持患者呼吸道通畅，防止异物进入呼吸道。

2. 及时吸出气管内分泌物。

3. 进行有效的人工或机械通气。

4. 便于应用吸入麻醉药。

【适应证】

1. 呼吸道梗阻或呼吸抑制，如各种全身麻醉中维持人工气道。

2. 因呼吸道保护反射迟钝或消失需要保护气道，如昏迷。

3. 气管内分泌物过多（难以排出）。

4. 呼吸、心搏骤停抢救。

5. 呼吸衰竭时进行机械通气治疗。

【禁忌证】

1. 口腔至声门间明显的解剖异常或创伤，不便于经口气管插管者。

2. 喉水肿。

3. 呼吸、心搏骤停需急救插管时不存在禁忌证。

4. 相对禁忌证：解剖异常、急性喉炎、急性呼吸道感染、出血倾向、颈椎骨折。

【经口气管内插管步骤】

【术前准备】

1. 患者准备

（1）确认患者禁食、禁饮 >8 小时。

（2）气道评估（张口度、头颈动度、甲颏距）。

（3）确认松动的牙齿，义齿应取出。

2. 器械准备

（1）戴手套。

（2）安装镜筒与镜片，检查喉镜灯泡是否亮。

（3）检查气管导管套囊无漏气，并抽气备用。

（4）管芯插入气管导管，无菌方法塑形。

（5）确认吸引器、吸痰管、简易呼吸囊、面罩、牙垫、胶布、听诊器备齐。

3. 插管前给氧与麻醉

（1）患者头下垫薄枕。

（2）面罩给氧去氮 3 分钟。

（3）请患者深呼吸。

（4）静脉麻醉。

（5）患者入睡后开始面罩通气。

（6）仰头，开放气道（拇指与示指形成"C"形和其余手指形成"E"形，图 2-18）。

（7）呼吸囊通气，每次 1 秒钟，8～10 次/分。

（8）2 分钟后插管。

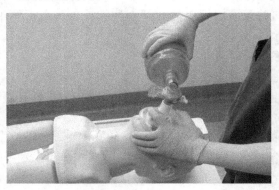

图 2-18 左手拇指与示指形成"C"和其余手指
形成"E"密闭面罩，并向头侧提拉下颌

【操作程序】

1. 左手上抬下颏，右手下压额头，使头部后仰。

2. 右手示指、拇指交错开放门齿，左手持喉镜将镜片从右侧口角插入（图 2-19）。

3. 左手持镜筒将镜片进一步深入，将舌推向左侧。

4. 左手向上、向前提镜筒，暴露声门（切忌以上门齿为支点撬动）。

5. 右手持导管，将导管从右侧口角放入口腔（防止导管套囊接触牙齿损伤）。

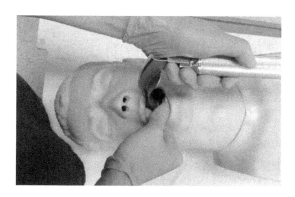

图 2-19　右手示指、拇指交错开放门齿，左手持喉镜将镜片从左侧口角插入

6. 对准声门，插入气管导管，拔出管芯。

7. 确认导管进入气管内（目视导管通过声门或有呼吸末 CO_2 波形出现）。

8. 确认导管插入深度正确（22~24cm）。

9. 套囊充气。

10. 接呼吸囊通气，听诊器检查呼吸音，注意防止导管脱出。

11. 固定前再次确认导管插入深度正确（22~24cm）。

12. 固定导管（牙垫 + 胶布）。

13. 清理垃圾与物质。

【注意事项】

1. 插管前

（1）检查确认气管导管套囊是否漏气；喉镜光源是否正常；通气与吸引设备是否齐备。

（2）患者气道评估；禁饮、禁食时间足够。

2. 插管时

（1）喉镜镜片用力方向为向前、向上，切忌撬动。

（2）导管放入口腔时防止导管套囊接触牙齿，避免套囊划破。

3. 插管后

（1）确认导管位于气管内。

（2）固定前再次确认导管深度。

【并发症及解决方法】

1. 牙齿与软组织损伤 喉镜暴露声门时切忌用上门齿为支点采用"撬"的手法，而是以喉镜镜片的尖端为着力点，向前、向上提镜柄。操作轻柔、规范。

2. 对呛咳、支气管痉挛、心动过速、高血压患者切忌浅麻醉下行气管内插管。

3. 导管位置太深或太浅 导管插入太深可误入一侧支气管内，可因单肺通气导致通气不足。导管插入太浅时，可因患者体位变动而意外脱出，导致严重意外发生。

4. 胃内容物反流误吸 清醒配合的饱胃患者可在表面麻醉下，清醒插管；不能配合者，宜采用快速顺序诱导，并在环状软骨压迫结合头高斜坡位下插管。

（李 崎）

第五节 气管切开术及相关知识

气管切开术是通过切开颈部气管前壁，经切口将适当大小的气管切开导管插入气管，使患者通过导管进行呼吸。

【目的】

1. 解除气道梗阻。

2. 便于呼吸道分泌物排出。

3. 减少呼吸道阻力和无效腔。

4. 避免长期气管插管导致口腔和声门损伤。

5. 在口腔、颌面、颈部手术时保持呼吸道通畅。

【适应证】

1. 各种原因引起的喉、颈部呼吸道阻塞，行气管切开术解除阻塞。引起阻塞的常见原因如下：

（1）喉部或呼吸道异物，取异物条件受限、病情危急时应紧急行气管切开术。

（2）急性喉炎。

（3）白喉。

（4）急性会厌炎。

（5）喉、咽部良、恶性肿瘤。

（6）临近器官病变压迫喉部、气管。

（7）喉部、颈部、鼻咽部、口腔或颌面部外伤直接损伤呼吸道或大量血液、分泌物致呼吸道阻塞。

（8）颅脑创伤或颅内病变所致意识障碍伴呕吐、舌根后坠、抽搐致喉肌痉挛。

（9）先天性疾病如喉蹼。

2. 各种原因引起的喉肌麻痹、呼吸肌麻痹、咳嗽排痰功能明显减弱或消失所致下呼吸道分泌物潴留，气管切开术有利于清除分泌物，如：

（1）颅脑创伤、颅内或周围神经病变。

（2）高位颈部脊髓损伤。

（3）呼吸道烧伤。

（4）重症肌无力。

（5）破伤风。

（6）大型胸、腹部手术后。

3. 颌面部、口腔、颈部手术为保证术中、术后呼吸道通畅，需先行气管切开术。

4. 各种原因行气管插管的患者如估计短期内不能拔管，为避免长期气管插管造成患者极度不适、导管相关感染、导管堵塞、排痰障碍、声门损伤等情况，需行气管切开术。

5. 呼吸功能障碍的患者行气管切开术，可使吸入气体不经口鼻腔、咽、喉部而直接进入肺部，有效减少了呼吸道阻力和无效腔，有利于呼吸功能的改善。

气管切开术的适应证宜宽不宜严，以避免延误时机造成不可逆的缺氧性损伤甚至死亡。上文所述疾病出现 3 度、4 度呼吸困难时均应行气管切开，老年或小儿患者耐受缺氧能力较差，气管切开术的适应证可适当放宽。喉部恶性肿瘤、急性会厌炎等阻塞程度可明显进行性加重的病变应在呼吸困难加重至 3 度之前行气管切开术。

【禁忌证】

1. 凝血功能障碍。

2. 气管切开部位以下呼吸道病变所致呼吸道阻塞。

【术前准备】

1. 充分了解患者病情及患者颈部结构特点、人体颈部结构（图 2-20）。

2. 熟练掌握气管切开术的操作技术、并发症及处理措施。

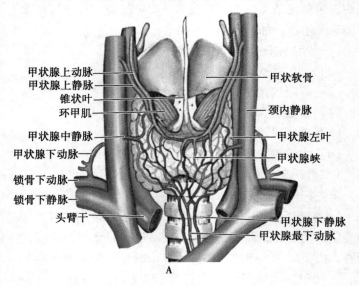

A

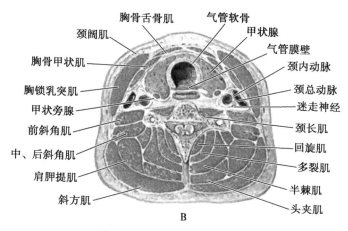

胸骨舌骨肌　气管软骨
颈阔肌　甲状腺
胸骨甲状肌　气管膜壁
胸锁乳突肌　颈内动脉
甲状旁腺　颈总动脉
前斜角肌　迷走神经
中、后斜角肌　颈长肌
肩胛提肌　回旋肌
斜方肌　多裂肌
半棘肌
头夹肌
B

图 2-20　人体颈部结构示意图

3. 与患者及家属充分沟通，解释操作的必要性、操作过程、相关并发症及处理措施，取得患者及家属的理解和配合，签署手术知情同意书。

4. 物品准备

（1）气管切开包：手术刀、组织剪、小止血钳、大止血钳、甲状腺拉钩、切口扩张器、手术镊、缝针、缝线。

（2）适合患者气管粗细的气管切开导管（金属导管或柔软型导管，图 2-21，图 2-22）。

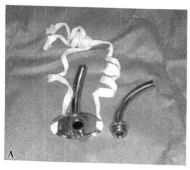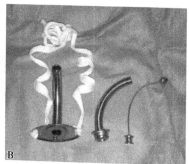

图 2-21　金属导管

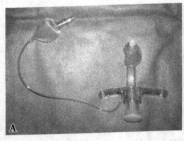
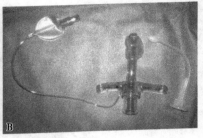

图 2-22 柔软型导管

（3）2%利多卡因1支、碘伏、普通纱布若干、开口纱布1张、5ml空针1支、20ml空针1支。

（4）氧气面罩和氧源。

（5）吸引器、吸痰管、呼吸球囊。

（6）如患者未行气管插管，需准备气管插管相关物品。

【操作程序】

1. 戴帽子、口罩。

2. 摆体位 患者取平卧位，头部保持正中位。如患者无颈椎病变，可于肩背部垫一软枕，使患者颈部稍过伸，充分暴露颈前区域，同时使颈部气管前壁伸长并接近体表（图2-23）。若患者无法平卧时可采取半坐卧位。术者位于患者颈部右侧，助

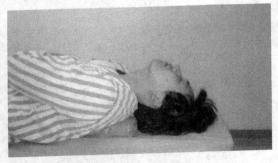

图 2-23 气管切开术患者体位

手位于左侧。

3. 洗手，穿无菌手术衣，戴无菌手套。

4. 颈前区域常规消毒铺巾，上至甲状软骨下缘，下至胸骨上凹行局部浸润麻醉。

5. 暴露气管　通常采用颈部正中纵行切口，自环状软骨下缘至胸骨上凹上方一横指处切开皮肤，亦可于环状软骨下缘至胸骨上凹中点水平行横切口（图2-24）。止血钳钝性逐层分离皮下组织、胸骨舌骨肌及胸骨甲状肌，以甲状腺拉钩于切口两侧牵拉。暴露甲状腺峡部，在其下缘稍加钝性分离并推向上方充分暴露气管。如峡部粗大，必要时也可将峡部钳夹切断并缝扎（图2-25）。在气管前方，存在沿着气管走行的甲状腺最下动脉和甲状腺下静脉，可进行适当游离后将其推向一侧。暴露过程中，两个拉钩用力应均匀，并经常以手指探查环状软骨及气管，确定手术野保持在正中位置。

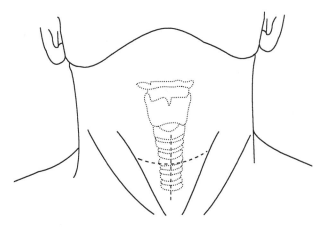

图2-24　切口选择

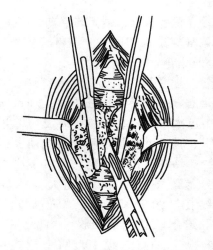

图2-25 切断甲状腺峡部

6. 切开气管　充分暴露自环状软骨至胸骨上凹约一横指范围的气管（图2-26）。选取气管正中线第2至第4气管软骨环位置，纵行切开2个气管软骨环（图2-27）。注意避免在患者咳嗽时切开。切开时首先将手术刀尖插入气管内，勿插入过深，再自内向外挑开气管前壁，以避免伤及气管后壁。切开气管后，常有分泌物溢出，应提前准备好吸引装置，迅速吸尽分泌物以保持术野清晰。

7. 插入导管　以切口扩张器插入气管切口内充分撑开切口，插入气管切开导管（图2-28）。插入导管时患者可出现强烈咳嗽反应。如为金属导管，插入外套管后，立即拔出管芯，再插入内套管。如为柔软型导管，插入导管后拔出管芯即可。如患者气管切开术前已行气管插管术，切开气管后气管内可见气管插管导管，应拔出气管插管导管后再插入气管切开导管。

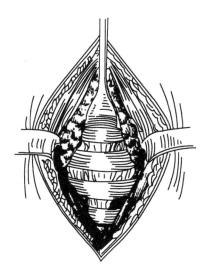

图 2-26 暴露气管

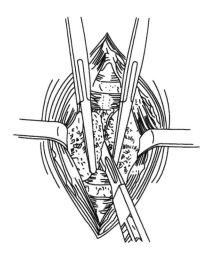

图 2-27 切开气管

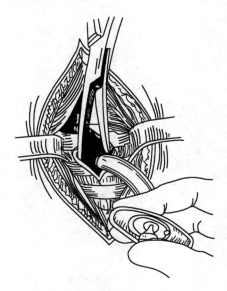

图 2-28 插入导管

8. 确定插管成功 暂不取出切口扩张器及拉钩，用手稳定导管，经导管吸尽呼吸道内分泌物，判断导管位于气管内（判断方法包括观察导管口气雾、经导管人工通气时双肺听诊、测导管呼气末二氧化碳值等）。确定导管位于气管内后，方可取出切口扩张器及拉钩。如需吸氧，于导管口安置氧气管或人工鼻；如需机械通气，于导管口接有创呼吸机。

9. 固定导管 如为带气囊的柔软型导管，向气囊内注入 3～5ml 气体固定导管。切口一般不需缝合，如切口太长可于切口两端各缝合一针，但不能缝合太紧。切口以开口纱覆盖。将导管固定带绕过颈后于颈一侧打死结，固定带松紧适宜。

【并发症及预防、处理】

1. 伤口感染

（1）原因：术中无菌原则执行不严，术后伤口护理不佳。

（2）预防：术中严格执行无菌原则，术后伤口严格消毒更换敷料。

（3）处理：加强换药。必要时拆除缝线，行感染创面的清创引流。

2. 皮下气肿　多发生于颈部，可蔓延到面、胸、腹部甚至会阴部。表现为局部肿胀，触之有捻发感，穿刺软组织可抽出气体。

（1）原因：多由于术中软组织分离过多、气管切口过大及伤口缝合太紧等，吸气时气体经切口进入皮下。也可由气胸或纵隔气肿引起。

（2）预防：适度解剖，减小创伤。气管切开以切开 2 个气管软骨环大小为宜，伤口不能过度缝合。

（3）处理：一般不需特殊处理。严重皮下气肿可行局部皮肤软组织切开减压。伤口缝线太紧可适度拆除，开放部分伤口。

3. 气胸　表现为呼吸困难、患侧胸廓饱满、听诊呼吸音低、叩诊呈鼓音。超声、X 线或 CT 检查可明确诊断。

（1）原因：解剖分离位置过低或偏向一侧，伤及胸膜。

（2）预防：切开范围保持在胸骨上凹上方一横指以上，且保持在颈部正中线位置。

（3）处理：少量气胸无需特别处理，大量气胸或张力性气胸需安置胸腔闭式引流，紧急情况下可先以空针穿刺抽气。

4. 纵隔气肿　可表现为胸闷、胸骨后疼痛、心悸，心浊音界缩小或消失，静脉回流受阻。X 线或 CT 可明确诊断。常合并气胸或皮下气肿。

（1）原因：过度剥离气管前深筋膜，气管切口过大，气体沿缺损深筋膜间隙进入纵隔。

（2）预防：手术时适度解剖分离，减小创伤，气管切开以切开 2 个气管软骨环大小为宜。

（3）处理：少量纵隔气肿无需特殊处理，严重纵隔气肿可于胸骨上凹处行切开减压。合并皮下气肿或气胸者应同时行相应治疗。

5. 出血

(1) 原因：术后短期发生较严重出血可由于术中大血管（多为甲状腺最下动脉或甲状腺下静脉）损伤、止血不充分或凝血功能障碍导致。术后远期出血可由于伤口感染、肉芽组织增生等导致，也可由于气管导管压迫气管前壁及动脉或感染致动脉壁破溃大出血导致。

(2) 预防：严格掌握手术禁忌证。手术入路保持在气管前方，术中钝性分离，注意保护甲状腺最下动脉及甲状腺下静脉，充分止血。导管选择和置管位置适当。

(3) 处理：纠正凝血障碍。术中少量渗血可用纱布压迫止血，如见甲状腺最下动脉或甲状腺下静脉破裂出血应结扎止血。术后少量出血可严密观察或适当压迫止血，大量出血应重新打开伤口止血。

6. 气管食管瘘　表现为进食呛咳，气管内可吸出胃内容物。CT 或支气管镜可诊断。

(1) 原因：气管切开术操作粗暴，损伤气管后壁及食管前壁，或导管大小、位置不适宜，压迫及摩擦气管后壁乃至食管前壁，引起局部穿孔。

(2) 预防：手术刀刺入气管深度以刺破气管前壁为限，切开气管采用反挑方式。插入切口扩张器和导管时动作轻柔。

(3) 处理：微小的气管食管瘘可采取保守治疗，安置鼻饲管同时减小气管导管插入深度。严重的气管食管瘘需手术修补。

7. 气管狭窄导致拔管困难

(1) 原因：气管切口过小，插入导管时将切口边缘气管壁压入管腔内；气管切口位置过高损伤环状软骨致狭窄；气管切口肉芽组织过度生长致狭窄；感染、气管切口过大、导管气囊压力过强或管壁筋膜剥离过多致气管壁软化塌陷。

（2）预防：分离时减少创伤。按照标准切开位置及长度操作。切开气管后可切除部分切缘处软骨环以防止插管时将管壁压入管腔。气囊压力不可过高。防止感染。

（3）处理：可用扩张器反复扩张狭窄处，或行喉气管成形术。

8. 气管导管脱出　气管切开术后短期内气管切口与皮肤软组织之间尚未形成窦道，气管导管脱出可迅速导致窒息。

（1）原因：气管导管插入过短或固定过松；严重皮下气肿、组织水肿或呼吸道烧伤后水肿等情况；吸痰、清洗套管等操作时不慎。

（2）预防：导管插入足够深度，随时检查固定情况；严重皮下气肿及时处理；预计存在脱管风险者，使用加长型气管导管；气管切开术后短期内床旁常备气管切开及气管插管器械物品。

（3）处理：立即重新暴露气管切口插入导管，如暴露困难也可立即行气管插管。

9. 气管导管堵塞

（1）原因：导管内分泌物或结痂堵塞。

（2）处理：加强吸痰，使用药物减少呼吸道炎性物质分泌，及时清洗、更换气管导管。

10. 气管皮肤瘘　拔管后切口长期不愈合，或皮肤长入气管壁形成瘘管。

（1）原因：带管时间长，伤口感染、皮肤烧伤或颈部肿瘤行放疗术等因素导致伤口愈合能力差。

（2）处理：消除感染因素，行创面清创促进肉芽组织生长，蝶形胶布拉拢伤口或行缝合。

【注意事项】

1. 保持室温 22℃ 左右，湿度 50% 以上。

2. 床旁放置气管切开术相关器材物品、气管插管相关器材物品、吸引装置以备出现导管脱出、导管阻塞等紧急情况时使用。

3. 每日行伤口消毒、更换敷料。

4. 随时吸痰 若为金属导管，按分泌物多少不定时取出内套管清洗、煮沸。取出内套管时注意勿将外套管带出。

5. 拔管 患者咳嗽有力，能自行排痰。堵管 24 ~ 48 小时无明显呼吸困难，可拔管。拔管后消毒伤口，油纱覆盖待其自愈或以蝶形胶布拉拢伤口。

（段力耕　万　智）

第六节　开放性伤口的止血包扎技术及相关知识

止血包扎技术是创伤急救的基本技术。创伤后导致的开放性伤口，如持续、大量出血可导致伤者血流动力学不稳定，甚至发展为失血性休克，危及生命。伤口的持续开放易导致伤口感染及伤口内重要组织器官的进一步损伤。

一、止血技术

常用的急救止血方法可分为加压包扎止血法、指压止血法、加垫屈肢止血法、填塞止血法和止血带止血法。严重出血的情况应联合采用多种止血方法增强止血效果。采用各种止血方法的同时，可抬高伤口所在部位以增强止血效果。

【目的】

快速伤口止血以减少循环容量丢失。

（一）加压包扎止血法

【适应证】

浅表组织的小静脉及毛细血管出血。

【操作方法】

先用一张无菌敷料覆盖伤口，用力按压 5～10 分钟待血凝块形成。再在原有敷料上加盖一定厚度的无菌敷料，然后用绷带加压包扎。

【注意事项】

四肢行加压包扎后应检查远端血供是否正常。长时间的加压包扎可能造成伤口局部组织坏死。

（二）指压止血法

【适应证】

头部、颌面部、颈部及四肢的浅表动脉出血。

【操作方法】

用手指压迫伤口近心端的浅表动脉，阻断该动脉供血区域血流从而达到止血的目的。常用的指压止血法如下：

1. 颞浅动脉指压止血法　颞浅动脉的供血区域为同侧头顶部前份、额部及颞部。行此区域皮肤软组织伤口止血时，于伤侧耳屏前方骨性凹陷处扪及颞动脉搏动，将其压向颧骨而阻断动脉供血（2-29）。

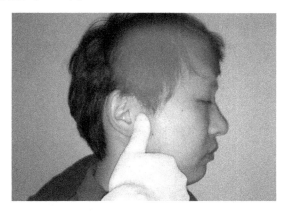

图 2-29　颞浅动脉指压止血法

2. 面动脉指压止血法　面动脉供血区域为同侧颌面部。行此区域皮肤软组织伤口止血时，于咬肌前缘与下颌骨交界处扪及面动脉搏动，将其压向下颌骨而阻断供血（图 2-30）。

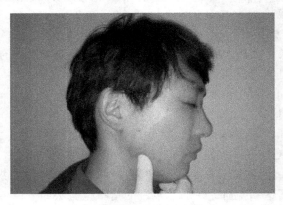

图 2-30　面动脉指压止血法

3. 锁骨下动脉指压止血法　锁骨下动脉供血区域为同侧上肢。行肩部及上臂区域伤口止血时，于胸锁乳突肌外侧缘的锁骨上凹内扪及锁骨下动脉搏动，将其压向后内方的第一肋骨而阻断供血（图 2-31）。

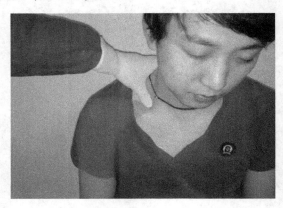

图 2-31　锁骨下动脉指压止血法

4. 肱动脉指压止血法 肱动脉供血区域为同侧前臂、腕部和手部。行前臂区域伤口止血时，于肱二头肌中段内侧缘扪及肱动脉搏动，将其压向后外方的肱骨而阻断供血（图2-32）。

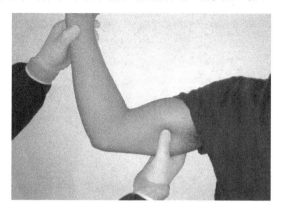

图2-32 肱动脉指压止血法

5. 尺、桡动脉指压止血法 尺、桡动脉供血区域为腕部和手部。行腕、手掌、手背区域伤口止血时，于前臂腕侧近尺、桡骨头处分别扪及尺、桡动脉搏动，将其压向后外方的尺、桡骨而阻断供血（图2-33）。

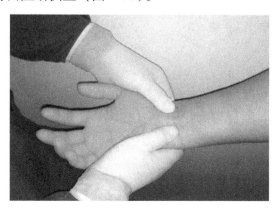

图2-33 尺、桡动脉指压止血法

6. 指动脉指压止血法 指动脉供血区域为该手指。行手指伤口止血时，于伤指近节根部两侧近掌指关节处扪及指动脉搏动，将其压向第一指骨而阻断供血（图2-34）。

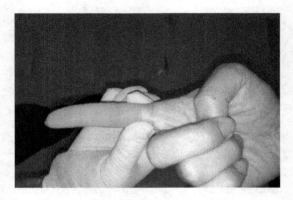

图2-34 指动脉指压止血法

7. 股动脉指压止血法 股动脉供血区域为同侧下肢。行大腿、小腿区域伤口止血时，于腹股沟中点处扪及股动脉搏动，将其压向后方的股骨而阻断供血（图2-35）。

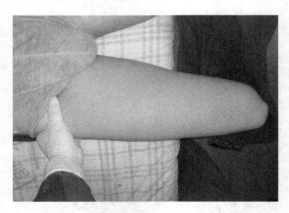

图2-35 股动脉指压止血法

8. 胫前、后动脉指压止血法　胫前、后动脉供血区域为同侧足部。行足部伤口止血时，于足背距骨颈内侧扪及胫前动脉搏动，将其压向下方的距骨而阻断供血，于内踝下后方扪及胫后动脉搏动，将其压向深面跟骨而阻断供血（图2-36，图2-37）。

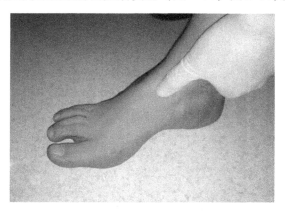

图2-36　胫前动脉指压止血法

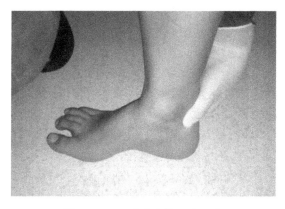

图2-37　胫后动脉指压止血法

【注意事项】

指压止血法是一种紧急情况下临时的徒手止血方法，目的是为其他止血方法争取时间，在指压止血的同时，应采取其他方法达到持续止血的效果。

（三）加垫屈肢止血法

【适应证】

适用于没有骨折和肘、膝关节创伤时的前臂或小腿较严重的动脉性出血。

【操作方法】

于肘窝或腘窝内放纱布块、绷带卷或毛巾作垫，最大程度屈曲关节，用绷带将肢体紧紧地固定于屈曲的位置，压迫肘窝肱动脉或腘窝腘动脉以达到止血目的（图2-38）。

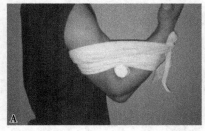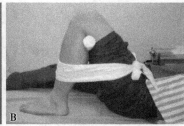

图2-38　加垫屈肢止血法

【注意事项】

长时间压迫可能造成血管、神经损伤。持续加压50分钟左右，应放松3~5分钟。

（四）填塞止血法

【适应证】

适用于具有一定深度伤口的出血，多用于胸、腹、臀部的伤口。颈部伤口因不宜进行按压或加压包扎止血，也适用填塞止血。

【操作方法】

向伤口内填入敷料，直至填压紧密达到止血效果，填塞后可再结合加压包扎以增强止血效果。

【注意事项】

1. 除非情况紧急或条件限制，须使用无菌敷料填塞。

2. 记录填入伤口内敷料的规格和数目。

（五）止血带止血法

【适应证】

四肢严重出血的伤口，当其他止血方法无效或难以采用其他方法止血时可使用止血带止血法。

【操作方法】

1. **布类止血带** 安置止血带前先抬高患肢使血液充分回流。在安置止血带位置垫上敷料。将三角巾折成带状或将条形布带缠绕伤肢数周，打活结；取一根小棒穿在布带圈内，提起小棒拉紧，将小棒依顺时针方向绞紧，将小棒一端插入活结内，最后拉紧活结并与小棒另一端打结固定，完成后在止血带上标记安置时间（图2-39）。

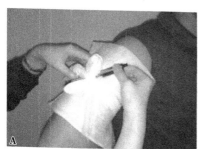
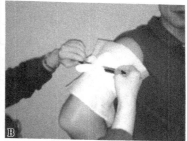
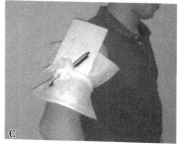

图2-39 布类止血带安置方法

2. 橡皮止血带 安置止血带前先抬高患肢使血液充分回流。在安置止血带位置垫上敷料。左手拇指、示指和中指捏住橡皮带一段，手心向外放在扎止血带的位置，右手持橡皮带中段绕伤肢一周半，然后把橡皮带塞入左手的示指与中指之间，左手的示指与中指夹紧橡皮带向下牵拉，使之成为一个活结，外观呈倒 A 形，完成后在止血带上标记安置时间（图 2-40）。

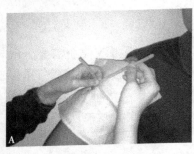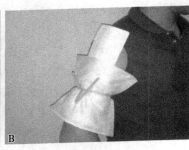

图 2-40 橡皮止血带安置方法

3. 气压止血带 安置止血带前先抬高患肢使血液充分回流。将气囊带套在患肢，手动或电动充气至预定压力，并标明安置时间。电动气压止血带（图 2-41）。

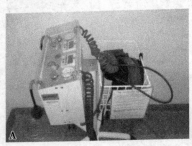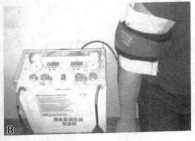

图 2-41 电动气压止血带

【注意事项】

1. 止血带选择 可选择上述布类、橡皮或气压止血带。

不宜采用铁丝、电线等物品。

2. 止血带安置位置

（1）伤口近心端。

（2）不能安置在前臂和小腿，因前臂和小腿动脉走行于两骨之间，难以达到压迫止血效果。

（3）上臂出血应将止血带安置在上臂上 1/3 处，前臂出血应安置在上臂下 1/3 处。不能安置在上臂中 1/3，此处易造成神经损伤。

（4）大腿出血应将止血带安置在伤口近心端接近伤口位置，小腿出血安置在大腿下 1/3 处。

3. 止血带止血的压力及时限　为防止并发症的发生，使用止血带止血时应采用适宜的压力，且不能长时间持续施压。布类和橡皮止血带的压力以能停止伤口动脉性出血为限，上肢使用气压止血带的压力为"收缩压 + 50 ~ 75mmHg"，下肢为"收缩压 + 100 ~ 150mmHg"。可同时结合其他止血方法使得在满足止血要求的条件下减小止血带压力。持续施压的时间上肢不应超过 60 分钟，下肢不应超过 90 分钟，如需继续止血，可松 5 ~ 10 分钟后再重新施压，放松期间采用其他止血方式止血。

（六）鼻出血止血

【操作方法】

1. 压迫出血侧鼻翼数分钟止血。

2. 冰敷出血侧鼻翼止血。

3. 棉球填塞出血侧鼻腔，可在棉球上滴加麻黄碱等收缩血管的药物。

【注意事项】

1. 如出血量大且患者意识不清，应将头偏向一侧，注意防误吸。

2. 如为双侧鼻出血且患者意识不清，应安置口咽通气管，注意气道通畅情况。

二、包扎技术

以包扎材料分为绷带包扎和三角巾包扎两种。

【目的】

1. 妥善包扎伤口以增强止血效果。

2. 降低感染风险，保护伤口内脏器、血管、神经、肌腱等重要组织器官。

3. 对骨折起一定的固定作用。

（一）绷带包扎法

【适应证】

出血较凶猛，面积较小，所处部位较规则的创面。

【操作方法】

1. 环形绷带包扎　适用于四肢、手指、颈部、额部、腹部等部位的较短伤口。将绷带在伤口处肢体作环形重叠缠绕，最后用胶布将带尾固定或将带尾中间剪开分成两头打结固定（图2-42）。

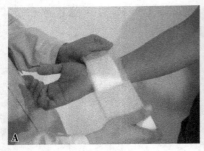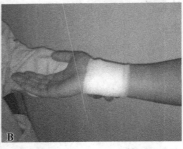

图2-42　环形绷带包扎

2. 螺旋绷带包扎　适用伤口较长，伤处肢体直径基本相同的情况，如大腿、上臂、手指、颈部、腹部的较长伤口。伤口处覆盖敷料后，先在伤口远心端环形缠绕数周，然后稍微倾斜螺旋向近心端缠绕，每一周遮盖上一周的 1/3 ~ 1/2（图 2-43）。

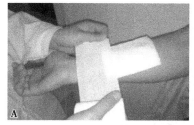
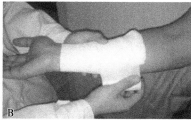
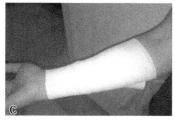

图 2-43 螺旋绷带包扎

3. 螺旋反折绷带包扎 适用伤口较长，伤处肢体直径由细到粗的情况，如小腿、前臂的较长伤口。从伤口远心端以环形包扎开始，用一手拇指压住绷带，另一手将绷带上缘向下反折，绕肢体拉紧，每一周盖过前一周的 1/3 ~ 1/2，反折线呈"人"形排列整齐（图 2-44）。注意反折线不可在伤口或骨性隆起处。

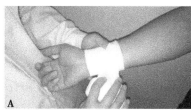
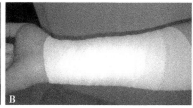

图 2-44 螺旋反折绷带包扎

4. "8"形绷带包扎　适用于四肢关节部位如肩、肘、膝、踝部的伤口包扎。先屈曲关节，从关节的远心端开始，先做环绕形包扎，然后由下而上再由上而下依次做"8"形缠绕，逐渐靠拢关节，最后于近心端环形缠绕结束（图2-45）。

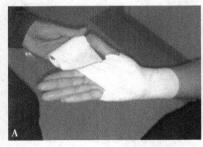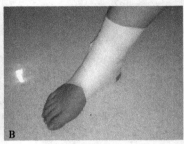

图2-45　"8"字绷带包扎

5. 双绷带回返包扎　适用于头部或四肢残端的包扎。两条绷带连在一起，打结处置于枕部，两条绷带分别经两侧颞部向前于额部中央交叉。第一条绷带折向头顶到枕部，第二条绷带反折压住第一条绷带并经颞部绕回到枕部，再压住第一条绷带。第一条绷带再从枕部经头顶到额部，第二条从枕部绕回到额部，又将第一条压住。如此反复，第一条绷带折向时逐渐偏向对侧颞部，直到呈帽状完成包扎（图2-46）。四肢残端的包扎方法同理。

（二）三角巾包扎法

【适应证】

出血不凶猛，面积较大，所处部位不规则的创面。

【操作方法】

1. 三角巾头部包扎　三角巾底边中点置于额部。顶角经头顶拉到头枕部。两底角在枕部交叉返回额部打结。拉紧顶角，反折塞在枕部交叉处（图2-47）。

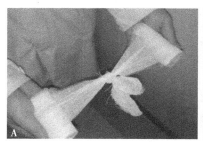
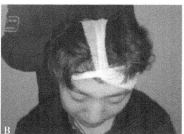
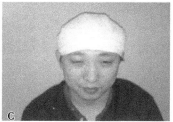

图2-46　双绷带回返包扎

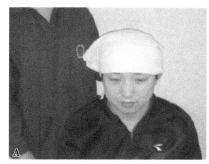
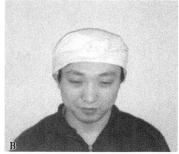

图2-47　三角巾头部帽式包扎

2. 三角巾肩部包扎　将三角巾折成燕尾式，燕尾夹角朝上，置于伤侧肩上，尖端指向颈部。向后的一角稍大并压住向前的角，燕尾底边包绕上肩部打结，然后两燕尾角分别经胸、背拉到对侧腋下打结（图2-48）。

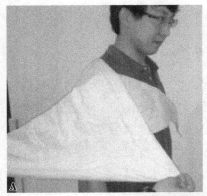
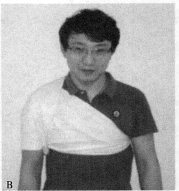
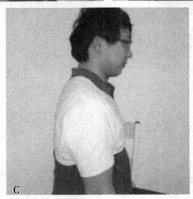

图2-48 三角巾肩部包扎

3. 三角巾胸、背部包扎　三角巾置于胸部，底边向下，底角绕过胸部在背后打结，顶角绕过伤侧肩上，至两底角打结处打结（图2-49）。背部包扎即将三角巾置于背部，包扎方法同理。

4. 三角巾手、足包扎　三角巾置于足底，足跟朝向底边。顶点自足尖反折至胫前，另两角经足背向对侧反折，拉近压住顶角，包绕小腿在胫后打结（图2-50）。手部包扎方法同理。

166

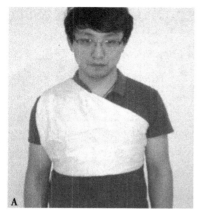
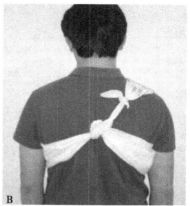

图2-49 三角巾胸部包扎

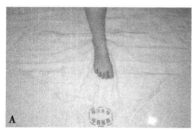
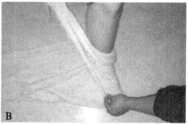
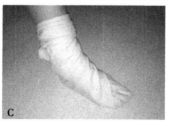

图2-50 三角巾足部包扎

（三）特殊伤口的包扎

【操作方法】

1. 开放性气胸 嘱伤者深呼吸，在吸气末迅速以大于伤口面积的厚实不透气的敷料覆盖伤口，加压包扎，准备后续治疗。

2. 腹部开放性伤口伴腹腔脏器外露　不可将外露脏器还纳入腹腔，应以生理盐水纱布覆盖外露脏器后扣上一清洁容器或以绷带在周围缠绕形成一"围栏"结构，准备手术治疗。

3. 深部组织或胸、腹腔异物刺入　由于存在大血管损伤致大出血的可能，不可立即拔出异物，应以有孔敷料穿过异物覆盖伤口，包扎伤口并固定异物，避免异物脱出或进一步刺入，准备手术治疗。

【注意事项】

1. 包扎前应取出伤口表面异物，充分暴露伤口，如衣服和伤口粘连紧密，可用生理盐水浸润一段时间，待粘连松解后去除。

2. 包扎前应在可能涉及的皮肤转折处（如腋下）和骨性隆起处放置棉垫，防止皮肤过度受压摩擦。

3. 应自远心端向近心端包扎，以便伤口区域静脉回流。

4. 打结时结应在肢体外侧且不能在伤口或骨性隆起的部位。

5. 包扎松紧适宜，应尽量留出肢端以便观察血供情况，如出现肢端发紫、感觉麻木的情况，提示包扎过紧，应适当放松。

（段力耕　万　智）

第七节　心肺复苏及相关知识

心肺复苏是心脏骤停后的一系列基本急救措施，包括即时识别心搏骤停、迅速启动急救反应系统、尽早实施高质量的胸部按压和人工呼吸以及在必要时快速除颤。

【目的】

1. 维持患者心泵功能至自主心跳恢复。

2. 维持患者肺部气体交换至自主呼吸恢复或建立高级气道行机械通气。

3. 终止患者严重的异位、快速性心律失常，使心脏恢复窦房结起搏心律。

【适应证】

心跳、呼吸骤停患者。

【操作方法】

（一）心搏骤停的识别

1. 意识状态检查 轻拍患者双肩，并分别在患者双侧耳边呼叫患者，确认患者有无反应。如无反应，应立即就近呼救，并同时检查呼吸和脉搏。

2. 呼吸状态检查 观察患者有无呼吸或呼吸是否正常（是否为叹气样呼吸）。

3. 脉搏检查 专业人员应检查脉搏。示指和中指自患者甲状软骨位置向左或右侧平移约 2cm 至胸锁乳突肌前缘触摸颈动脉搏动（图 2-51）。检查呼吸和脉搏的时间不超过 10 秒。

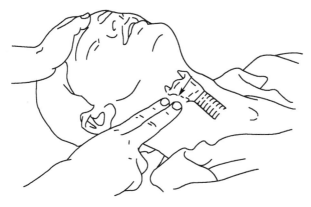

图 2-51 检查颈动脉搏动

（二）启动急救反应系统

1. 院外　拨打急救电话"120"，并寻求周围人群的帮助。

2. 院内　通知其他医护人员和上级医生。

（三）胸部按压

1. 患者体位　患者仰卧于硬质平面上，如患者卧于病床上，应在患者身下垫硬质平板，如病床为充气床垫，应放气。但安置垫板或放气不应延迟胸外心脏按压开始的时间。

2. 成人胸部按压手法及要求　急救人员跪（患者卧于地面）或站（患者卧于病床）于患者一侧，双臂伸直且与患者胸廓平面垂直，双手同向相叠，上方手手指扣紧下方手指间，下方手手指背伸张开，以掌根部接触胸壁。按压部位在患者两乳连线的中点，胸骨中下段。按压过程中掌根部不能完全离开胸壁，以腰背部力量带动上臂进行按压（图2-52）。按压频率为100～120次/分，按压深度为5～6cm。每次按压后要保证胸廓充分回弹再进行下一次按压，按压时间和放松时间比为1:1。

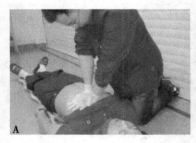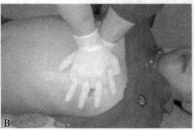

图2-52　胸外心脏按压手法

3. 婴儿（年龄小于1岁）胸部按压手法及要求　采用两拇指环压法，双手指环抱患儿胸廓，两拇指压在胸骨中下段，拇指用力按压胸骨（图2-53）。如无法采用两拇指环压法，也可采用两指法，两手指按压患儿胸骨中下段（图2-54）。按压频率100～120次/分，按压深度达到胸廓前后径的1/3或约4cm，每次按压后要保证胸廓充分回弹再进行下一次按压，按压时间和放松时间比为 1:1。

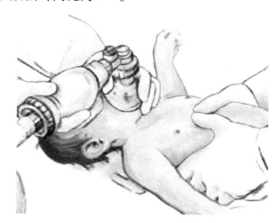

图 2-53　两拇指环压法

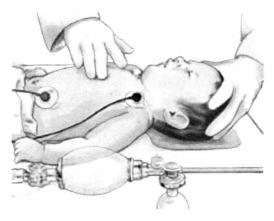

图 2-54　两指法

4. 孕妇胸部按压体位　为减轻子宫对下腔静脉的压迫，增加回心血量，对孕妇行胸外心脏按压时宜在孕妇背后安置固定倾斜的硬质板使孕妇左侧倾斜 27°～30°（图 2-55）。或急救人员向孕妇左侧推移子宫（图 2-56）。孕妇按压的位置应比普通人略偏上。

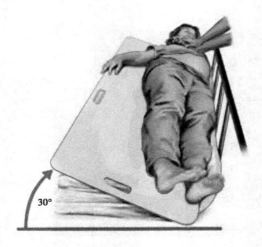

图2-55 左倾体位

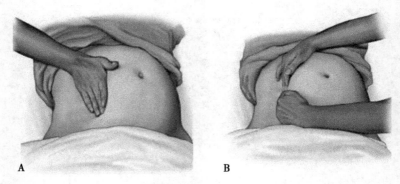

A   B

图2-56 左移子宫手法

5. 腹部压迫式心脏按压 胸外心脏按压放松期间，另一急救人员按压腹部，以增加静脉回流和舒张动脉压。腹部按压位置在剑突和脐之间，按压的手法、深度、频率和胸外心脏按压相同。

6. 开胸心脏按压　适用于胸部贯通伤、心脏创伤患者，或开胸手术中的患者，不建议常规使用。

7. 机械式胸外心脏按压　以机械代替人工进行胸外心脏按压，可避免长时间按压时复苏质量的下降（图2-57，图2-58）。

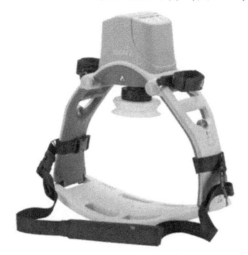

图 2-57　LUCAS

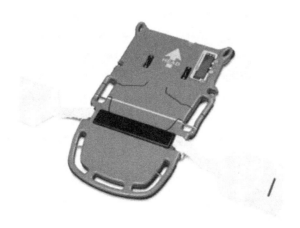

图 2-58　AutoPulse

在机械式胸外心脏按压装置开始按压之前，应先进行人工按压。在安装过程中，应尽量缩短人工按压中断的时间。

（四）开放气道

1. 急救人员位于患者一侧，一手置于患者额部向后方按压，另一手置于患者下颏部向上方抬起，并保持口腔张开，即仰头抬颏法（图2-59）。

2. 开放气道后注意患者口腔内有无异物、分泌物。若有，应迅速清除。

3. 如怀疑患者存在颈椎创伤，则应尝试采用推下颌法开放气道。采用推下颌法时，急救人员位于患者头侧，双手置于患者下颌角处将下颌向上推。但如推下颌法开放气道困难，由于保证心肺复苏质量是挽救生命的关键，应采用仰头抬颏法开放气道。

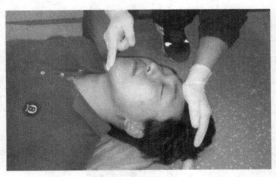

图2-59　仰头抬颏法

（五）人工呼吸

1. 口对口人工呼吸　保持仰头抬颏动作，按压患者额部的手以示指、拇指捏闭患者鼻腔。急救人员的口须完全包住患者口唇，进行吹气（图2-60）。每次吹气至少持续1秒，吹气量以能见到胸廓起伏为限，每次吹气后应松开患者口鼻。

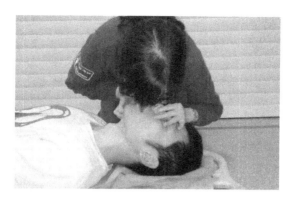

图 2-60　口对口人工呼吸

2. 球囊面罩人工呼吸　如有条件，可采用球囊面罩通气。首先选择合适的面罩以保证充分封闭患者口鼻。单人操作时急救人员应位于患者头侧，一手以"E-C"手法紧扣面罩于患者口鼻部并开放气道，另一手挤压球囊（图 2-61）。双人操作时，一人位于患者头侧，双手以"E-C"手法固定面罩和开放气道，另一人位于患者左侧或右侧，挤压球囊（图 2-62）。每次球囊面罩通气至少持续 1 秒，鼓气量以能见到胸廓起伏为限。

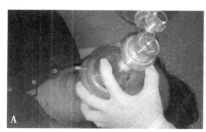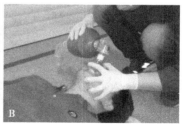

图 2-61　单人球囊面罩人工呼吸

（六）电除颤

1. 自动除颤仪　尽快取得自动除颤仪（automatic defibril-

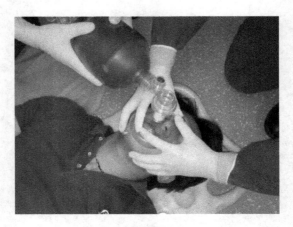

图2-62 双人球囊面罩人工呼吸

lation apparatus，AED；图2-63)，一旦AED到达后尽快使用。操作程序如下：打开机体电源键，即有语音提示；取出电极片，接头插到机体上，电极片贴患者胸壁（图2-64)；脱离患者，等待心律分析；如语音提示需要除颤，按下除颤键，放电后立即恢复胸部按压；如语音提示不需除颤，立即继续胸部按压。

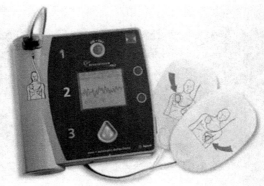

图2-63 AED

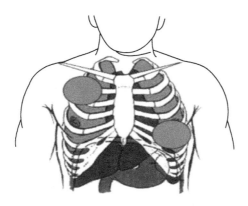

图 2-64　中极片位置

2. 手动除颤　院内复苏时如已安置心电监护仪，可根据监护仪所显示心律情况，需要时立即除颤。

【操作流程】

（一）单人心肺复苏

1. 发现患者突然倒地，观察环境确定安全后，检查患者反应。

2. 如无反应，立即就近呼救。启动急救反应系统。

3. 检查脉搏、呼吸，并在 10 秒内确定有无脉搏、呼吸，如 10 秒内不能确定，按无呼吸、无脉搏处理。如无呼吸而有脉搏，则每 5~6 秒进行一次人工呼吸，每 2 分钟再检查脉搏情况。如无脉搏，立即进行 30 次胸部按压，之后开放气道，行 2 次人工呼吸，并以此开始胸部按压和人工呼吸的 30∶2 的循环。

4. 如附近有可取得的 AED，取得 AED 后立即使用。如附近无可取得的 AED，则持续进行胸外心脏按压＋人工呼吸的循环，等待高级生命支持的救护人员到达。

5. 除颤后应立即再行 5 个循环的 30 次胸部按压＋2 次人工呼吸，再检查心律、脉搏，确定循环是否恢复和是否需要再次除颤，直到支援人员赶来。

（二）多人心肺复苏

1. 发现患者意识不清或突然倒地，观察环境确定安全后，检查患者反应，如无反应，立即就近呼救。

2. 多人分别检查呼吸、脉搏，取得除颤仪，以及启动急救反应系统。

3. 10 秒内确定有无呼吸、脉搏，如 10 秒内不能确定，按无呼吸、无脉搏处理。

4. 如无呼吸而有脉搏，则每 6 秒进行一次人工呼吸，每 2 分钟再检查脉搏情况。

5. 如无脉搏，立即进行 30 次胸外心脏按压，另一急救人员开放气道。

6. 30 次胸部按压后行 2 次人工呼吸，并按 30∶2 进行胸部按压和人工呼吸的循环，每 5 次循环或约 2 分钟后，按压和人工呼吸的人员进行交换。

7. 在以上过程中，一旦 AED 到达或监护仪显示需要除颤的心律，应立即除颤。

8. 除颤之后不应检查除颤是否有效以及循环是否恢复，立即再按照 30∶2 的比例进行胸部按压和人工呼吸的循环，注意无论除颤前进行到按压-人工呼吸循环的哪一步，除颤后都应以胸部按压开始继续心肺复苏。

9. 五个按压-人工呼吸循环后再分析心律是否需除颤、检查循环是否恢复。如自主循环恢复，进入复苏后治疗。如未恢复，继续进行按压-人工呼吸循环。

【注意事项】

1. 胸部按压在心肺复苏中占据最重要地位，确定需要心肺复苏时首先进行胸部按压。按压应有力而快速，每次按压后应让胸廓充分回弹，尽量避免中断按压，中断时间不应超过 10 秒。

2. 进行人工呼吸时应避免过度换气。

3. 如有条件，心肺复苏过程中应积极寻找引起心脏骤停的病因，发现病因立即处理。

4. 建立高级气道后，可持续通气而不受心脏按压影响，通气频率一般为每6秒一次。但不应为建立高级气道而长时间中断心脏按压。

5. 如考虑心脏骤停因哮喘、呼吸道过敏等呼吸道疾病引起的缺氧导致，人工呼吸则应置于比心脏按压更重要的位置，并应尽早建立高级气道。

6. 使用呼气末二氧化碳定量分析判断心肺复苏效果。

（段力耕　万　智）

第八节　电复律/电除颤及相关知识

在严重的快速、异位性心律失常时，用外加的高能量脉冲电流通过心脏，使部分或全部心肌细胞在瞬间除极，造成心脏短暂电活动停止，然后由更高自律性的起搏点（通常为窦房结）重新主导心脏节律的治疗过程称为电复律，而室颤时使全部心肌细胞在瞬间同时除极则称为电除颤。有时也将电复律和电除颤统称为广义的电复律，本节中即统称为电复律。

【目的】

终止严重的快速、异位性心律失常，使心脏恢复窦房结起搏心律。

【适应证】

1. 心室颤动　为电复律的绝对适应证，一旦出现必须立即除颤。选择非同步电复律模式，单向波除颤仪能量选择360J，双向波除颤仪选择150~200J。

2. 心室扑动　为电复律的绝对适应证，一旦出现必须立即除颤。选择非同步电复律模式，单向波除颤仪能量选择360J，双向波除颤仪选择150～200J。

3. 无脉搏的室性心动过速　为电复律的绝对适应证，多为持续多形性室性心动过速。选择非同步电复律模式，单向波除颤仪能量选择360J，双向波除颤仪选择150～200J。

4. 有脉搏的室性心动过速　为电复律的相对适应证，如药物治疗无效或血流动力学有不稳定的趋势时可行电复律。

（1）多形性室性心动过速：选择非同步电复律模式，单向波除颤仪能量选择360J，双向波除颤仪选择150～200J。

（2）单形性室性心动过速：选择同步电复律模式，单向波或双向波除颤仪能量均选择100J。

5. 心房颤动　为电复律的相对适应证。首先应消除病因，如药物治疗不能改善且存在以下情况可考虑行电复律：

（1）患者症状明显；

（2）心室率明显增快；

（3）血流动力学不稳定；

（4）伴有房室旁路前传。

选择同步电复律模式。单向波除颤仪能量选择200J，双向波除颤仪选择100～200J。

6. 心房扑动　为电复律的相对适应证。适用条件同心房颤动。选择同步电复律模式。单向波或双向波除颤仪能量均选择50～100J。

7. 阵发性室上性心动过速　为电复律的相对适应证，一般不需电复律。如已去除病因、药物治疗无效、心动过速持续时间长且出现血流动力学不稳定时可考虑电复律。选择同步电复律模式，单向波或双向波除颤仪能量均选择50～100J。

【禁忌证】

1. 洋地黄中毒所致心律失常。

2. 低钾血症。

3. 长期慢性房颤，心室率无明显增快。

4. 非阵发性交界性心动过速。

5. 高度房室传导阻滞。

6. 病态窦房结综合征。

7. 已使用大量抑制性抗心律失常药物。

8. 心脏明显扩大，心力衰竭未纠正。

9. 风湿性心脏病病情活跃，或行瓣膜置换术后 3 个月内。

10. 近期有血栓栓塞病史，或明确存在心房血栓形成。

11. 严重心肌病变，短期内发生过心肌梗死。

如患者出现心室颤动、心室扑动、无脉搏的室性心动过速时应立即电复律而不受上述禁忌证限制。

【准备】

（1）排除电复律禁忌证情况。

（2）沟通：向患者及患者家属解释行电复律的必要性、操作过程及相关并发症，取得其理解和配合，签署同意书。如为心室颤动、心室扑动、无脉搏的室性心动过速等需立即除颤的紧急情况，可操作之后再行沟通。

（3）麻醉：可使用地西泮等麻醉药物，如深昏迷或心室颤动、心室扑动、无脉搏的室性心动过速的患者不需麻醉。

（4）电复律前行预防性抗凝治疗。如为心室颤动、心室扑动、无脉搏的室性心动过速等紧急情况，则直接除颤。

（5）准备除颤仪及电极板

1）除颤仪（图 2-65）

2）电极板大小选择（长度）：成人 10～13cm，儿童 8cm，婴儿 4～5cm。

【操作流程】

1. 手动除颤仪操作流程

（1）如非必须立即除颤的紧急情况，先准备好监护设备、

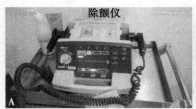
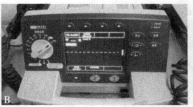

图2-65 手动双向波除颤仪

吸氧设备、气管插管等复苏急救设备、急救药品、临时起搏器等。

（2）如电极板拟采用标准位置安置，则患者处于仰卧位，清除患者身上除监护仪导联片之外的导电物品，并使患者身体不接触导电物体，监护仪导联片避开电极板位置。

（3）充分暴露患者胸部皮肤，酒精棉球行电极板安置位置皮肤脱脂后用干纱布擦干。

（4）除颤仪默认的模式多为非同步电复律。如需同步电复律，可于除颤仪上按键选择，显示屏显示"SYNC"提示已选择同步电复律。

（5）于除颤仪上按键或旋钮选择电复律能量。

（6）将导电糊足量均匀涂抹在电极板上，根据电极板手柄上的标识（心尖部/APEX 或心底部/STERNUM）将两块电极板分别紧压在患者胸壁相应位置。标准位置为一电极板放置于右锁骨下缘（心底部），另一电极放置于心尖体表投影位置（心尖部）（图2-66）。也可采用前后位置：一个电极放置在心前区，另一个电极放置于背部左肩胛下区域。注意两电极板之间胸壁避免黏附导电糊。

（7）操作人员使用电极板手柄上的充电按键或其他人员使用除颤仪上的充电按键进行充电，充电过程中可听到除颤仪发出蜂鸣音，充电完成后显示屏会出现文字或放电按键闪烁等提示。

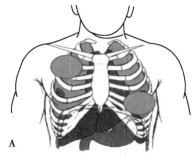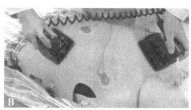

图 2-66　电极板标准位置图

（8）除操作人员外，其他人员远离患者，操作人员使用电极板手柄上的放电按键或其他人员使用除颤仪上的放电按键进行放电。

（9）放电完成移开电极板，清洁电极板上导电糊。

2. 自动除颤仪操作流程

（1）打开机体电源键（多为绿色）。

（2）根据语音提示，取出电极片，接头插到机体上，电极片贴患者胸壁相应部位。

（3）脱离患者，等待心律分析。

（4）如语音提示需要除颤，按下除颤键（多为橙色）。

【并发症】

1. 诱发各种心律失常　常可自行恢复。

（1）快速型心律失常：心室颤动、室性心动过速、频发室性早搏或房颤等。可因同步电复律时同步不良、心肌病变、低血钾、酸中毒、洋地黄过量或放电量不足等引起。应立即再行除颤，室性早搏可静脉注射胺碘酮或利多卡因，房颤可静脉注射胺碘酮。并积极纠正诱发病因。

（2）缓慢型心律失常：窦性心动过缓、窦房或房室传导阻滞等。多与迷走神经受刺激，电复律前抑制性抗心律失常药的应用、潜在的窦房结功能障碍或房室传导障碍等有关。可予阿托品、肾上腺素、异丙肾上腺素或起搏治疗。

2. 急性肺水肿 多于电复律后 1～3 小时发生，按急性肺水肿处理原则给予高浓度吸氧、舒张支气管、减少回心血量、降低心脏前后负荷、强心药物等治疗措施。

3. 血栓栓塞 如非紧急除颤或存在凝血功能异常，电复律前应给予预防性抗凝药物。

4. 心肌损伤 多由放电能量大或多次电复律引起。

5. 皮肤灼伤 多与电极板按压不紧、导电糊涂抹不均匀或太少、放电能量高有关。

【注意事项】

1. 电复律后的处理

(1) 如患者处于心搏骤停后的心肺复苏过程中，除颤后立即继续行胸外心脏按压（和人工呼吸）2 分钟或 5 个循环后再评估除颤效果并确定是否再次除颤（详见第七节有关内容）。

(2) 如为其他情况，电复律完成即观察心电波形评估电复律效果，如未成功可再次电复律。

(3) 重复电复律时能量应至少等于或高于前次电复律的能量。

(4) 严密观察、处理出现的并发症。

2. 心脏起搏器植入术后患者的电复律

(1) 采用有效而尽可能低的能量进行电复律。

(2) 电极板距起搏器至少 10cm。

(3) 宜采用前后位放置电极板。

(4) 电复律完成后应立即检测起搏器工作情况。

3. 孕妇的电复律

(1) 有导致胎儿死亡的风险。

(2) 电复律前后应进行胎心的检测。

（3）电复律前抗凝治疗禁用华法林，可使用肝素。

（段力耕　万　智）

第九节　桡动脉穿刺

【目的】

1. 获取动脉血标本，用于动脉血气分析。

2. 通过动脉穿刺、置管进行有创动脉血压监测。

【适应证】

1. 各种原因的呼吸功能障碍。

2. 酸碱平衡紊乱。

3. 需监测有创血压。

【禁忌证】

穿刺部位有感染为绝对禁忌证。有明显出血倾向者为相对禁忌证。

【操作前准备】

1. 操作者准备戴口罩、帽子，用消毒洗手液洗手。

2. 用物准备玻璃注射器（或动脉血气针）、肝素、2%碘酊和75%乙醇（或0.5%碘伏）、小垫枕、消毒棉签、无菌橡皮塞、局麻药、注射器、纱布、胶布。

3. 患者准备

（1）Allen试验（同时按压患者桡动脉与尺动脉，患者握拳、放开数次至手掌苍白，松开尺动脉，手掌回复红润时间＜10秒）。

（2）手腕背侧放纱布卷，胶布固定（图2-67）。

【操作程序】

1. 局部消毒范围足够（据穿刺点近、远端各5cm）。

2. 无菌方法打开洞巾包。

3. 无菌方法放入局麻药、注射器、纱布、敷贴等。

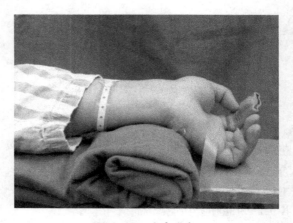

图 2-67 患者准备

4. 无菌方法戴手套。

5. 铺巾一次到位。

6. 无菌肝素水冲洗注射器。

7. 局麻前提示患者。

8. 执针局麻。

9. 左手示指、中指在桡侧腕关节上固定动脉。

10. 右手持针刺入。

11. 采血 1ml 成功。

12. 胶塞封闭针尖。

13. 拔针按压 5 分钟。

14. 胶布妥善固定（不能"O"形缠绕胶布）。

15. 将锐器放入锐器盒。

16. 清理垃圾，物资归位。

【注意事项】

1. 穿刺应轻柔。穿刺不成功时，应重新触摸并确定穿刺部位后方可再次穿刺。切勿粗暴地反复穿刺，以免造成动脉壁损伤和出血。

2. 宜使用玻璃注射器或专用血气针。塑料注射器需肝素水冲洗，并排尽肝素水。

3. 动脉痉挛穿刺过程中出现动脉痉挛时可造成穿刺及采血困难。应热敷待痉挛缓解后再行穿刺。

【并发症及解决方法】

1. 穿刺部位出血、皮下淤血或血肿。穿刺后，充分按压，部分凝血功能差的患者应按压更长的时间，确定无出血后方可终止按压。皮下出血或血肿在 24 小时后可进行热敷。

2. 手掌缺血可发生于 Allen 试验阴性的患者。但仍然建议穿刺前常规行 Allen 试验。

3. 感染主要原因为消毒不严格。严格消毒可以避免。

（李　崎）

第十节　中心静脉穿刺置管

【目的】

通过中心静脉建立输液通路、血流动力学监测通路或介入治疗通路。

【适应证】

1. 血流动力学监测（中心静脉压、心输出量等）。

2. 大量或快速输液。

3. 外周静脉通路不易建立或不能满足需要。

4. 长期或特殊用药（营养治疗、化学治疗、长期给予抗生素，或注射刺激、腐蚀性的药物时）。

5. 经中心静脉导管安置心脏临时起搏器。

6. 短期血液透析通路。

7. 空气栓塞时，置入中心静脉导管用于吸出心腔内气体。

【禁忌证】

1. 穿刺部位感染。

2. 颈部解剖异常（如放疗后、颈部手术后）。

3. 凝血功能障碍是相对禁忌证。

【颈内静脉穿刺置管】

以经右侧颈内静脉中路穿刺置管为例：

穿刺点：环状软骨平面（虚线）与右侧颈内动脉搏动处（左手示指按住颈内动脉搏动处）外侧 1cm 的交点，图 2-68。

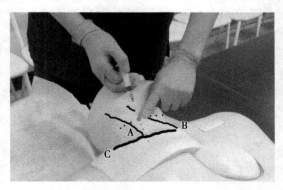

图 2-68　穿刺点定位：环状软骨平面（黑色虚线）与右侧颈内动脉搏动处（左手示指按住颈内动脉搏动处）外侧 1cm 的交点（红色粗点）。黑色实线：A、B 分别为右侧胸锁乳突肌外、内侧缘；C 为右侧锁骨

【操作准备】

1. 器械准备无菌打开中心静脉穿刺包；确认套件物品齐备；无菌倒入消毒溶液和肝素盐水备用。

2. 患者准备

（1）向患者及家属解释过程与风险，签署知情同意书。

（2）患者平卧，肩下垫薄枕，头略偏向左侧（小于 30°）。

（3）操作床置于头低脚高位（头低 15°~20°）。

【操作程序】

1. 双手消毒，戴无菌手套。

2. 消毒（范围：上界为右侧下颌骨、下界平齐乳头连线、右界为患者右侧肩及腋前线，左界为左锁骨中线），铺巾。

3. 若患者清醒，则需要逐层局部浸润麻醉。

4. 试穿22G 5ml穿刺针沿穿刺点进针，进针角度30°～40°，进针方向指向右侧乳头，注射器略带负压进针。若回吸有血液，提示针尖已进入静脉，穿刺成功，确认方向、角度和进针深度，然后拔出试穿针，也可将针留在原位置。

5. 穿刺针穿刺沿试穿针的角度、方向及深度用18G穿刺针进行穿刺，边进针边回抽血。血液回抽和注入十分通畅时，提示针尖已进入血管。

6. 置入J形钢丝。

7. 皮肤扩张尖刀片破皮后，使用扩张器扩张皮下。

8. 置入导管，退出钢丝导管套在导引钢丝外，左手拿导引钢丝尾端，右手将导管置入，导管进入颈内静脉后，边退钢丝，边推进导管，成人置管深度为12cm。

9. 确认导管位于静脉暗红色血液沿导管缓慢流出。

10. 肝素盐水冲洗导管，并盖上肝素帽。

11. 固定导管。

12. 清洁伤口，敷贴保护。

13. 清理垃圾与物资。

【注意事项】

1. 患者准备

（1）患者头部偏向左侧的角度不宜过大（小于30°），过大时颈内静脉与颈内动脉重叠的比例加大，增大穿刺针贯穿静脉后损伤动脉的概率。

（2）患者取头低脚高位可扩大颈内静脉直径（增加上半身静脉回流阻力），有助于穿刺。

2. 穿刺置管时

（1）消毒：范围涵盖左、右侧锁骨下静脉穿刺的范围，如改行左、右侧锁骨下静脉穿刺时可以不用消毒。

（2）穿刺见血：由于静脉壁薄、软，22G 的试穿针尖端较锐利，进针阻力小，通常可以在进针过程中回抽到血；而18G 穿刺针针尖相对较钝，通常进针时易压闭并贯穿静脉不易抽到血；而回退穿刺针时解除了对静脉的压迫令静脉管腔充盈，针尖重新退回到静脉内，所以退针时更容易抽到血。因此试穿时要注意试穿针抽到血时的进针深度，使用 18G 穿刺针在该深度时回抽无血时不要盲目继续深入，而是边退针边抽血，避免损伤深部结构。

（3）固定穿刺针：穿刺、置入钢丝或监测血管内压力时都需要手法固定注射器。技巧：左手手指紧握注射器，同时左手背或指背靠着患者颈部作为支撑（图 2-69）。避免左手悬空不稳定，穿刺针针尖极易退出血管，导致再次穿刺，增加风险。

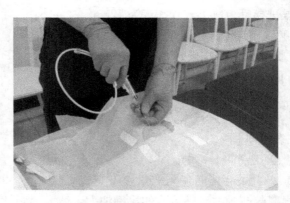

图 2-69　操作中稳定穿刺针的技巧：左手手指紧握注射器，同时左手背或指背靠着患者颈部作为支撑。图中显示置入钢丝时左手稳定穿刺针的手法

（4）置入钢丝：应注意钢丝置入深度，钢丝置入血管

10cm 即可。太深会因钢丝刺激心脏导致心律失常。

（5）确定导管位于静脉内：如接充满盐水的静脉延长管，高举延长管尾端，盐水会流入静脉，且液面随患者的呼吸上下波动。如为动脉，通常高举延长管时仍有高压血流喷出，延长管内液柱高度与动脉血压相当。

【并发症及解决方法】

1. 气胸　建议穿刺前常规听诊双肺呼吸音，有助于出现异常后对比判断。必要时查胸部 X 线确认。出现严重气胸后应及早作胸腔闭式引流。

2. 心包压塞　多数是由于心脏穿孔而引起，一旦发生后果十分严重。心脏穿孔与导管插入过深有关。留置中心静脉导管的患者出现发绀、胸骨后和上腹部疼痛、面颈部静脉怒张、恶心、烦躁不安和呼吸困难，同时伴有低血压、脉压变窄、奇脉、心动过速、心音低而遥远，应考虑有心脏压塞的可能。如遇上述紧急情况应：

（1）立即停止经中心静脉输注。

（2）降低输液容器的高度低于患者的心脏水平，利用重力作用尽量吸出心包腔或纵隔内的血液或液体，然后慢慢地拔出导管。

（3）病情不能得到改善，应行心包穿刺减压。

（4）严密观察患者，防止心包积血加重。

3. 血胸、液胸　穿刺过程中将静脉甚或动脉壁撕裂或穿破，同时又将胸膜刺破，血液经破口流入胸腔，则形成血胸。处理方法是立即拔退导管并作胸腔闭式引流。

4. 空气栓塞　预防方法包括患者取头低位穿刺、时刻注意封闭穿刺针或套管（尤其在患者清醒状态下）。如头低位有困难时，避免患者在深吸气状态下开放穿刺针或套管。

5. 血肿 误伤动脉，经压迫可不引起明显血肿。

6. 感染 预防感染，导管留置期间无菌护理很重要。必要时拔出中心静脉导管并作细菌培养。

（李 崎）

第三章

眼　科

第一节　眼科常见症状的处理
技术及相关知识

一、视功能障碍

眼科疾病最重要的症状是视功能障碍。根据病变侵犯视觉器官不同的部位，视功能障碍表现有所不同。最常见的原因是眼球疾病和屈光不正。

（一）视力下降

1. 视力突然下降

（1）单眼视力突然下降：应首先检查眼前节。可能的原因包括角膜炎、急性虹膜炎、急性闭角型青光眼等。如眼前节检查正常，要考虑眼底方便的问题，可能为玻璃体积血、视网膜动脉或静脉栓塞、视神经炎。

（2）双眼视力突然下降：可能由于视神经炎或药物中毒等引起。双眼突然失明并不多见。有时常是一眼先有视力低下，当另一眼突然失明时才发现两眼均不正常。

如视力下降为间断性、一过性轻度模糊以至黑矇，持续数秒至数分钟，应考虑视网膜动脉痉挛，颈内动脉或主动脉弓异常。

2. 视力逐渐下降 远视力逐渐下降而近视力正常多为近视，远视力正常而近视力不正常者可能为失代偿的远视或老视，可通过验光来确定。远、近视同时逐渐下降一般由眼部疾病引起，常见于葡萄膜炎、慢性闭角性青光眼、玻璃体混浊、视网膜脱离、黄斑变性等引起，一般多单眼发病，双眼发病可有先后程度不同。

（二）视野缺损

1. 单眼或双眼 脉络膜疾病、视网膜疾病、视神经疾病、青光眼可表现为视野缺损。双眼视野缺损同时发生表明视交叉或视路有病变，如颅内血管疾患或占位性病变等。双眼受累患者早期常不自觉。

2. 中心或周边 中心视野30°以内范围的病变易被发现。周边视野缺损达一定程度才会被察觉，如青光眼及视网膜色素变性，晚期严重者可出现管形视野。周边部视野可分为鼻侧、颞侧、上方或下方视野缺损。视网膜中央动脉或静脉的分支栓塞可表现为某个象限或上或下方的视野缺损。

3. 暗点和偏盲

（1）视野暗点是指局限性视野缺损而周围正常，多累及单眼，可在中心亦可在周围。其范围和程度依病变的严重与否而异。可见于黄斑变性、视神经炎等。

（2）偏盲是指视野的某一个部分缺损。如累及双眼，有同侧偏盲、双颞侧或双鼻侧偏盲，有1/4侧偏盲，还有双盲性暗点。多系两眼对称。偏盲表示视交叉或视路的病变，可由颅内血管疾患、占位性病变或颅脑外伤所致。

（三）色觉异常

1. 色盲或色弱是指眼辨别颜色的能力出现了异常。大部分是遗传疾病。先天性色盲为性连锁遗传，男多于女，患者常主觉辨色无困难，而在检查时发现。

2. 色视口指视物变色。服驱虫药如山道年，视物发黄色。

（四）夜盲

夜盲发生于视网膜色素变性、视神经病变及青光眼及维生素 A 缺乏，也可见于全视网膜光凝后。当患有影响视力的眼病而兼有夜盲时，患者常只注意视力低下而忽视夜盲的症状。

（五）视物变形

表现为所看到的物体发生形态的扭曲、变大或变小。

1. 小视症是指所看见的物体比实物小。见于黄斑部的病变、视网膜中央区水肿、肿瘤。

2. 大视症是指所看见的物体比实物大，与小视症原因相似。当锥体因病变被挤在一起时，表现为大视症。

3. 视物扭曲是视网膜脱离的症状之一。此外眼底肿瘤与黄斑部水肿也可能出现视物扭曲。无晶体眼配戴高度凸透镜片、高度散光配戴柱镜也有严重视物扭曲现象，从而使配戴者不能适应。

（六）复视

1. 单眼复视很少见，多数是由于角膜或晶体混浊、水肿而产生的双折射，以致物体在视网膜形成两个不同的像。

2. 双眼复视为眼外肌、支配眼外肌的神经或神经核麻痹的主要症状。集合异常或分开异常、失代偿的隐斜也可出现复视。眼球突出或眼眶占位性病变导致眼球位移也可出现复视。

二、疼痛及其他不适

（一）眼痛

严重的眼痛可见于急性虹膜睫状体炎、急性闭角性青光眼急性发作和带状疱疹引起的结膜角膜炎。球后视神经炎可在眼球转动时感到眼球后疼痛。屈光不正、调节或双眼视功能异常出现视疲劳时可有轻度眼胀痛。

（二）视疲劳

患者在用眼后出现眼部不适，如酸胀、干涩，视物不能持久，往往与屈光不正、调节异常或双眼视异常有关。

（三）头痛

因用眼引起的头痛常伴有眼眶痛。屈光不正或戴镜不合适可引起轻度头痛。急性闭角型青光眼急性发作可有剧烈偏头痛超过眼痛，并可伴有恶心、呕吐等症状。

（四）其他

1. 异物感 角膜上皮缺损、角膜异物、结膜炎或角膜炎时，常表现为上睑内有异物。而且不论异物位于何处，患者都常认为异物是在上睑结膜的外侧。

2. 烧灼及干涩 在轻型非特殊型的眼睑、结膜疾病以及屈光不正，视力疲劳都常有这种烧灼感。奇痒提示春季结膜炎。

3. 畏光 严重的畏光常见于角膜炎、急性虹膜睫状体炎和急性闭角性青光眼的急性发作。轻度的畏光可见于未矫正的屈光不正、调节功能异常，阳光下单眼畏光可见于间歇性外斜视。

三、眼部分泌物或分泌异常

（一）异常分泌物

有时可以根据分泌物的性质来诊断眼病。黏液性或脓性分泌物见于急性细菌感染引起的结膜炎和角膜炎。水样分泌物提示病毒性结膜炎。淋病双球菌感染引起的结膜炎，可出现脓性分泌物。黏丝状分泌物常由过敏性结膜炎所致，如合并内外眦部糜烂则是由 Morax- Axenfeld 杆菌引起的眦部睑缘炎。

（二）流泪、泪溢和干眼

1. 流泪 是泪腺反应性分泌增多以致眼泪直接经眼睑流到眼外，见于内翻倒睫、结膜炎、结膜角膜异物、角膜炎、虹膜睫状体炎和各种眼球外伤。先天性青光眼的患儿，因角膜水肿也可表现为双眼流泪现象。

2. 泪溢 是泪道堵塞或狭窄导致泪液引流不畅以致泪液流到眼外。婴儿鼻泪道未通、老年人下睑松弛导致鼻泪管的虹吸作用减退、泪点外翻、眼睑外翻都可引起泪溢。

3. 干眼症　由于泪液分泌过少所致，见于结膜过多的瘢痕形成如眼烧伤、化学伤、沙眼等。泪液蒸发增加或泪液质量异常也可发生干眼。

四、其他异常

其他的异常体征还包括：

（一）红眼

作为患者主诉的"红眼"见于：结膜下出血、结膜充血、睫状充血。可以通过相应的检查区分开来。

（二）肿物

眼睑、结膜、角膜，甚至虹膜的新生物可直接观察到，成为患者前来就诊的原因。

（三）白瞳征

瞳孔区变白或变黄称为白瞳征，常见于婴幼儿，并为家长或监护人所发现。可见于先天性白内障、永存增生性原始玻璃体、Coats 病、视网膜母细胞瘤等。

（四）其他

眼睑位置的异常（上睑下垂、上睑挛缩）、斜视、眼球位置异常（突眼或眼球凹陷）。

（马　可　刘陇黔）

第二节　眼科疾病常见体征的检查法及相关知识

一、眼　　睑

【目的】

判断眼睑外观、形态、位置以及功能有无异常。常见体征包括：上睑下垂、眼睑肿胀或包块、眼睑皮肤颜色异常、眼睑缺损、眼睑内翻/睑外翻、眼睑闭合不全等。

【适应证】

1. 就诊的眼病患者。

2. 健康体检者。

【禁忌证】

无。

【操作前准备】

1. 足够的照明。

2. 患者准备　了解检查的目的、方法及注意事项，并知晓可能的不适感。

【操作步骤】

1. 自然光或人工照明光下进行。

2. 可在肉眼下进行检查。必要时应用放大镜或裂隙灯显微镜进行检查。

3. 一般按照先右后左的顺序进行检查。

4. 注意双侧是否对称，睁眼和闭眼是否自如。

5. 注意眼睑皮肤有无充血、水肿、压痛，有无皮疹、溃疡、瘢痕、肿物以及皮下结节、皮下出血、皮下气肿等情况。

6. 注意眼睑位置、形态、睑裂大小，有无上睑下垂、缺损或眼睑闭合不全。

7. 注意睑缘有无内翻、外翻、充血、肥厚及炎症等。

8. 注意睫毛有无乱生、倒睫、秃睫或睫毛脱色，睫毛根部皮肤有无充血、溃疡和脓痂。

9. 若有提上睑肌功能异常，应测定提上睑肌肌力。

【注意事项】

1. 若遇感染性眼病，应先查健眼，后查患眼，以免发生交叉感染。

2. 若有眼球严重外伤、角膜穿孔或即将穿孔时，翻转眼睑时要格外小心，以免造成眼内容物脱出。

二、泪　器

【目的】

判断泪腺及泪囊区有无形态异常，患者有无流泪、溢泪等表现。常见体征包括：泪腺肿大、泪囊区红肿、泪囊区肿物等。

【适应证】

1. 流泪、溢泪的患者。

2. 眼干的患者。

3. 怀疑有泪器炎症或肿瘤的患者。

4. 怀疑有泪器损伤的眼外伤患者。

【禁忌证】

在泪囊和泪道的急性炎症期间禁止冲洗泪道。

【操作前准备】

1. 照明。

2. 表面麻醉眼液、荧光素染色试纸、泪液分泌试验试纸、冲洗针头、注射器、棉签等。

3. 患者准备　了解检查的目的、方法及注意事项，告知可能的不适感。

【操作步骤】

（一）泪腺检查

1. 泪腺的一般检查

（1）触摸颞上方眶缘，确定有无肿物。如有，应判断其质地、界限、活动度、有无结节等。

（2）患眼向鼻下方注视，翻转上睑，以拇指将外眦部向外上方牵引，并轻轻地将眼球向外上方推动，可将脱垂的泪腺或由于炎症或肿物引起肿胀的睑部泪腺暴露在外眦部上穹隆部结膜下，以便检查。

（3）泪腺有炎症时可有压痛。

2. 泪液分泌试验　详见第四节。

3. 泪膜破裂时间　详见第四节。

（二）泪道检查

1. 泪道的一般检查

（1）检查泪小点。应用放大镜或裂隙灯显微镜进行检查，注意泪小点有无外翻、狭窄、闭塞。

（2）泪囊区有无红肿、压痛或瘘管。

（3）挤压泪囊部有无分泌物自泪小点流出。

2. 泪道冲洗试验　详见第四节。

三、结 膜

【目的】

诊断及鉴别诊断与结膜有关的常见体征，包括：结膜充血、睫状充血、混合充血、结膜下出血、结膜色素、结膜隆起的斑块、睑结膜乳头及滤泡、结膜假膜/真膜、睑球粘连等。

【适应证】

1. 怀疑患有结膜疾病。

2. 眼部外伤者。

3. 健康体检者。

【禁忌证】

无。

【操作前准备】

1. 照明　裂隙灯显微镜。

2. 患者的准备　了解检查的目的、方法及注意事项。

【操作步骤】

1. 上睑结膜暴露法

（1）单手翻转法：嘱受检者向下注视，检查者用拇指和示指轻轻挟提上睑皮肤，在示指向下轻压睑板上缘的同时，拇指向上方捻转，即可暴露上睑结膜。

（2）双手翻转法：用一手挟提上睑皮肤向上翻卷的同时，用另一手示指或棉签轻轻向下推压睑板上缘，即可将上睑翻转暴露上睑结膜。

2. 上穹隆结膜暴露法　用拇指将已翻转的上睑向上、向后固定于眶上缘，同时让受检者向下注视即可暴露上穹隆部结膜。

3. 下睑翻转法　以拇指向下牵拉下睑中部，嘱受检者向上注视，即可充分暴露下睑结膜和下穹隆结膜。

4. 球结膜暴露法　用拇指和示指把上、下睑分开，然后嘱患者向各个方向注视，可暴露球结膜部分。

5. 检查内容　检查睑结膜及穹隆结膜时，应观察其颜色、透明度、光滑性；有无充血、水肿、乳头、滤泡、瘢痕、结石和睑球粘连；有无异物及分泌物潴留等。检查球结膜时主要观察有无充血、出血、水肿和染色；有无异物、疱疹、结节、溃疡、斑块和分泌物。

【注意事项】

1. 检查结膜时动作要轻柔，尤其在检查眼球破裂伤的患者时，绝对避免对眼球加压。

2. 注意区分睫状充血与结膜充血。

3. 注意结膜囊内分泌物的色泽和性质。

4. 若怀疑传染性结膜炎的患者，应先检查健康眼，再检查患眼；检查患眼后，应消毒双手，避免交叉感染。

四、眼 前 节

【目的】

诊断及鉴别诊断与眼前节有关的常见体征，包括：角膜透明度下降或消失（角膜水肿、角膜溃疡、角膜斑翳、角膜变性等)、角膜肿瘤;巩膜充血、巩膜隆起、巩膜色素改变;前房深度改变(加深、变浅、消失)、前房积血、前房积脓;虹膜异色、虹膜新生血管、虹膜震颤、虹膜病灶、瞳孔大小改变、瞳孔形态不规则;晶状体混浊、晶状体位置异常等。

【适应证】

1. 眼病患者。

2. 健康体检者。

【禁忌证】

无。

【操作前准备】

1. 照明 裂隙灯显微镜。

2. 患者的准备 了解检查的目的、方法及注意事项。

【操作步骤】

1. 角膜检查

(1) 用裂隙灯显微镜检查可获得满意结果。条件允许时,可用聚光手电筒光联合放大镜进行检查(如:婴幼儿不配合裂隙灯显微镜检查等)。

(2) 注意角膜大小、形状、透明度、弯曲度,以及表面是否光滑。注意角膜有无混浊、水肿、浸润、溃疡、异物、瘢痕、新生血管或血管翳、角膜后沉着物等。

2. 巩膜检查

(1) 分开上、下眼睑,嘱受检者向各个方向转动眼球后进行检查。

(2) 仔细观察巩膜颜色,有无充血、局限性结节、隆起、溃疡及肿瘤等。

3. 前房检查

(1) 注意中央和周边前房深浅。

(2) 在裂隙灯显微镜下注意房水有无混浊、闪光、浮游物、渗出物、积血或积脓等。

4. 虹膜检查

（1）在裂隙灯显微镜下对双侧虹膜进行对比检查。

（2）注意虹膜色泽、纹理、形态，有无色素增生及脱失、萎缩、缺损、结节、新生血管、前后粘连、虹膜震颤和根部离断。

5. 瞳孔检查

（1）可在自然光线下以肉眼观察其自然状态，然后用手电筒光检查其对光反应，最后在裂隙灯显微镜下观察其细微结构。

（2）注意瞳孔大小、位置、形状，边缘是否整齐。

（3）瞳孔对光反应包括直接和间接两种。直接对光反应是指瞳孔在暗光环境下对光的反应程度，可将手电光直接照射一眼瞳孔，若其立即缩小，为直接对光反应灵敏。应注意两侧反应的速度和程度是否相同。间接对光反应是指瞳孔在暗光环境下，用手遮盖一眼使其不受手电光照射，再用手电光直接照射另眼瞳孔，然后观察遮盖眼，若该侧眼瞳孔缩小，则间接对光反应存在。

6. 晶状体检查

（1）裂隙灯显微镜可仔细检查晶状体。如因条件所限也可在手电光照射下或用直接检眼镜检查晶状体。

（2）如需详细了解晶状体情况，应当散大瞳孔后进行检查。

（3）注意晶状体的位置、密度、透明度，有无混浊及混浊的部位和形态。如无法应用裂隙灯显微镜进行检查时，可根据虹膜投影来估计白内障的成熟程度。

【注意事项】

1. 检查时应注意双眼对比观察。

2. 测量瞳孔大小时，应在弥散光下，嘱受检者注视 5m 以外的目标。应注意瞳孔大小与光照强弱、年龄、调节以及集合等情况有关。一些药物也会影响瞳孔大小。

3. 检查晶状体时，应注意晶状体改变是否与视功能的改变相对应，以免误诊。

五、眼　底

【目的】

诊断及鉴别诊断与眼底有关的常见体征，包括：玻璃体混浊、玻璃体闪辉样结晶、玻璃体机化；视网膜血管改变（狭窄/阻塞、出血、水肿、渗出、新生血管、血管瘤等）、视网膜脱离、增殖膜、肿块等。

【适应证】

1. 眼病患者。

2. 健康体检者。

【禁忌证】

无。

【操作前准备】

1. 照明　直接检眼镜、间接检眼镜、裂隙灯显微镜及前置镜/接触镜等。

2. 患者的准备　充分散瞳或表面麻醉。

3. 药物　表面麻醉眼液、散瞳眼液（托吡卡胺等）、生理盐水等。

【操作步骤】

1. 直接检眼镜法　详见第八节。

2. 间接检眼镜法　详见第八节。

3. 裂隙灯显微镜眼底检查法　详见第八节。

（邹　明）

第三节 视功能检查法及临床应用

视功能检查包括视觉心理物理学检查（主观）及视觉电生理检查（客观）两大类。其中心理物理学检查包括：视力、视野、色觉、暗适应、双眼视功能及对比敏感度等，视觉电生理检查包括：视觉诱发电位（VEP）、视网膜电图（ERG）、眼电图（EOG）等。

一、心理物理学检查

（一）远视力

【目的】

判断患者分辨远处影像的能力大小。

【适应证】

1. 眼科患者及其他科要求眼科会诊患者。

2. 健康体检者。

【禁忌证】

1. 全身状况不允许检查者。

2. 精神及智力情况不能配合者。

【准备】

1. 告知患者视力检查方式及配合方法。

2. 远视力可选用 Snellen 视力表、对数视力表、国际标准视力表、ETDRS（早期治疗糖尿病性视网膜病变研究）视力表等。

3. 视力表的照明应均匀，无眩光，可采用自然照明。如用人工照明，照明强度为 300~500lx。不同视力表检查距离不同，一般为 5~6m。视力表的 1.0 一行应与被检眼在大致同样高度。

【操作程序】

1. 两眼分别检查，先查右眼，后查左眼。检查时遮盖一眼，如受检者戴镜，应先查裸眼视力，再查戴镜视力。

2. 以国际标准视力表为例，该表分 12 行，能看清第 1 行者视力为 0.1，第 10 行为 1.0，第 12 行为 1.5。若能辨认第 8 行全部视标，同时辨认第 9 行半数以下视标时则记 0.8 +；如能辨认第 8 行全部视标，同时辨认第 9 行半数以上视标时则记 0.9 -。

3. 如被检者在标准距离不能辨认表上最大视标时，可嘱被检者向视力表靠近，直至看清第 1 行视标（0.1），记录的视力为：0.1 × 被检者与视力表的距离（m）/5，例如在 2m 处能看清 0.1，视力为 0.1 × 2/5 = 0.04。

4. 如在 0.1m 处不能辨认最大视标，则检查数指。嘱受检者背光而坐，检查者从 1m 距离处开始，伸手指让被检者辨认手指数目，逐渐向患者移动，记录其能辨认指数的最远距离，如数指/30cm 或 CF/30cm。如果在眼前 5cm 处仍不能辨认指数，则检查者在受试者前摆手，仍从 1m 处开始移动，记录能辨认手动的最远距离，如手动/30cm 或 HM/30cm。

5. 对不能辨认指数或手动的受检者，应进一步检查光感及光定位。检查光感需在暗室中进行，将患者一眼完全遮盖，保证不能透光，检查者一手持光源放在被检眼前 5m 处开始检查。若受检者不能看见光源，则将光源向受检者移近，直至受检者能辨认为止。记录受检者能看见光源的最远距离。检查光定位时将光源置于受检者前 1m 处，嘱受检者向正前方注视，不要转动眼球和头部，分别将光源置于左上、左中、左下、正上、正中、正下、右上、右中、右下，同时询问受检者是否能看见光源。如应答正确记录为 " + "，应答错误记录为 " - "。如受检者全无光感，记录为 "无光感（NLP）"。

【注意事项】

1. 如果检查室的最大距离 < 5m，可将视力表置于受检者座位的后上方，于视力表对面 2.5m 处放一平面镜，嘱受检者

注视镜内所见的视力表来检查远视力。

2. 每个字母辨认时间为 2~3 秒。

3. 非受检眼遮盖要完全，但不要压迫眼球。

4. 检查时受检者头位要正，不能歪头用另一只眼偷看，不能眯眼。

5. 对于裸眼视力 <1.0，而且没有矫正眼镜的受检者，应加针孔板后再查小孔视力。

6. 视力检查是心理物理检查，评价结果时应当谨慎。

（二）近视力

【目的】

判断患者分辨近处影像的能力大小。

【适应证】

屈光不正患者、老视患者，及其他需要检查近视力的患者。

【禁忌证】

同远视力检查。

【准备】

1. 常选用耶格近视力表，或徐广第 E 字近视力表、对数近视力表。

2. 近视力表的照明不易固定，可采用自然弥散光，也可采用人工照明，但注意避免眩光。

【操作程序】

1. 两眼分别检查，先查右眼，后查左眼，检查时遮盖一眼。

2. 检查距离一般为 30cm。对于屈光不正者，要改变检查距离才能测得最好的近视力。如随检测距离减少视力逐渐增加，该眼可能为近视眼，反之则可能为远视眼或老视眼。

3. 以能看清的最小一行字母作为测量结果，可用小数法记录。如用耶格近视力表，则以 J1~J7 记录，并注明检查距离。

【注意事项】

1. 每个字母辨认时间为 2～3 秒。

2. 非受检眼遮盖要完全，但不要压迫眼球。

3. 检查时受检者头位要正，不能歪头用另一只眼偷看，不能眯眼。

4. 视力检查是心理物理检查，评价结果时应当谨慎。

（三）对比敏感度

在日常生活中，人眼需要分辨边界清晰的物体，也需要分辨边界模糊的物体。后一种分辨能力则称为对比敏感度。对比敏感度定义为视觉系统能觉察的对比度阈值的倒数。对比度阈值低，则对比敏感度高，视觉功能好。在某一空间频率，视觉系统有一定的对比敏感度；反之，在同一对比度时，视觉系统有一定的空间频率分辨力。

【目的】

检查受检者辨别边界模糊的物体的能力，在不同空间明亮对比下分辨物体的能力。

【适应证】

白内障、青光眼、黄斑病变、视神经病变、屈光不正弱视等视力异常者及健康体检者。

【禁忌证】

全身状况不允许及精神、智力情况不能配合者。

【准备】

1. 色觉对比敏感度仪或测试卡，记录表格。

2. 介绍测量方法。

3. 在明亮的自然光照明下进行检查。

【操作程序】

1. 被检者充分矫正屈光不正。

2. 单眼测试，先查右眼，后查左眼，测量距离为 3m。

3. 要求患者判断视标中光栅的方向或有无。

4. 测量不同的空间频率以及不同的对比度并记录。

5. 连接不同空间频率的对比敏感度，获得对比敏感度曲线。

【注意事项】

1. 每辨认一个视标不得超过 10 秒。

2. 视力检查是心理物理检查，评价结果时应当谨慎。

（四）视野

视野检查法分动态与静态检查。动态视野是利用运动着的视标测定相等灵敏度的各点，并将之相连成为等视线，记录视野的周边轮廓。静态视野则是测定一子午线上各点的光灵敏度阈值，连成曲线以得出视野缺损的严重程度。

【目的】

视野检查是评价周边视力范围的重要检查，可以定位视网膜、视神经及大脑皮层及视觉路径的病变位置。对于青光眼等视神经疾病，视野检查可以反映病程的进展以及视神经受损的程度。

【适应证】

青光眼、视神经病变、颅内肿瘤等疾病或其他可能导致视野改变的疾病。

【禁忌证】

全身状况不允许及精神、智力情况不能配合者。

【准备】

1. 选择适合的视野检查方法及设备：对照法、平面视野计、弧形视野计、Goldmann 视野计、自动视野计等。

2. 告知患者检查的程序，配合方法。

【操作程序】

1. 两眼分别检查，先查右眼，后查左眼。检查时用纱布遮盖一眼。

2. 对照法　以检查者的正常视野与受试者的视野做比较，以大致确定受试者的视野是否正常。检查者与患者面对面而坐，距离约1m。检查右眼时，受检者遮左眼，右眼注视医生的左眼；而医生遮右眼，左眼注视受检者的右眼。医生将手指置于自己与患者的中间等距离处，分别从上、下、左、右各方位向中央移动，嘱患者发现手指出现时即告知，医生以自己的正常视野比较患者视野的大致情况。此法的优点是操作简便，不需仪器；缺点是不够精确且无法记录。

3. 自动视野计　调整视野计高低，嘱受检者注视前方标志光源，不能转动眼球。告知患者如感知到周边任何位置出现的光标，均需按下手中按钮。设置相应的参数及疾病分析程序完成检查。

【注意事项】

1. 检查前需充分告知患者检查的目的、方法，强调配合的重要性。

2. 检查时受检者头位要正，不能歪头或转动眼球寻找目标。

3. 该检查为心理物理检查，评价结果时应当谨慎。

（五）色觉

色觉检查的方法一般有色盲检查镜、色盲检查灯、假同色表（色盲检查表）和彩色绒线束等，常用色盲检查表进行检查。

【目的】

检查受检者辨别颜色的能力。判断视网膜对不同波长光的感受特性，即在一般自然光线下分解各种不同颜色的能力。

【适应证】

色觉异常者及健康体检者。

【禁忌证】

全身状况不允许及精神、智力情况不能配合者。

【准备】

1. 选择相应的色盲检查本，检查者了解色盲本的检查方法。

2. 在明亮的自然光照明下进行检查。

【操作程序】

1. 被检者与色盲图之间的距离为 60 ~ 80cm。

2. 嘱被检者读出色盲本上的数字或图形。

3. 对照色盲本的说明，记录检查结果。

【注意事项】

1. 每辨认一张图不得超过 10 秒。

2. 视力检查是心理物理检查，评价结果时应当谨慎。

（六）暗适应

暗适应是视细胞基本功能——感光功能的反映。在营养缺乏、眼底病变情况下，常有暗适应功能变化。

【目的】

检查受检者适应暗环境的能力，也就是判断视网膜对暗处的适应能力。

【适应证】

夜盲、视网膜色素变性、视锥视杆细胞营养不良或可能有相关疾病的患者。

【禁忌证】

全身状况不允许及精神、智力情况不能配合者，有急性闭角型青光眼基础的患者。

【准备】

1. 选择适合的光线以及暗室。

2. 告知患者检查的方法及配合方式。

【操作程序】

1. 被检者及检查者同时从明亮环境中进入暗室。

2. 双方同时阅读视力表或分辨其他类型视标。

3. 评估被检者与检查者分辨同样亮度视标的时间。

【注意事项】

1. 视力检查是心理物理检查，评价结果时应当谨慎。

2. 注意避免长时间处于暗室中，诱发闭角型青光眼的可能会增加。

（七）**双眼视功能**（同视机）

双眼视功能，包括同时视、融像、立体视三级视功能。

【目的】

判断受检者双眼视觉的功能。

【适应证】

屈光不正、屈光参差、斜弱视的患者及健康体检者。

【禁忌证】

全身状况不允许及精神、智力情况不能配合者。

【准备】

1. 熟悉同视机检查方法及流程。

2. 患者配戴矫正眼镜。

3. 告知患者如何配合检查。

【操作程序】

1. 测量他觉斜视角　检查前戴矫正眼镜，调整颌台高度、瞳距，使两侧镜筒适合眼的高度。将镜筒臂移到0°处，并将一对同时知觉画片分别置于左右镜筒光源处。将斜视眼侧镜筒转移到和其视线相一致位置上，注视眼镜筒固定于0°处。然后交替点灭光源，注意观察眼球运动情况，调整镜筒臂，令左、右眼单独注视各自画片至两眼都不见有眼球移动，此斜眼侧镜筒臂所指的度数为他觉斜视角。

2. 测量自觉斜视角　用同时知觉画片，如老虎和笼子，将注视眼镜筒固定于0°处，令被检者手持另侧镜筒手柄，将老虎装入笼子中，此时镜筒臂所指的度数即为自觉斜视角。如果两个画片不能重合时，说明无同时视功能，其表现有两种情况：一种是只看到一侧画片，另一种是看到两个画片但不能重合。

3. 同时知觉功能检查 首先用同时知觉画片进行同视机检查，令患者注视一侧画片，用运动手柄推动另一侧目镜，使两张画片重叠，这个角度一般是患者的自觉斜角，检查者通过交替点灭法，观察角膜反光位置，来判断患者自觉斜角与他觉斜角是否相同，如果相同，说明患者有正常视网膜对应，再进行融合范围及立体视检查；如果不同，说明患者没有正常视网膜对应。自觉斜视角与他觉斜视角相差在5°以下者可认为正常。

4. 融合功能的检查 使用二级画片，10°画片用于周边融合功能检查，3°画片可用于中心凹融合功能检查。检查前，使患者认清两张图形的特点，然后移动镜筒，至两张画片重合，此时将机器锁住，并使之产生两臂等量的辐辏和分开，转动旋钮直到两张画片不再重合，就是其辐辏和分开的最大限度，也就是融合范围。

5. 立体视的检查 立体视是一项具有深度感觉的高级视功能，把两张立体视画片放入插片盒内，双臂摆在融合点附近，检查患者是否能够自然地产生立体视。

【注意事项】

1. 幼儿注意力不集中时，可选用任何引起其注意力的画片，并耐心启发患儿，使其合作。

2. 对于麻痹性斜视患者，需结合其他检查综合分析做出判断。

3. 立体视检查时医生不能给予提示，如果医生提示，仅用一眼看到的物象也可能产生一定深度印象。

4. 该检查为心理物理检查，评价结果时应当谨慎。

二、视觉电生理检查

（一）视觉诱发电位

视觉诱发电位是大脑皮质枕叶区对视刺激发生的电反应，

是代表视网膜接受刺激，经视路传导至枕叶皮层而引起的电位变化。

【目的】

视觉诱发电位（VEP）是了解从视网膜到视觉皮层，即对整个视觉通路功能完整性的检测。

【适应证】

视神经炎、视神经损伤或萎缩、视力异常者及法医学鉴定者。

【禁忌证】

全身状况不允许及精神、智力情况不能配合者。

【准备】

1. 暗室中进行。

2. 视觉诱发电位仪。

3. 置放皮肤电极前用乙醇或导电膏清除皮肤上的油性物质。

【操作程序】

1. 被检者充分矫正屈光不正。

2. 单眼测试，先右眼后左眼。测量距离为 3m。

3. 记录电极放在枕骨粗隆上方 2.5cm 处（Oz 位），参考电极放在鼻根上 12cm 处（Fz 位）、耳垂或乳突处，地电极放在另一侧耳垂或乳突处。

4. 通过特定的棋盘格翻转模式分别刺激左、右眼在视觉皮层记录诱发电位（P100）。

5. 依据 P100 波形潜伏期和波幅分析通路损害在视网膜、视交叉前或视交叉后的水平，对损害程度、治疗效果及预后做出客观评估。

【注意事项】

1. 暗室中进行，可能有诱发急性闭角型青光眼发作的可能。

2. 虽然是客观检查，但仍需患者配合注视屏幕，结果变异可能较大。

（二）视网膜电图

视网膜电图（ERG）是指视网膜受全视野闪光刺激时，从角膜上记录到的视网膜的神经元和非神经元细胞的电反应总和，代表了视网膜各层细胞的电活动。

【目的】

了解视网膜感光的功能，对视网膜各层细胞相关疾病的类型及程度做出较为客观的评估。

【适应证】

视网膜色素变性，夜盲，卵黄样黄斑变性，视锥、视杆细胞营养不良等视网膜病变患者，视网膜炎症中毒等患者及法医学鉴定者。

【禁忌证】

无法散瞳者、全身状况不允许及精神、智力情况不能配合者。

【准备】

1. 滴用托吡卡胺滴眼液充分散大瞳孔至直径为 8mm。

2. 在暗室中适应至少 20 分钟。

3. 滴用表面麻醉药。

4. 嘱患者向前注视指示灯，保持眼位。

5. 置放皮肤电极前用乙醇或导电膏清除皮肤上的油性物质。

【操作程序】

1. 记录电极使用角膜接触电极，参考电极可装配在接触镜开睑器内，接地电极必须放在无关点上接地，如额部或耳部。

2. 完成一个完整的闪光 ERG 检查，包括暗适应状态和明适应状态。

3. 测量包括各波的振幅和峰时值。

【注意事项】

1. 暗室中进行，散瞳，可能有诱发急性闭角型青光眼发作的可能。

2. 虽然是客观检查，但仍需患者配合注视屏幕，结果变异可能较大。

（三）眼电图

眼电图（EOG）是测量在视网膜色素上皮和光感受器细胞之间存在的视网膜静电位。

【目的】

了解视网膜最外层的病变。它的价值是能较客观的反映出器质性病变。

【适应证】

视网膜色素变性，视锥、视杆细胞营养不良等视网膜病变患者，不合作患者及眼球震颤患者。

【禁忌证】

无法散瞳者、全身状况不允许及精神、智力情况不能配合者。

【准备】

1. 瞳孔可以散大或保持自然瞳孔。

2. 自然的室内光线下适应至少15分钟。

3. 向受检者说明检查过程，嘱其跟随两个固视点的光的交替变换而往返扫视。

4. 置放皮肤电极前用乙醇或导电膏清除皮肤上的油性物质。

【操作程序】

1. 预适应 受检者开始暗阶段检测前，先在自然的室内光线下适应至少15分钟。

2. 记录电极置于眼的内外眦部。地电极接耳垂或前额。

3. 暗适应阶段

（1）暗谷：测量暗谷电位时，关闭室灯，在暗中记录 15 分钟 EOG 值。

（2）暗基线：建立暗基线要求暗适应至少 40 分钟，在进入明适应前 5 分钟开始测量 EOG 值。

4. 明适应阶段　打开刺激光并记录 EOG，直到出现光峰、信号振幅开始下降。如果光峰不出现，记录应持续 20 分钟，以免丢失延迟出现的光峰。

5. 测量并记录相应的 EOG 值。

【注意事项】

1. 暗室中进行，散瞳，有诱发急性闭角型青光眼发作的可能。

2. 虽然是客观检查，但仍需患者配合注视屏幕，结果变异可能较大。

（张家莹）

第四节　眼附属器检查法及相关知识

眼附属器包括眼睑、结膜、泪器、眼外肌和眼眶。眼附属器检查包括视诊、触诊以及一些相关特殊检查。

一、眼睑检查法

【目的】

了解眼睑的形态、大小、对称性及有无异常包块。

【准备】

1. 患者准备　了解眼睑检查的目的、方法及配合方式。

2. 操作者准备　可在肉眼下进行检查，必要时可使用放大镜或裂隙灯显微镜帮助检查。

3. 环境准备　清洁、安静、光线适宜。

【操作程序】

嘱患者双眼自然睁开，正视前方。检查者观察患者双眼睑形态、皮肤颜色、睑裂大小、两侧睑裂对称情况。上睑提起及睑裂闭合程度，睫毛分布、方向、颜色、疏密，睑缘皮肤有无充血，鳞屑，溃疡或脓痂。睑缘有无内翻、外翻、充血、肥厚及炎症等。检查者双手触诊患者双眼睑，判断有无压痛、水肿、气肿及新生物等。

【注意事项】

1. 触诊患者前，医务人员注意修剪指甲、洗手，操作轻柔，避免用力按压眼球。

2. 如患者有感染性眼病，应先检查健眼，后检查患眼，避免发生医源性感染。

二、结膜检查法

【目的】

了解结膜形态、颜色、有无异常病变。

【准备】

1. 患者准备　了解结膜检查的目的、方法及配合方式。

2. 操作者准备　修剪指甲，洗手，在裂隙灯显微镜下检查。

3. 环境准备　清洁、安静、光线适宜。

【操作程序】

让患者双眼自然睁开，检查者依次检查上、下睑结膜，上、下穹窿部结膜。检查下睑及下穹窿结膜时，检查者需用拇指将下睑向下牵拉，同时嘱患者向上注视，即可完全暴露。检查上睑及上穹窿结膜时，可先嘱患者向下注视，检查者以检查眼同侧手的拇指与示指提起上睑向上翻转，暴露上睑及上穹窿结膜。观察结膜颜色，有无充血、出血、水肿、乳头、滤泡增生、溃疡瘢痕、睑球粘连、异物或新生物。

【注意事项】

1. 翻转结膜时，动作轻柔，避免按压眼球。

2. 嘱患者放松，双眼自然睁开，按照医生指示方向转动眼球，翻转上睑时，注意动作轻柔。

3. 眼球破裂伤患者避免翻转上睑。

4. 如怀疑传染性结膜炎患者，应先检查健眼，后检查患眼，避免医源性感染。

三、泪器检查法

泪器检查首先应视诊观察患者泪点有无内翻、外翻、狭窄、闭塞、红肿、压痛，内眦部皮肤有无瘘管。触诊挤压泪点及泪囊区有无分泌物溢出，触诊颞上方眶缘有无肿物，正常情况下泪腺不能被触及，若触及肿物，应判断肿物质地、界限、活动度及有无结节。进一步特殊检查主要包括：泪道冲洗、荧光素染色消失试验、泪液分泌试验、泪膜破裂时间。

（一）泪道冲洗

【目的】

了解泪道引流系统的通畅性，初步判断泪道阻塞的位置。

【准备】

1. 患者准备　了解泪道冲洗的目的、方法及配合方式。滴用表面麻醉剂如爱尔卡因2～3次（间隔3～5分钟）。患者保持低枕平卧位。

2. 操作者准备　5ml注射器，泪点扩张器，泪道冲洗针头，清洁生理盐水。

3. 环境准备　清洁、安静、光线适宜。

【操作程序】

1. 患者滴用表面麻醉剂如爱尔卡因2～3次（间隔3～5分钟），安静平卧于检查床。

2. 检查者手指向下拉开下眼睑以固定泪点和近段泪小管，

如果泪点狭窄可用泪点扩张器扩张泪点和壶腹部。

3. 将头部钝圆的冲洗针头插入下泪小点，先垂直进入然后水平移动，嘱患者向外侧看，同时向外牵拉下睑使下泪小管变直，针头在泪小管内前进 5～7mm，然后生理盐水进行冲洗。

4. 相同方法进入上泪小管冲洗，从上泪点冲洗时，在向外牵拉并轻轻翻转泪小管时，嘱患者向外侧看。

【注意事项】

1. 泪道冲洗不是生理性检查，冲洗通畅不代表泪液引流功能正常，因为其需要使用比正常泪液流出更高的压力，检查结果需要与荧光素染色试验和临床检查联系起来考虑。

2. 冲洗时避免过度用力，防止损伤泪小点及泪小管，遇到阻塞时避免强行探入，避免造成假道。

3. 急性泪囊炎是泪道冲洗及探查的禁忌证。

4. 结果判定　冲洗液若从另一个泪点反流提示阻塞在泪总管或是更远端的结构。冲洗液从同一个泪点反流说明阻塞在泪小管，还需对另一个泪小管进行冲洗。泪囊部扩张提示鼻泪管阻塞。冲洗液可入鼻咽，提示泪道系统解剖结构上通畅。冲洗液部分入鼻咽，部分反流，提示不全性阻塞。

（二）荧光素染色消失试验

【目的】

了解泪液引流机制和泪道系统的通畅性，是临床上最常用的泪液引流实验。

【准备】

1. 患者准备　了解荧光素染色消失试验的目的、方法及配合方式。

2. 操作者准备　2%荧光素钠溶液、裂隙灯。

3. 环境准备　清洁、安静、光线适宜。

【操作程序】

将一滴2%荧光素钠溶液滴入患者未经麻醉的结膜囊下穹

窿内，两侧对照，5分钟后借助裂隙灯钴蓝光测量在泪湖新月面荧光素溶液的厚度。

【注意事项】

1. 检查前医务人员注意修剪指甲、洗手。

2. 如婴幼儿进行此试验必须被父母抱在怀中或放置在膝盖上，且头部必须保持垂直状态。

3. 结果判定：正常泪液引流在5分钟以内。

荧光素染色试验分级：

0级：结膜囊内无荧光素；

1级：细的荧光素染色的泪液条带（泪河线）；

2级：残留荧光素的量介于1级和3级之间；

3级：可见宽的明显的荧光泪河线。

0级和1级为正常，即泪液引流功能正常。2级和3级为不正常，即泪液引流系统不正常。

（三）泪液分泌试验

【目的】

评价泪腺及副泪腺的泪液分泌功能。

【准备】

1. 患者准备 了解泪液分泌试验的目的、方法及配合方式。

2. 操作者准备 泪液分泌试验试纸。

3. 环境准备 清洁、安静、光线适宜。

【操作程序】

将泪液分泌试验试纸的一端折弯5mm，置于患者下睑内侧1/3结膜囊内，其余部分悬挂于眼睑皮肤表面，轻闭双眼，5分钟后测量试纸被泪水浸湿的长度。

【注意事项】

结果判定：如果检查前点表面麻醉药，Schirmer试验主要评价副泪腺功能，短于5mm为分泌不足。如果检查前不点表面麻醉药，主要评价泪腺功能，短于 10mm 为分泌不足。

（四）泪膜破裂时间

【目的】

了解泪膜稳定性。

【准备】

1. 患者准备 了解泪膜破裂时间测试的目的、方法及配合方式。

2. 操作者准备 2% 荧光素钠溶液，裂隙灯。

3. 环境准备 清洁、安静、光线适宜。

【操作程序】

将患者头部安放在裂隙灯颏架上，使额部紧贴颏架，透过钴蓝滤光片观察。在下结膜囊滴 1 滴 2% 荧光素钠溶液，嘱患者眨眼数次使荧光素钠均匀分布于角膜表面，睁眼注视前方不再眨眼，检查者立即观察患者角膜表面泪膜，并开始计时，直到角膜上出现第一个泪膜缺损点时停止计时。

【注意事项】

结果判定：如果泪膜维持时间短于 10 秒，表示泪膜稳定性不良。

四、眼球突出度检查法

【目的】

了解眼球突出数值，帮助诊断相关眼球及眼眶疾病。

【准备】

1. 患者准备 了解眼球突出度检查的目的、方法及配合方式。

2. 操作者准备 Hertel 突出度计。

3. 环境准备 清洁、安静、光线适宜。

【操作程序】

嘱患者平视前方，将突出度计的两端接触患者两侧眶缘凹陷处，从眼球突出计两端接触患者两侧眶缘凹陷处，从眼球突出度计的反光镜中读出两眼角膜顶点的切线在标尺上的位置，与此位置相应的毫米数即为每只眼球突出度数值。

【注意事项】

结果判定：我国人眼球突出正常值为 12～14mm，两眼球突出度数值不超过 2mm。

（张　颖）

第五节　裂隙灯显微镜
检查及临床应用

裂隙灯显微镜（简称裂隙灯）由 Gullstrand 于 1911 年发明，是眼科最重要的检查器械之一。裂隙灯显微镜主要由两部分组成：裂隙灯照明系统和双目立体视显微镜。由于裂隙灯显微镜可直接观察活体人眼，故其检查方法又名活体显微镜检查法。裂隙灯加用附件后，可使检查范围增大，例如加用前置镜、Goldmam 眼底接触镜，可清楚地检查玻璃体后部和眼底；加用 Galdmam 前房角镜可检查前房角；加用三面接触镜除可检查玻璃体、眼底和房角外，还可清楚地查见眼底周边部；加用压平眼压计可测眼压；此外，附加激光器还可进行激光治疗，应用变得更为广泛。

一、裂隙灯显微镜的基本检查方法

【目的】

通过裂隙灯显微镜直接检查患者眼睑、眼表和眼前段的病变。

【适应证】

1. 眼科患者及其他科要求眼科会诊的患者。

2. 健康体检者。

【禁忌证】

1. 全身状况不允许检查者。

2. 精神及智力情况不能配合者。

【操作前准备】

1. 告知患者裂隙灯显微镜的检查方式及配合方法。

2. 核查裂隙灯显微镜能正常使用（除裂隙灯显微镜各部件能正常运作外，还应注意用电安全，如检查电源线是否裸露等）。

3. 暗室环境的准备（暗室内照明度、暗室空气消毒等）。

4. 引导患者就座，并根据患者具体情况调整检查座椅、升降机和下颌托的高度，保证患者处于舒适的体位。让患者的下颌置于托架上，前额与托架上面的横档紧贴，调节下颏托架的高低，使睑裂和显微镜光带高度相一致。

【操作步骤】

（一）弥散光线照射法

本法是利用弥散光线，低倍放大，对眼睑、角膜、虹膜、晶状体作全面观察。

1. 将光阑开至最大，裂隙调整至全高度。

2. 放大倍数调整为低倍。

3. 照明系统斜向投射。

4. 快速扫视眼睑和眼表组织，发现病变后，再换用其他检查方法仔细观察。

（二）直接焦点照射法

为裂隙灯显微镜检查法的基础，其他方法均由此衍生而来。此法是将光线的焦点调节到与显微镜的焦点完全一致后进行观察。

1. 调整裂隙宽度和高度　根据检查需要，可以选择宽光照射、窄光照射和圆锥光照射。其中，窄光照射通过形成一个很薄的光学切面用于确定病变位置、深度、大小，以及观察其他细微的病变；圆锥光照射多用于观察房水混浊的情况。

2. 调整投射角　观察角膜和结膜一般选择 40°～60°，观察晶状体需视瞳孔大小的情况，原则上用尽可能大的投射角，而观察前部玻璃体投射角则不宜过大，一般选择 15°～30°。

3. 调整操纵杆使光线的焦点与显微镜的焦点保持完全一致，由表及里进行检查。

（三）镜面反光照射法

本法是利用光线照射在角膜或晶状体表面上所形成的镜面反光区，借该区光度的增强而检查该处的组织。

1. 将裂隙灯的照射光线自颞侧照射在角膜表面上。

2. 嘱患者的被检查眼稍向颞侧移动，同时把裂隙灯光向颞侧稍稍移动，使光学平行六面体与角膜表面的反光区重合。

3. 在照射光和反射光重合的一瞬间，检查者的眼恰好位于反射光线的径路上，可以检查角膜表面泪膜上的脱落细胞。

4. 将显微镜的焦点向患者方向稍稍移动，对准位于角膜后面的淡黄色镜面反光带，即可检查角膜内皮的病变。

5. 继续将显微镜的焦点向患者方向稍稍移动，由前向后可分别观察晶状体前囊、晶状体皮质、晶状体核以及晶状体后囊。

（四）后方反光照射法

本法是借后方反射的光线来检查眼的结构。

1. 直接后照法　将显微镜置于反射光的回路上观察病变。如观察角膜，须将光线焦点照射于虹膜上或有白内障改变的晶状体上，角膜的病变因使角膜透明性下降，则在虹膜或者晶体的照明区上表现为暗黑斑点。

2. 间接后照法　与上法类似，但是显微镜不在反射光的回路上，角膜上的目标被侧方的反射光照明，在瞳孔背景衬托下清晰可见。

3. 眼底反光后照法　先对患者散瞳，嘱患者平视前方，显微镜与裂隙灯共轴，通过眼底的反光检查角膜和晶状体的病变。

（五）角巩膜缘分光照射法

本法系利用光线通过透明组织的屈折现象，以观察角膜上的不透明病变。

1. 将光线集中在角膜缘上，由于光线通过角膜时被分散和屈折，会在角巩膜缘上形成一环形光晕。

2. 观察整个角膜，正常情况下，角膜除了角巩膜缘的光晕及由巩膜突所形成的环行阴影外，角膜本身是透明的。如果发现遮光体，则说明角膜有混浊。

（六）间接照射法

本法是把光线照射到组织的一部分上，借光线在组织内的分散、曲折和反射，对在被照射处附近的遮光物加以分辨。

1. 将裂隙灯光的焦点照在遮光物旁。

2. 将显微镜的焦点调节在遮光物上。

3. 将入射光线与观察线的角度调大，同时轻轻移动光线仔细地观察。

【注意事项】

1. 使用裂隙灯时注意用电安全，防止触电，如发现电源线裸露时，必须停止使用，并通知设备科相关人员及时修理。

2. 使用时防止夹伤等事故。

3. 对视功能差的患者，检查时防止意外撞伤。

4. 裂隙灯灯泡不够亮时必须及时更换。

5. 裂隙灯的物镜和目镜必须使用规定的擦镜纸擦拭，反光镜的灰尘必须擦掉，以免影响检查。

6. 每周定期清洁消毒裂隙灯显微镜机身，如果有眼部分泌物或者外伤患者的血液等污染裂隙灯，必须立即清洁。

二、玻璃体和眼底检查法

【目的】

通过附件（接触镜、前置镜等）的辅助利用裂隙灯显微镜观察玻璃体、视网膜的病变。

【适应证】

1. 眼科患者及其他科要求眼科会诊的患者。

2. 健康体检者。

【禁忌证】

1. 全身状况不允许检查者。

2. 精神及智力情况不能配合者。

【操作前准备】

1. 告知患者裂隙灯显微镜的检查方式及配合方法。

2. 对被检查眼充分散瞳。

3. 核查裂隙灯显微镜和附件（接触镜、前置镜等）能正常使用。

4. 暗室环境的准备（暗室内照明度、暗室空气消毒等）。

5. 引导患者就座，并根据患者具体情况调整检查座椅、升降机和下颌托的高度，保证患者处于舒适的体位。让患者的下颌搁在托架上，前额与托架上面的横档紧贴，调节下颌托架的高低，使睑裂和显微镜高度相一致。

【操作步骤】

（一）玻璃体检查法（前置镜检查法）

1. 裂隙灯下观察确定被检查眼已充分散瞳。

2. 左手的拇指和示指持镜，中指撑开被检查者的上睑，无名指和小指固定于被检者的前额或者眉弓部，将前置镜置于被检查者眼前约 10mm 处。

3. 裂隙宽度调整为 1~2mm，右手握住裂隙灯的手柄，显微镜照明与视轴同轴，由前至后观察玻璃体和视网膜。

4. 检查周边部时，嘱患者注视指示灯，观察所要检查的部位。

（二）眼底检查法（三面镜检查法）

1. 裂隙灯下观察确定被检查眼已充分散瞳。

2. 用倍诺喜滴眼液行表面麻醉。

3. 装镜 嘱患者向上看,一手的拇指和示指分别撑开被检查者的下睑和上睑,另一手持三面镜,将其中央接触镜面植入结膜囊,位于下眼睑与眼球之间,再让患者向前看,将中央镜面调整至与角膜重合。

4. 排出中央接触镜与角膜之间的气泡,调整至两者完全贴合。

5. 一般将裂隙灯照射光以 5°~10°角投射到反射镜上。

6. 四个镜面按顺序全面检查。

7. 检查结束后,取出三面镜,清洗结膜囊,局部使用人工泪液等眼液,并记录检查所见。

（三）眼底周边部压陷检查法

本检查法是利用压陷接触镜检查眼底周边部,包括锯齿缘附近的视网膜、睫状体和玻璃体基础部。主要利用三面镜的59°的镜面。

1. 裂隙灯下观察确定被检查眼已充分散瞳（一般要求瞳孔散大超过 8mm,否则锯齿缘和视网膜周围区域难以查见）。

2. 用倍诺喜滴眼液行表面麻醉。

3. 向眼内植入压陷接触镜:嘱患者向上看,用压陷器的钢球插入下眼睑与眼球之间,另一只手的拇指拉上睑向上,然后将压陷接触镜放在角膜上,同时让患者向前看。

4. 借助精细的手指运动,使压陷接触镜沿角膜缘的周围转动,并前后移动,经常调整压陷接触镜的位置,360°检查眼底周边部。

5. 检查结束后,取出压陷接触镜,清洗结膜囊,局部使用人工泪液等眼液,并记录检查所见。

【注意事项】

1. 玻璃体和眼底检查应充分散瞳,散瞳前应该先测量眼压。

2. 使用前置镜不需要表面麻醉, 而使用接触镜必须滴表面麻醉剂。

3. 接触镜检查时按无菌操作原则进行, 而且将接触镜放在结膜囊内时, 接触镜与角膜接触面需要甲基纤维素、生理盐水或其他等渗液填充, 并排出气泡。

4. 使用接触镜或前置镜时, 照射光线与显微镜的角度应该缩小在30°以内。但检查时仍以尽可能地增大此角度为佳, 从而避免眼底反出的红光和前置镜的反光干扰。

5. 前置镜所见的影像为倒像, 即上下和左右位置互换的影像; 三面镜的中央接触镜为一凹面镜, 镜下所见为正像, 其余三个镜面所见影像为反射影像。

6. 检查玻璃体的周边部较为困难, 最好通过压陷检查法来完成。

7. 压陷检查时不可过于用力, 以免妨碍视网膜血液循环。视网膜脱离时不应用力压陷, 以防脱离加重。眼球穿通伤后8周内、挫伤后或眼底出血6周内都不应当进行这种检查, 以免压陷引起眼球破裂或出血。

（陈 俊）

第六节 眼压检查法及相关知识

【目的】

眼压检查法是评估眼内压力的一种方法。粗略的眼压估计可以用手指测量法, 更为精确的可以使用眼压计得出一个具体的数值。

眼压计分为压陷式和压平式眼压计, 压陷式眼压计最为常用的是希厄茨（Schiötz）眼压计; 压平式眼压计的代表是Goldmann眼压计, 也是目前测量眼压的金标准, 此外还有临床上使用更多更为便捷的非接触眼压计（NCT）。

一、手指测量法

【准备】

1. 患者准备 了解指测眼压目的、方法及配合方式。

2. 操作者准备 穿戴整齐，修剪指甲，洗手。

3. 环境准备 清洁、安静、光线适宜。

【操作程序】

让患者眼向下看，检查者把两手的中指和第四指放在被检者的额部作支持，再把两手的示指放在眼睑（上睑板上缘）上，以两手示指交替轻压眼球，借指尖的触觉，来估量眼球的硬度。

【注意事项】

1. 指测眼压前，医务人员注意修剪指甲、洗手。

2. 嘱患者双眼下转，松弛上眼睑，手指按压上方巩膜而非角膜以评估眼压，否则结果评估不准确。

3. 记录方法 眼压正常以"Tn"表示，眼压稍高为"T+1"；中度增高为"T+2"；高度增高为"T+3"；眼压稍低为"T-1"；中度减低为"T-2"；极低为"T-3"。

二、希厄茨眼压计

【准备】

1. 患者准备 了解使用希厄茨（Schiötz）眼压计的目的及配合方式；滴用表面麻醉剂 2~3 次（间隔 3 分钟）。

2. 操作者准备 穿戴整齐，修剪指甲，消毒眼压计及双手，校准眼压计。

3. 环境准备 清洁、安静、光线适宜。

【操作程序】

1. 滴用表面麻醉剂 2~3 次（间隔 3 分钟）。

2. 在眼压计试板上测试指针是否指向 0，指针灵活与否。

用乙醇棉球或乙醚消毒眼压计足板后，用干棉球擦干。

3. 患者取仰卧低枕位，双眼向正前方注视（如房顶一指定点或患者前举伸出的示指），使角膜正好位于水平正中位。

4. 检查者右手持眼压计，左手指轻轻张开患者眼睑，分别固定于上、下眶缘，不可加压于眼球，然后将眼压计垂直地轻轻放置角膜中央，迅速读出眼压计指针刻度数。一般先采用5.5g 砝码，记录指针所指的刻度应该在 3 ~ 7 之间。若刻度小于 3 应改用 7.5g 或 10g 砝码。每眼连续测两次，其读数差不应大于 0.5 刻度。

5. 测量完毕，滴抗生素眼液一滴。

6. 用乙醇棉球立即将眼压计足板消毒、归位。

【注意事项】

1. 测量前做好希厄茨眼压计的校准。

2. 患者充分表面麻醉以便配合，否则测量有误差。

3. 该操作对角膜上皮有影响，外伤、角膜上皮情况差、急性感染、角膜溃疡等患者不宜使用。

4. 该眼压计原理是用一定重量的砝码压陷角膜中央部以测量眼压，测量时会引起眼球容量的变化，测量结果受眼球壁硬度的影响。

5. 记录方法　砝码为分子，读数为分母。测出的读数查眼压换算表得出实际眼压。

三、Goldmann 眼压计

【准备】

1. 患者准备　了解使用 Goldmann 眼压计的目的及配合方式；滴用表面麻醉剂 2 ~ 3 次（间隔 3 分钟）。

2. 操作者准备　穿戴整齐，修剪指甲，消毒眼压计及双手，校准眼压计。

3. 环境准备　清洁、安静、暗室。

【操作程序】

1. 患者结膜囊内滴用表面麻醉剂 2~3 次（间隔 3 分钟）。

2. 患者坐于裂隙灯前，将头置在支架上，滴荧光素液或将荧光素纸置结膜囊内使泪液染色，用棉球吸去过多的泪液。

3. 将眼压计安装在裂隙灯显微镜上，照明系统与显微镜夹角为 60°，光线通过紫蓝色滤光片，裂隙灯电栏开至最大挡，选用 ×10 目镜观察。

4. 消毒测压头，将测压头 0~180° 经线置于水平方向（0 对准金属固定装置上水平位白色刻线上）。高度角膜散光超过 3D 者，需将 43° 置于弱主经线方位。

5. 嘱受检查者双眼睁大，平视前方，眼球勿动，将测压旋钮转至 1g 刻度方位，将裂隙灯徐徐向前推进，先在镜外观察，使测压头刚刚触及角膜正中央，当测压头触及角膜时，角膜面即出现蓝光；再通过显微镜观察，见到一环形蓝紫色的角巩膜区的分光带，此时检查者一边继续稍向前推测压头，同时可从目镜筒内观察泪液膜被推开至测压头边缘，在视野中央见到两个黄绿色荧光半环为止，如两个半环不在中央，可上下左右移动显微镜，使形成上下相等的两个半环为止，注意半环不可太宽或太窄，上、下半环大小要相等，位置对称并位于视野中央。最后轻轻转动测压旋钮加压至两个半环内缘刚刚相切，记录此时螺旋上的刻度。

6. 测量完毕，滴抗生素眼液一滴。

7. 消毒测压头　用肥皂水洗净后再用消毒生理盐水冲洗，干燥后放回原处。

【注意事项】

1. 测量前做好 Goldmann 眼压计的校准。

2. 患者充分表面麻醉以便配合，测压头要置于角膜中央但不令其接触到睫毛，否则测量有误差。

3. 测量时观察两个荧光半环不仅要内环相切，且需大小相等，位置对称，宽窄基本均匀一致，连续测三次取平均值。

4. 如果散光过于高的时候应该将测压头旋转，测出水平和垂直时的眼压取平均值。散光每 4 个 D，会产生 1mmHg 的偏差。

5. 记录方法 螺旋上的刻度乘以 10，即得眼压的数值，取 2～3 次测量的平均值记录。

四、非接触眼压计

【准备】

1. 患者准备 了解使用非接触眼压计（NCT）的目的及配合方式。

2. 操作者准备 穿戴整齐，洗手。

3. 环境准备 清洁、安静、光线适宜。

【操作程序】

检查时无需使用表面麻醉剂。患者坐位，头放于支架上，额部靠紧额托，嘱患者注视仪器中的红点。医生在显示屏上通过调整操作杆使角膜映光点处于角膜中央并清晰，此时按动启动钮，测量成功后机器自动显示眼压数值。

【注意事项】

1. 此眼压计原理是利用气体脉冲力压平角膜中央 3.6mm 直径的一定面积，受角膜厚度影响，太薄或太厚均会影响读数的准确。

2. 角膜不平者，测量结果不准确，超过 60mmHg 后亦不能测量。

3. 该眼压计在眼压正常范围内测出的眼压值是比较可靠的，但高眼压时测量值可能有偏差，角膜异常或注视困难的患者会出现测量不出或者出现偏差的情况。

4. 记录方法　眼压计上直接读数，连续测量 3 次自动换算其平均值。

（魏　欣）

第七节　斜视检查法

斜视是指一眼注视时，另一眼视轴偏离的异常眼位，与视觉发育、眼球运动和双眼视功能密切相关。

【目的】

1. 评估视力及注视力。

2. 评估眼位。

3. 评估双眼视。

4. 测量斜视度。

【操作程序】

1. 采集病史。

2. 视力检查。

3. 裂隙灯及眼底检查。

4. 屈光检查。

5. 眼位及头位检查。

6. 眼外肌功能检查。

7. 斜视度测量。

本章节重点讨论眼位检查、眼外肌运动功能检查和斜视度的测量。

一、眼位检查

（一）角膜映光法

1. Hirschberg 法

【目的】

通过观察角膜反射的注视光点位置来判断眼位，排查是否有斜视，该检查方法简单，便于实施，但精确度不高，并需要排除 Kappa 角的影响。

【准备】

手持电筒或点状光源，遮眼板。

【操作程序】

受检者取端坐位，正向面对检查者，检查者手持点状光源，放置于受检者正前方，检查距离为 33cm，嘱受检者注视光源，观察角膜上的反射光点的位置与瞳孔的关系来进行眼位的判断。

【注意事项】

正常眼位的角膜映光点应对称落在双眼瞳孔中央区，偏离瞳孔中心的映光点说明眼位有偏斜。映光点落在瞳孔颞侧，受检者为内斜视；映光点落在瞳孔鼻侧，为外斜视；落在瞳孔上方，为下斜视；落在瞳孔下方，为上斜视。

根据映光点偏离的程度，Hirschberg 法可对斜视进行粗略的定量，落在瞳孔缘处为 $15°$，落在角膜缘处为 $45°$，落在瞳孔缘和角膜缘之间为 $30°$。以内斜为例，当映光点落在瞳孔颞侧的瞳孔缘处时，为内斜 $15°$记录为 $+15°$。

2. Krimsky 法

【目的】

配合三棱镜观察角膜反射的注视光点位置来判断眼位，适用于不合作的儿童和单眼视力低下的知觉性斜视度的测量。

【准备】

手持电筒或点状光源，遮眼板。

【操作程序】

受检者取端坐位，正向面对检查者，检查者手持点状光源，放置于受检者正前方，检查距离为 33cm，嘱受检者注视光源，在注视眼前放置三棱镜，使角膜映光点对称的落在瞳孔中央区。

【注意事项】

三棱镜使光线向基底方向折射，使眼向三棱镜尖端方向移动。如受检者为内斜，在眼前放置底朝外的三棱镜，逐渐增加或减少三棱镜的度数进行调整，使得双眼的角膜映光点对称落在瞳孔中央区。

（二）遮盖法

1. 单眼遮盖试验

【目的】

单眼遮盖试验可用于检查是否存在显性斜视，判断斜视方向。

【准备】

调节性视标（如近视力表或大小合适的图案、字母等），遮眼板。

【操作程序】

受检者取端坐位，正向面对检查者，检查者手持调节性视标，放置于受检者正前方，检查距离为33cm，嘱受检者注视视标，使用遮眼板快速遮盖一只眼，观察另一只眼的运动情况。在另一只眼重复遮盖检查。

【注意事项】

如果双眼在遮盖试验中均不移动，那表明该被检者眼位为正位，无显性斜视。若被检者存在显性斜视，短暂遮盖注视眼后，迫使偏斜眼移动到正位注视视表，检查者可观察到眼位的移动。例如，从鼻侧移动到正位为内斜视，从颞侧移动到正位为外斜视，从上方移动到正位为上斜视。

2. 遮盖-去遮盖试验

【目的】

遮盖-去遮盖试验可用于检查是否存在隐性斜视，用于区别显性斜视和隐性斜视。

【准备】

调节性视标（如近视力表或大小合适的图案、字母等），遮眼板。

【操作程序】

受检者取端坐位，正向面对检查者，检查者手持调节性视标，放置于受检者正前方，检查距离为33cm，嘱受检者注视视标，用遮眼板遮盖一只眼3~5秒后移开，观察另一只眼的运动情况。在另一只眼重复遮盖-去遮盖检查。

【注意事项】

本检查遮盖时间长于单眼遮盖试验是为了打破双眼融合功能。如果双眼在遮盖-去遮盖试验中均不移动，那表明该被检者眼位为正位，无隐性斜视。若一眼去遮盖后发生了眼位的移动，则说明被检者存在隐性斜视。例如，从鼻侧移动到正位为内隐斜，从颞侧移动到正位为外隐斜，从上方移动到正位为上隐斜。

3. 交替遮盖试验

【目的】

打破双眼融合功能，交替遮盖试验可用于检查是否存在显性和隐性斜视。

【准备】

调节性视标（如近视力表或大小合适的图案、字母等）遮眼板。

【操作程序】

受检者取端坐位，正向面对检查者，检查者手持调节性视标，放置于受检者正前方，检查距离为33cm，嘱受检者注视视标，用遮眼板遮盖一只眼几秒后，快速移动遮眼板至另一只眼，如此交替遮盖双眼，观察另一只眼的运动情况。

【注意事项】

此检查方法可查出显性和隐性斜视，两者的区分需要进行遮盖-去遮盖试验。如果双眼在遮盖试验中均不移动，那表明该被检者眼位为正位，无显性和隐性斜视。若被检者存在斜视，交替遮盖试验中，未遮盖眼重新注视时会发生眼位移动。眼球移动的方向表明了斜视的方向，例如，从鼻侧移动到正位为内斜视，从颞侧移动到正位为外斜视，从上方移动到正位为上斜视。

对于有异常视网膜对应的斜视和小角度斜视患者，有时单眼遮盖试验无法诱发出眼球的移动，进行交替遮盖试验较容易引出眼球的移动，从而发现小度数的斜视。所以在进行遮盖检查时，应依次进行以上三种检查，并将检查结果进行比较分析，从而得出斜视的诊断。

二、眼外肌运动功能检查

（一）单眼运动

【目的】

检查单眼运动，判断有无运动限制。

【准备】

遮眼板，电筒或点状光源。

【操作程序】

受检者取端坐位，正向面对检查者，遮盖受检者的其中一只眼，以点状光源作为引导视标，嘱受检者单眼注视光点，跟随光点进行追随运动，检查方向为：向内、向上、向外、向下依次进行（也可反向轮转）。随后遮盖此眼，进行另一只眼的运动检查。

【注意事项】

检查时让患者尽量向被检方向注视，以便进行眼外肌运动能力的评估。判定眼球运动的正常标准为：眼球上转时，角膜下缘到达内外眦连线；眼球下转时，角膜上缘到达内外眦连线；眼球内转时，瞳孔内缘到达上下泪小点联线；眼球外转时，角膜外缘到达外眦角。

单眼转动受限分为四级：运动无受限-0级；转动轻度受

限-1 级；转动中度受限-2 级；转动重度受限，但可过中线-3
级；转动完全受限，不过中线-4 级。

（二）双眼同向运动

【目的】

检查双眼同向运动。

【准备】

电筒或点状光源。

【操作程序】

受检者取端坐位，正向面对检查者，以点状光源作为引导
视标，嘱受检者双眼注视光点，跟随光点进行追随运动，进行
九方位的检查，检查方向为：正前方，水平向左、向左上，垂
直向上、向右上，水平向右、向右下，垂直向下、向左下依次
进行（也可反向轮转）。

【注意事项】

判定眼球运动的正常标准同上。九个诊断眼位中，水平向
左、水平向右、左上、左下、右上、右下，分别代表了双眼十
二条眼外肌的肌力（如图所示）。双眼同向运动异常则表示该
方位的肌肉肌力的异常："+"代表肌力过强，"-"表示肌
力不足。0 级为正常，4 级为严重异常。

（三）双眼异向运动

【目的】

集合近点的检查，用于判断集合功能。

【准备】

调节性视标（如近视力表或大小合适的图案、字母等）。

【操作程序】

受检者取端坐位，正向面对检查者，以调节性视标作为引
导视标，嘱受检者双眼注视调节性视标，从正前方约 15cm 处
逐渐移动至受检者眼前，观察受检者不能双眼同时注视时，视
标离眼前的距离。

【注意事项】

当受检者双眼同时注视逐渐移近的视标，可以观察到受检者的双眼进行集合运动。当受检者集合能力达到顶点，双眼不能再保持同时注视时，可观察到一只眼偏移的运动，该点即为集合近点。

三、斜视度的测量检查-三棱镜交替遮盖法

【目的】

对斜视度进行精确的定量测量，是斜视手术前的重要检查。

【准备】

组合三棱镜，遮眼板，电筒或点状光源，调节性视标。

【操作程序】

使用三棱镜中和受检者的斜视度，在受检者眼前放置合适的三棱镜，进行交替遮盖试验，当双眼不再移动时眼前放置的三棱镜度数即为斜视的度数。内斜记录为"＋"，外斜记录为"－"，垂直斜视根据高位眼记录为 R/L（右比左高）或 L/R（左比右高）。三棱镜交替遮盖检查分为视远和视近两种。

检查视近时，受检者取端坐位，正向面对检查者，嘱受检者双眼注视正前方 33cm 处的调节性视标，眼前放置三棱镜，进行交替遮盖检查，直至双眼不再移动。检查视远时，受检者取端坐位，正向面对检查者，将点状光源放置在 5 米远处作为引导视标，嘱受检者双眼注视光源，眼前放置三棱镜，进行交替遮盖检查，直至双眼不再移动。

【注意事项】

1. 该检查要求双眼均有固视能力，对于单眼视力过低者不能进行检查。

2. 受检者应佩戴适合的矫正眼镜，以保证双眼能清晰的

注视视标。

3. 为全面了解斜视病情，可进行视远、视近、向上注视25°和向下注视25°等各方位的斜视度检查。

4. 对于间歇性外斜的患者可以进行半小时以上的遮盖后再行检查，并且先进行视远检查，再进行视近检查。

（魏　红）

第八节　眼底检查法

眼底检查，通常是用检眼镜对眼底进行全面的检查。检查内容包括玻璃体（是否混浊）、视乳头（大小、形状、边缘、表面、颜色、杯盘比等）、视网膜周边部（颜色，形态，有无渗出、出血、色素沉着、肿瘤、异物）、视网膜血管（动、静脉管径，血柱，颜色，中央反光带比例，血管交叉，异常血管）、黄斑部（有无水肿、渗出、出血、色素沉着，中心凹光反射）。

一、直接检眼镜检查

【目的】

运用直接检眼镜对眼底进行检查。

【准备】

1. 患者准备　了解检查的目的、方法及注意事项。

2. 操作者准备　穿戴整齐，洗手，戴口罩。

3. 用物准备　直接检眼镜。

4. 环境准备　清洁、安静、暗室内。

【操作程序】

1. 检查右眼时，检查者右手持检眼镜，位于被检查者右方，用右眼进行观察；检查受检者左眼时，检查者左手持检眼镜，位于被检查者左方，用左眼进行观察。

2. 嘱患者平视前方。

3. 彻照法　距离受检眼 10～15cm，用 +12D～+20D 观察角膜和晶状体，用 +8～+10D 观察玻璃体。正常时瞳孔区呈橘红色反光，如屈光间质有混浊，红色反光中出现黑影，此时嘱患者转动眼球，如黑影移动方向与眼动方向一致，表明混浊位于晶体前方，反之则位于晶体后方，如不动则在晶体。

4. 眼底检查　将转盘转动到"0"处，距离受检眼 2cm，因检查者与受检者的屈光状态不同，需拨动转盘直到看清眼底为止。嘱受检者向正前方注视，检眼镜光源经瞳孔偏鼻侧 15°可检查视盘，再沿血管走向观察视网膜周边部；可嘱受检者上、下、左、右转动眼球，以检查周边部位眼底，嘱患者注视检眼镜灯光，以检查黄斑部。

【注意事项】

1. 直接检眼镜所见眼底像为正像。

2. 通常可不散瞳检查，若需详细检查则应散瞳。

3. 若需散瞳需要注意浅前房和房角窄的患者，需在散瞳前检查眼压，避免诱发急性闭角型青光眼。

4. 检查在暗室内进行。

5. 检查右眼时，检查者右手持检眼镜，位于被检查者右方；检查左眼时，检查者左手持检眼镜，位于被检查者左方。

二、双目间接检眼镜

【目的】

1. 较全面观察眼底。

2. 辅以巩膜压迫器，可看到锯齿缘，有利于查找视网膜裂孔。

3. 能在较远距离检查眼底，可直视下进行视网膜裂孔封闭及巩膜外垫压等操作。

4. 屈光介质欠清或高度屈光不正者，用直接检眼镜难以进行眼底检查，可用双目间接检眼镜。

【准备】

1. 患者准备 了解检查的目的、方法及注意事项，受检者通常需要散瞳。

2. 检查者准备 穿戴整齐，洗手、戴口罩。

3. 用物准备 间接检眼镜、放大透镜、金属巩膜压迫器。

4. 环境准备 清洁、安静、暗室。

【操作程序】

1. 充分散大受检者瞳孔，受检者坐位或者平卧位均可。

2. 检查者位于被检查者面前（受检者坐位时）或者头部方向（受检者平卧位时），戴上检眼镜，扣紧头带，接通电源，调整瞳距及反射镜的位置，将光源调整至视野的上半部分，双眼调试使看成立体像。

3. 光照于被检查眼，不用物镜，使之适应。

4. 检查者用拇指、示指两指持物镜，嵌白环的一面向着被检眼，通常使物镜距离被检眼5cm；以小指或无名指靠在受检者额部作为固定；中指提起上眼睑。

5. 将光线照进眼底的上方，先检查周边部，其次为赤道部，最后检查黄斑区。

【注意事项】

1. 随时保持检查者视线、目镜、物镜、被检眼瞳孔及所查眼底位于一条直线上。

2. 若眼底不够清晰，常常是目镜距离物镜太近，尝试着将头向后移动。

3. 检查黄斑的时间应尽量短，以减少对黄斑区的直接光照。

4. 双目间接检眼镜所见眼底像为完全相反的倒像。

5. 请患者配合转动眼球：检查后极部时受检者向正前方注视；检查右眼视乳头时受检者注视检查者的右耳；检查左眼

视乳头时受检者注视检查者的左耳；检查上方（12 点方向）时受检者向上方注视；检查 3 点钟方向时受检者向 3 点钟方向注视；检查 9 点钟方向时受检者向 9 点钟方向注视。

三、裂隙灯显微镜配置前置镜检查法

【准备】

1. 患者准备　了解检查的目的、方法及注意事项，受检者通常需要散瞳。

2. 检查者准备　穿戴整齐，洗手、戴口罩。

3. 用物准备　裂隙灯显微镜、前置镜。

4. 环境准备　清洁、安静、暗室。

【操作程序】

1. 充分散大受检者瞳孔。

2. 受检者位于裂隙灯显微镜检查准备。

3. 检查者手持前置镜于被检眼前约 10mm，保持镜的中心、眼球中心与裂隙灯显微镜对正。

【注意事项】

1. 检查所见为倒像。

2. 检查者应将前置镜位置调整，使焦距适当、眼底影像更清晰。

四、裂隙灯显微镜配置 Goldmann 三面镜检查法

【准备】

1. 患者准备　了解检查的目的、方法及注意事项，受检者通常需要散瞳。

2. 检查者准备　穿戴整齐，洗手、戴口罩。

3. 用物准备　裂隙灯显微镜、Goldmann 三面镜。

4. 环境准备　清洁、安静、暗室。

【操作程序】

1. 充分散大受检者瞳孔，对受检眼表面麻醉。

2. 受检者位于裂隙灯显微镜检查准备。

3. 三面镜接触眼睛的镜面要放置1%甲基纤维素或生理盐水，角膜表面无气泡残留再进行检查。

4. 三面镜中央为凹面镜，锥形圆周内为三个不同倾斜角度的反射镜面，分别为75°、67°、59°，其中央的凹面镜用于检查眼底后极部；75°镜可检查后极部到赤道部之间的区域；67°镜用于检查周边部；59°镜可检查锯齿缘、睫状体及房角部位。

【注意事项】

1. 受检者需要散瞳并表面麻醉。

2. 检查时需要角膜表面需保证无气泡残留。

3. 三面镜通过中央镜面检查为正面像，通过三个反射镜所见为反射像，即对面的像，镜面在上方，所见为下方，左右关系不变；镜面在颞侧，所见为鼻侧，上下关系不变。

（吴倩影）

第九节　屈光检查法

一、屈光度检查

【目的】

通过客观或主观方法确定患者屈光状态。包括客观验光和主觉验光。

【适应证】

1. 屈光状态为近视、远视、散光，需要了解屈光状态或配镜矫正视力者。

2. 屈光手术前的准备。

【禁忌证】

1. 闭角型青光眼患者禁忌散瞳验光。

2. 精神障碍无法配合者。

【准备】

青少年儿童检查前使用睫状肌麻痹药散瞳（如托吡卡胺、阿托品等）。

【操作程序】

1. 客观验光

（1）可以选择先使用电脑验光仪进行验光，获得初步结果。

（2）令被检者注视视标，先右后左分别检查双眼。

（3）改变套筒位置和检查距离，增加光影亮度，判断球性屈光不正或散光。

（4）对于球性屈光不正，观察视网膜反射光和检眼镜的移动方向是顺动还是逆动，需要增减镜片直至中和。

（5）对于存在散光者，首先确定两条主子午线方向，分别用球镜和球柱联合来中和。

（6）将工作距离的倒数以负球镜度数计入总检影度数。

（7）分别记录双眼检影度数和戴镜后矫正视力。

2. 主觉验光　可通过综合验光仪测量。

（1）单眼分别验光

1）初步 MPMVA（最正度数之最佳视力），获得尽可能高的正度数镜片或最低的负度数镜片；

2）用交叉柱镜确定柱镜的轴向和度数。

3）再次 MPMVA，确定最后球镜度数。

（2）双眼调节平衡：仅用于在单眼验光中双眼视力同样清晰者。双眼注视不同视标，整个调节系统进一步放松，有助于减少或消除误差。

【注意事项】

1. 散瞳验光后的屈光度数需结合主觉验光结果和患者的

具体要求确定最后处方。

2. 对前房浅、房角窄的被检者如果需要散瞳，需要提前排查，用药后还需要密切观察。

【并发症及处理】

1. 散瞳后不能从事近距离工作，药效减退后即会改善。

2. 用阿托品者可能出现发热、脸红、口干和精神症状等不良反应。

二、角膜曲率检查

【目的】

1. 通过角膜反射性质测量其曲率半径。

2. 角膜屈光力占全眼屈光力 70%，了解角膜曲率有利于了解人眼的屈光力情况。

【适应证】

1. 判定有无散光及散光性质。

2. 用于某些疾病的诊断，如圆锥角膜、扁平角膜或大散光等。

3. 角膜手术后的追踪观察。

4. 指导配戴角膜接触镜。

5. 指导屈光性角膜手术。

6. 拟植入人工晶体度数的测算，人工晶状体植入术前准备。

【禁忌证】

严重角膜疾患，无法进行准确测量者。

【准备】

1. 检查者应充分了解设备信息，并调整目镜使其清晰对焦。

2. 调节下颌托和头带，使检查过程中被检者头位能稳定固定，并方便手柄上下移动。

3. 对患者充分交代配合事宜。

【操作程序】

1. 双眼分别测量。检查一眼时，另一眼遮盖。

2. 被检者下颌放在架托上，前额顶靠头架，下颌与台面垂直，双眼平视前方，调整被检者眼位，使检查镜筒射出的影像刚好位于被检眼角膜正中。

3. 检查者通过目镜调整落在被检者角膜上的影像，对准焦点直至图像清晰。

4. 不同角膜曲率计的影像设计不同，有的是红色方格与绿色台阶（Javal散光计）；有的是两个轴向垂直的带十字的圆圈（Bausch-lomb角膜曲率计）；有的是空心"十"字与"十"字标。检查者在目镜观察下转动镜筒，先确定接近水平位的第1主径线后，旋转微调使两像恰好相接触或重合（根据仪器设计要求），记下标尺上的屈光度或曲率半径值；再将镜筒旋转到与第1主径线垂直位（旋转90°），微调使两影像恰好相接触（红方格与绿台阶）或重合（两十字），记下标尺上的屈光度或曲率半径值。

5. 分别记录两条轴线的曲率，有散光者标出散光轴。进行结果分析。

【注意事项】

1. 确认被检查者下颌与台面垂直，头部不要倾斜。

2. 应用角膜曲率计测量时，因为所测的角膜面积仅限于角膜中央3mm范围，所以不适于评估屈光性角膜成形术的疗效。

3. 对高度散光，怀疑为圆锥角膜的患者，要进一步行角膜地形图检查。

三、眼轴测量

【目的】

测量眼球前后径，最普遍使用的方法是A超，近年也有采用 IOL- Master 的方法。

【适应证】

1. 屈光的常规检查．

2. 对病理性近视的眼轴长度长期随访监测。

3. 屈光手术前检查。

【禁忌证】

1. 角膜炎。

2. 固视困难者。

【准备】

1. 告知患者该检查为直接接触式检查。

2. 充分表面麻醉。

【操作程序】

1. 测量前，向患者说明仪器及使用方法，消除患者紧张情绪，并告知测量时避免剧烈身体晃动，同时尽量避免眼球转动。

2. 进一步测量眼轴长度，使用特制探头，探头内包含一注视灯，探头表面是乳胶水囊。

3. 表面麻醉药充分麻醉后，用探头接触角膜，患者注视指示灯，即可显示探测距离。

【注意事项】

1. 从前到后出现的高峰分别为：晶体前表面、晶体后表面、玻璃体-视网膜交界面，之后是高低不平的球后脂肪和软组织回升。全波段中有一段较长的低回声区为玻璃体腔。

2. 波峰规则，表面界面均匀，波峰越高，回升越强。

3. A 超为一维图像。

【并发症及处理】

角膜上皮损伤，可引起不同程度的异物感或疼痛。检查后应局部滴用抗生素眼液和修复制剂（如羧甲基纤维素钠、血清制剂等）。

四、角膜地形图检查

【目的】

1. 精确观察和分析角膜形态。

2. 帮助诊断角膜疾病。

3. 角膜屈光手术前后的必要检查。

【适应证】

1. 角膜手术术前预测、手术计划和效果评价。

2. 各类屈光性手术如白内障手术、角膜移植手术、青光眼手术、视网膜脱离手术等对角膜屈光度的影响。

3. 角膜病如圆锥角膜的诊断和临床监测。

4. 配戴角膜接触镜后角膜屈光度改变的评价等。

【准备】

1. 屈光手术前患者需停戴角膜接触镜 2 周、硬性角膜接触镜 4 周。

2. 排除全身性疾病和精神异常者。

【操作程序】

1. 将患者基本资料输入计算机，包括姓名、性别、年龄、初步诊断等。

2. 患者取坐位，下颌置于下颌托，前额紧靠头带固定。

3. 嘱患者自然眨眼几次后睁大双眼，注视角膜镜中央的固视灯光。

4. 检查者操作摄影把手，使荧光屏上的交叉点位于瞳孔中央，使角膜镜同心圆中心与瞳孔中心点重合，调节焦距，直至屏幕上的 Placido 盘同心圆影像清晰，按下按钮固定图像。

5. 同法行另眼检查，并选择最佳影像存盘打印。

6. 结果分析。

（1）色彩图：以不同的颜色代表相应的屈光度，一般暖色表示屈光力大，而冷色表示屈光力小，其具体等级位于图像的左侧。

（2）统计数据：包括角膜表面不规则指数 SAI，角膜表面规则指数 SRI，角膜预测视力 PVA，模拟角膜镜读数，最小角膜镜读数，这些通常位于彩色图像的下方。

【注意事项】

1. 泪膜不完整对图像影响较大，所以检查前应嘱患者正常瞬目，单眼检查结束后应闭眼休息。

2. 不同图像对比时要注意级差分布。

（唐　静）

第十节　眼外伤处理技术及相关知识

眼外伤是由于眼球及其附属器官位置的相对暴露，容易受到外界的物理或化学因素的影响，从而造成眼部组织功能或器质性损害。

临床上通常按致伤原因可分为机械性和非机械性眼外伤。前者可分为钝挫伤、锐利伤和眼异物伤；后者又分为热烧伤、化学伤、辐射伤等。

【目的】

正确及时处理眼外伤患者，尽最大可能降低或消除眼外伤所导致的不良后果，积极保护和挽救患者的眼球及视力。

【准备】

1. 患者准备　了解眼科检查的目的、方法及注意事项，使患者及家属能积极配合医生询问病史、查体及治疗。

2. 操作者准备　穿戴整齐，修剪指甲，洗手、戴口罩。

3. 用物准备　裂隙灯、检眼镜、电筒、消毒溶液（75%乙醇、碘伏等）、生理盐水、无菌棉签、无菌纱布、不同型号注射器及针头、表面麻醉滴眼液、散瞳滴眼液、锐器盒等。

4. 环境准备 清洁、安静、明暗室，清创间。

【操作程序】

1. 确认患者全身情况是否平稳，让患者情绪稳定，询问患者或家属关于患者外伤史及相关病史。

2. 眼科专科查体，必要时行全身查体。

3. 明确患者病情是否需要立即行眼部冲洗或消毒、止血、包扎等措施，如需要，争分夺秒尽快处理。

4. 安排紧急必要的相关检查或急诊处理措施。如眼部有伤口患者需行破伤风抗毒素或免疫球蛋白注射，皮肤裂伤需尽早消毒清创缝合伤口（缝合前需解释病情，告知风险等，取得患者或家属同意，并签署手术同意书）。

5. 明确诊断，解释病情，对症治疗。详细告知用药方法，如需眼科门诊或急诊复查者，要详细告知复查时间，如需要进一步眼科专科医师诊治，要清楚告知就诊方式。如无法自行处理或诊断不明确，可请示值班上级医师会诊。需要收入院治疗者，需完善手写或电子病历，请示上级医师，经允许后完善相关术前检查并收入院治疗。

【注意事项】

1. 就诊时需首先确认患者生命体征是否平稳，有无复合外伤，必要时请内外科会诊，如全身病情危重，需先抢救生命，待全身病情较平稳，再尽早行眼外伤诊治。

2. 通常眼外伤患者病史较复杂，需全面详细询问患者病史情况。如：何时、何地在什么情况下眼部受伤，什么症状，是否合并其他不适或外伤史；既往眼部病史及全身病史；是否自行或在相关医疗机构进行过处理。了解的病史越丰富，我们越容易对患者病情做出正确的判断，及时准确地为患者安排进一步诊治措施。

3. 仔细查体。应避免检查时对患者眼部造成再次的损害。如怀疑患者眼球破裂，避免过度用力挤压眼球或瓣眼睑。如已确定患者眼球破裂，在缝合伤口之前避免行眼部 B 超、彩超和眼压等一系列压力性检查，如眼球破裂已伴有内容物脱出，需注意使用清洁敷料保护患者眼部组织，避免长时间暴露眼内组织。婴幼儿、精神异常或神志不清醒患者不配合检查时，尽量避免强行检查，必要时镇静或全麻下检查。钝挫伤患者眼睑高度肿胀明显无法检查时，建议完善相关辅助检查（眼部 CT、眼部 B 超等），初步了解眼内基本情况，待眼睑肿胀有所消退时，再行裂隙灯、检眼镜等检查。

4. 熟练运用眼科检查设备及合理运用辅助特殊检查。熟练运用电筒、裂隙灯、直接、间接检眼镜、前置镜等检查眼前后段情况。合理运用辅助特殊检查：如开放性伤口怀疑感染患者需进行血常规等检查，必要时进行抗感染治疗；复合外伤患者还必须注意患者生化等各相关指标，如怀疑锐器伤伴眼内磁性异物，注意避免行磁共振检查，可考虑安排 CT 或 X 线等检查。眼球运动受限或眼球转动疼痛者注意安排 CT 检查是否存在眶壁骨折情况。钝挫伤患者均需注意眼压，其中屈光介质浑浊者，还可使用眼部 B 超、彩超了解内眼情况，屈光介质较透明但合并视力下降者，注意检查视网膜、视神经等情况，可使用 OCT、VEP、视野等检查等。

5. 急诊手术应先行眼球开放伤处理，再行眼附属器开放伤治疗。如眼球破裂伤应早于眼睑裂伤处理，待眼球裂口缝合后再行眼睑皮肤伤口缝合。

6. 熟悉不同抗生素适应证，合理使用抗生素。根据患者眼部具体情况，合理使用不同种类抗生素，以达到有效抗感染的目的。

7. 为不耽误手术抢救时机，需全麻手术患者，嘱患者即刻开始禁饮禁食，尽早做好全麻手术准备。如婴幼儿、儿童、精神异常者以及手术较大考虑患者无法耐受需尽早做好全麻准备。

一、眼球挫伤

眼球钝挫伤可分为角膜挫伤、虹膜与睫状体挫伤、晶状体挫伤、创伤性玻璃体积血、脉络膜裂伤以及视网膜挫伤。

（一）角膜挫伤

1. 角膜异物　角膜浅层异物，需在结膜囊内点表面麻醉药后，在无菌情况下使用无菌针头等锐器将异物剔除，操作完毕后需使用抗生素眼膏或滴眼液点眼数天预防感染。角膜深层异物，需完善相关检查后及早安排手术取出。

2. 角膜上皮擦伤伴角膜上皮脱落　可使用抗生素眼膏涂眼后清洁敷料包扎，次日打开抗生素继续点眼，一般角膜上皮会在 72 小时内修复。

（二）虹膜与睫状体挫伤

1. 外伤性虹膜睫状体炎　需使用激素类消炎药物，及时使用散瞳药散大瞳孔，注意监测眼压。

2. 虹膜根部离断　根据离断范围大小安排是否早期行虹膜根部离断修复。范围小者，不影响视力或视觉质量情况下，不需手术，范围大且影响患者视力或出现单眼复视时需行手术修复。

3. 前房积血　首先应完善视力及眼压检查，若眼压高者需降眼压处理，并予抗生素眼膏涂眼后双眼包扎制动，嘱患者半卧位休息，限制活动。每日复查检查患者积血吸收等情况，若伴随虹膜睫状体炎患者注意需使用含激素的抗生素眼膏或眼液，可适当加用散瞳剂点眼。一般较多积血 5 天左右无明显吸收或发现角膜血染以及高眼压无法控制时，应及时行前房冲洗术。

（三）晶状体挫伤

1. 白内障　病情轻者，视力无明显下降，晶体轻度混浊以及晶体囊膜无破裂无需处理，晶体混浊明显导致视力严重下降或伴随晶体囊膜破裂，需安排手术。

2. 晶状体脱位 晶状体轻度脱位，视力无明显下降不伴玻璃体嵌顿者，不需要特殊处理，嘱门诊随诊。晶状体明显脱位伴玻璃体嵌顿引起眼压高者，或引起视力严重下降，需行手术治疗。

（四）视网膜损伤

1. 视网膜震荡伤 可适当使用激素短期口服，但须注意不良反应。

2. 玻璃体积血 首先观察，或可适当使用止血药，1 个月内出血无法吸收，视力无明显提高患者需行玻璃体切割术，但在观察期间需注意复查眼部 B 超，一旦发现出现视网膜脱离，尽早行玻璃体切割联合视网膜脱离修复①术等术式。

3. 视网膜脱离 应尽早手术治疗。

4. 黄斑裂孔 应根据裂孔大小及孔周网膜情况考虑是观察还是手术治疗。

（五）脉络膜裂伤

可安排眼底血管造影明确诊断，无特殊处理。

（六）视神经挫伤

患者常主诉患眼视力骤降甚至丧失，注意仔细检查双眼瞳孔形态，是否等大等圆，直径大小，有无直接、间接对光反射和相对瞳孔传入阻滞改变。还需仔细检查眼底视盘改变。结合患者辅助检查如眼部 CT、VEP、电脑视野等检查，进一步明确诊断，如患者视力下降明显，早期可使用大剂量激素冲击，同时还可全身使用维生素 B_1、B_{12} 或扩血管药物等，但效果欠佳。如发现伴随视神经管骨折，建议尽早安排视神经管开放减压术，还需注意密切我科随访。

二、眼附属器挫伤

（一）眼眶挫伤

1. 眶壁骨折 安排眼部 CT 等影像学检查了解眶壁骨折状

态。轻度骨折，骨片对合好，患者视觉质量无影响，可观察。骨折程度较重，影响眼球运动，出现斜视、复视、眼球转动受限及转动痛等，并结合影像学检查，确认存在眼外肌肉或组织嵌顿于骨折处，眼球移位或眶壁塌陷畸形影响外观，可先全身使用激素减轻水肿、抗炎，待组织肿胀有所消退后可行手术修复。骨折尤为严重且影响视力者尽早手术。

2. 眶内出血　外伤引起眶内出血（球后出血）或眼眶内软组织水肿，导致眶压升高，可能对视神经进行压迫造成视力骤降或丧失，此情况需尽早予脱水剂或激素输注消除水肿，降低眶压，减轻视神经负担，如眶压仍高，可尽早行眼眶减压术。也可同时适当使用止血药对症。

（二）眼睑外伤

1. 眼睑挫伤　眼睑肿胀、皮肤青紫，皮下淤血可在48小时内冷敷或冰敷患处，及可适当口服止血药物以帮助止血，2天后可热敷患者，以加快淤血吸收速度。

2. 眼睑裂伤　对伤口进行彻底消毒。伤口深或严重污染者必须使用过氧化氢彻底清洗伤口，并需多次使用碘伏等消毒液进行伤口及周围皮肤消毒，待消毒彻底后逐层对位缝合皮肤伤口。

（三）结膜挫裂伤

1. 结膜异物　彻底翻开眼睑，检查结膜囊内或上下穹窿内有无异物，尽量在表面麻醉下取尽异物。

2. 结膜下出血　可暂观察。出血多者48小时内冷敷患眼。但需排查是否存在潜在巩膜裂口，注意眼压低者应高度重视排查眼球是否存在破裂，此时可行眼部CT了解眼环状态。

3. 结膜裂伤　伤口小，对合好，不需要缝合，需使用抗生素滴眼液预防感染；如结膜裂口大，对合差，巩膜暴露者，需急诊行结膜裂伤缝合术。术后仍需使用抗生素滴眼液点眼1～2周。

（四）泪器挫伤

1. 泪腺损伤　泪腺如已严重破坏伴功能丧失，可考虑手术摘除。

2. 泪道损伤　若出现泪道阻塞，可先行泪道冲洗检查，了解阻塞部位，也可行泪道碘油造影检查，了解泪囊的大小及病损部位。若发现断裂，建议尽早手术修复。如条件实在不允许，可先行清创缝合裂口，再二期行泪道吻合等手术。

三、眼球穿通伤、破裂伤和眼异物伤

1. 检查时嘱患者双眼睁开，小心暴露所需检查部位。检查后需立即使用清洁敷料遮盖患眼，避免过度挤压眼球。

2. 合理使用眼部 CT。如怀疑有眼球内异物，不明确异物性质时需安排眼部 CT 或 X 线了解眼内情况，避免行磁共振检查，怀疑眼球破裂未见明确裂口，也可考虑安排眼部 CT 了解眼环形态，CT 也可了解眼球破裂患者的病情程度。

3. 尽早完善术前检查，早期缝合眼球伤口。

4. 缝合时需保证伤口闭合，无漏液，还需确认无色素膜或玻璃体脱出嵌顿于伤口处，高度怀疑眼球破裂，需安排手术探查。

5. 如患者存在眼内异物，部分露出于眼球外。避免在污染环境下擅自取出或拔出，需立即完善术前准备后将患者送入手术室内在无菌条件下消毒后小心取出，剪出脱出玻璃体，还纳较健康色素膜，关闭伤口并缝合。

6. 急诊手术前后均需使用抗生素局部及全身预防抗感染治疗。必要时需合并使用其他眼药点眼。

7. 术后需进行相关亚专业处理患者，需交由负责该亚专业的医师安排进一步治疗方案。

四、眼化学伤 - 酸碱烧伤

紧急处理：充分彻底冲洗结膜囊。此类患者就诊，首先询

问是否自行进行过冲洗，若未冲洗，应立即使用大量生理盐水充分冲洗结膜囊。事实上，对于患者而言最关键也是最有效的办法就是，争分夺秒，现场取材，彻底冲洗结膜囊。冲洗前需给患者双眼滴入表面麻醉剂，让患者配合转动眼球，以求冲洗彻底。需取出结膜囊内残存固体物质。

重症碱烧伤患者可早期行前房穿刺。因为碱性物质穿透性强，很容易进入眼内，且持续时间长，故前房穿刺可促进碱性物质排出眼外。

预防眼球组织的坏死。维生素 C 的局部和全身使用，可局部点眼、结膜下注射和静脉输注。还可点自家血清或 10% 枸橼酸钠等。

预防感染，减轻炎症反应。抗生素点眼，也可联合全身输注抗生素，5～7 天内可使用地塞米松输注，7 天后进入角膜溶解期需停用地塞米松。

并发症的预防。预防睑球粘连，分离粘连，人工泪液和眼膏的使用。若角膜上皮无法自行修复或结膜坏死可行羊膜、结膜移植等术式。

五、热 烧 伤

1. 需早期取出凝固在结膜囊内的固体物质。取前做好表面麻醉准备，取出后再使用生理盐水彻底冲洗结膜囊。

2. 使用抗生素、修复角膜上皮药物以及人工泪液等点眼。

3. 预防并发症，如睑球粘连等，每天可使用消毒钝器如玻璃棒，分离粘连结膜，防止粘连融合。密切观察角膜上皮修复及结膜修复情况，如修复能力差，需行结膜或羊膜移植等术式。

六、辐 射 伤

（一）电光性眼炎

1. 病史特殊　发病前 6～10 小时左右有紫外线照射史，

如电焊、水银灯照射后出现双眼流泪刺痛难忍，眼睑痉挛，角膜上皮弥漫性点状脱落。

2. 眼膏包扎对症　可使用止痛药对症，疼痛剧烈者可使用少许表面麻醉剂点眼暂缓患者症状，但禁频点。双眼抗生素眼膏涂眼后包扎。次日打开纱布抗生素或加用上皮修复眼液点眼。大部分患者在用药后次日症状就有明显改善。

（二）日光性视网膜病变

有长时间注视强烈光线史（如注视太阳），致使光线聚焦于黄斑，导致黄斑灼伤。

注意预防，不要长时间直视强光。如出现此类病变建议眼底病专科就诊，根据眼底情况考虑是否手术或药物治疗。

（高云霞）

第四章

耳鼻喉科

第一节　外耳及鼓膜检查法

【目的】

初步进行外耳检查，以期发现外耳及鼓膜的病变。

【准备】

1. 患者准备　侧坐，受检耳朝向检查者。向患者解释该检查为无创，嘱其不要动，如有不适马上告知操作者。

2. 操作者准备　穿戴整齐，修剪指甲，洗手、戴口罩。

3. 用物准备　光源、额镜。

【操作程序】

1. 调好光源及额镜，使额镜聚焦在患者外耳。

2. 视　观察耳廓及外耳的外观，大小、形状、位置是否正常、对称，皮肤有无红肿、皮疹、瘘口、出血、流脓、塌陷、瘢痕、畸形、包块等。

3. 触　沿耳前（包括耳屏）-耳上（包括牵拉耳廓）-耳后-乳突-耳下（腮腺）方向，依次触诊，检查有无触痛、压痛、牵拉痛、波动感、淋巴结肿大及包块。

4. 颞下颌关节　将示指、中指分别置于耳前及外耳道口，嘱患者做张闭口动作，观察有无压痛、弹响、运动受限等。

5. 耳道双手检查法　一手向后上牵拉耳廓，另一手置于耳屏前方，将耳屏向前推开，调整额镜及视线，观察外耳道的通畅程度、大小、形状，有无红肿、瘘口、出血、流脓、畸形、异物、新生物等，然后观察鼓膜是否完整、各标志是否清楚、色泽、有无钙斑、穿孔、液平、肉芽等。婴幼儿应向后下牵拉耳廓。

6. 耳道单手检查法　在检查者需要行取耵聍等操作时，则左手牵拉耳廓，右手操作。查左耳，左手置于耳廓下方，拇指中指持耳廓向后上拉，示指在耳前推开耳屏；查右耳，左手置于耳廓上方，余同前。

7. 器械检查法　有窥耳器、电耳镜、耳内镜等。左手做牵拉，方法同单手检查法，右手持器械，注意器械前端尽量不要深入外耳道骨部，以免引起疼痛或致外耳道内段损伤。

【注意事项】

1. 发现分泌物如脓液时，应注意其颜色、气味等，并取之做检验、培养及药敏后，再拭擦干净，继续观察内部。

2. 送药敏试验前，应询问并记录患者的用药史、过敏史等。

3. 只从一个方向不易窥清外耳道，特别是鼓膜的全貌，应该从各个角度协调变换受检者头部及额镜的角度，特别注意不要漏检松弛部。

4. 双手检查法适用于初学者，单手检查法适用于需要进行镜下操作者。

5. 初学者在检查鼓膜时可以先找到光锥，然后继续观察锤骨柄、短突、紧张部各象限，至松弛部。

6. 嘱患者做吞咽动作，或捏鼻鼓气，可以初步观察、评价中耳咽鼓管功能。

（郑　虹　戴晴晴）

第二节 鼻部检查法

【目的】

简单快捷地进行外鼻及鼻腔的专科检查。

【准备】

1. 患者准备　坐直、面向检查者。向患者解释该检查为无创，嘱其不要动，如有不适马上告知操作者。

2. 操作者准备　穿戴整齐，修剪指甲，洗手、戴口罩。

3. 用物准备　光源、额镜、清洁的前鼻镜（窥鼻器）等。

【操作程序】

1. 调好光源及额镜，使额镜聚焦在患者外鼻。

2. 视　观察外鼻及各鼻窦投影区的外观，大小、形态是否正常、对称，有无缺损或畸形、肿胀或异常凹凸，皮肤有无红肿、瘢痕、包块等。

3. 触　按鼻根-鼻梁-双侧鼻背-鼻尖-双侧鼻翼-双侧鼻窦压痛区的顺序，触诊外鼻以免遗漏，检查有无触痛、压痛、牵拉痛、波动感、肿大。

4. 叩　鼻梁叩痛-鼻中隔脓肿，鼻窦投影区叩击痛-急性鼻窦炎。

5. 鼻前庭检查　嘱患者头稍后仰，以手指向内上轻推鼻尖，抬起后左右推动，以便观察鼻前庭。先观察鼻毛是否正常，有无局部皮肤隆起或新生物，再看皮肤有无红肿化脓、糜烂、蜕皮、皲裂或结痂等。

6. 前鼻镜检查　检查者左手持前鼻镜，右手扶住患者头顶或下颌部，以便固定及调整头位。选取大小合适的前鼻镜，将闭合的镜唇顺鼻腔方向放入鼻前庭，再轻轻张开观察内部。

7. 第一头位　患者头稍向前下倾，张开前鼻镜后观察鼻中隔下份、鼻底、下鼻甲及下鼻道，在总鼻道较宽阔的患者，可能看到其后的鼻咽部。

8. 第二头位　右手缓慢向后推患者头部，使患者头后仰30°左右，观察鼻中隔、总鼻道中部、嗅裂、中鼻甲、部分中鼻道。

9. 第三头位　继续轻推，使患者头继续后仰30°左右，观察中甲前端及上份的鼻腔。

10. 观察鼻腔黏膜的色泽、有无充血、干燥或水肿、糜烂、溃疡、出血点；鼻甲大小形态；鼻中隔形态、有无穿孔或肿胀；有无鼻腔异物或新生物；鼻腔内有无分泌物及其位置、性状。

11. 间接鼻咽镜检查　见本章第三节咽部检查法。

12. 鼻内镜检查法　先用1%麻黄碱生理盐水、1%丁卡因行黏膜表面收缩及麻醉。左手持镜，观察顺序及内容同前鼻镜检查法，较之观察更为细致。再沿鼻底继续深入，出鼻腔后观察鼻咽部及鼻后孔。操作时要轻柔，尽量不要碰触摩擦鼻黏膜。

【注意事项】

1. 发现鼻腔分泌物时，可行体位引流，应注意其部位、颜色、气味等，可取之做检验（如脑脊液生化检查）、微生物培养及药敏等，再嘱患者擤干净，或者用吸引器吸出。继续观察内部。

2. 若鼻甲肿胀妨碍观察，先用1%麻黄碱生理盐水喷雾或经其浸透的棉片放入总鼻道收缩，3分钟左右取出。如放入的是棉片，应记录下放入的数量，取出时清点核对。

3. 前鼻镜检查结束后，应保存前鼻镜在张开状态退出鼻腔。检查时前鼻镜的镜唇前端，不能超过鼻内孔（即限于鼻前庭皮肤部分），以免损伤娇嫩的鼻黏膜引起出血。

4. 一般情况下前鼻镜检查无法看见上鼻甲及上鼻道。

5. 上颌窦疾患者，应同时观察口腔，看上列牙，特别是上列磨牙及牙龈有无病征。

6. 必要时应做嗅觉检查，包括嗅瓶试验（看有无嗅觉）

及嗅阈检查（有检查条件时）。

（郑　虹　戴晴晴）

第三节　咽部检查法

【目的】

初步进行鼻咽部及口咽部检查。

【准备】

1. 患者准备　坐直、面向检查者。向患者解释该检查为无创，嘱其不要动，如有不适马上告知操作者。

2. 操作者准备　穿戴整齐，修剪指甲，洗手、戴口罩。

3. 用物准备　光源、额镜、间接鼻咽镜、压舌板、乙醇灯等。

【操作程序】

1. 调好光源及额镜，使额镜聚焦在患者口唇部。

2. 口咽部视诊　先观察患者口腔及舌牙等，然后以压舌板轻压舌前 2/3，依次观察软腭及其运动、悬雍垂、腭扁桃体、咽后壁。

3. 鼻咽部视诊（间接鼻咽镜检查）　嘱患者头稍前倾，用鼻自然呼吸，张口，操作者先加热间接鼻咽镜，使之温热不烫手，再左手持压舌板，调整额镜及光源后，右手持鼻咽镜，镜面朝上，轻轻放入口腔后份，直至软腭与咽后壁之间。然后缓缓转动镜子角度，依次观察软腭背面，后鼻孔，左、右咽鼓管圆枕，咽隐窝及周围，鼻咽顶。观察有无红肿、出血、分泌物、新生物等。

4. 颈部触诊　凡检查咽部，最好不要遗漏颈部淋巴结扪诊。方法同内科查体。

【注意事项】

1. 间接鼻咽镜放入时，应避免接触咽后壁或舌根，否则易引起患者咽反射、恶心等，致患者不适并影响检查。

2. 若患者咽反射敏感，不能配合检查，可以先行咽部黏膜表面麻醉。

（郑 虹 戴晴晴）

第四节 喉部检查法

【目的】

简单快捷地进行喉咽部及喉部检查。

【准备】

1. 患者准备 坐直、面向检查者。向患者解释该检查为无创，嘱其不要动，如有不适马上告知操作者。

2. 操作者准备 穿戴整齐，修剪指甲，洗手、戴口罩。

3. 用物准备 光源、额镜、间接喉镜、乙醇灯、拉舌纸等。

【操作程序】

1. 调好光源及额镜，使额镜聚焦在患者口唇部。

2. 喉内部视诊（间接喉镜检查） 操作者先加热间接喉镜，使之温热不烫手，再嘱患者头稍后仰，张口、伸舌。调整额镜及光源后，用拉舌纸包裹舌前1/3，左手拇指与中指捏住舌前部，向前下拉，示指抵住上列牙，无名指小指抵住患者下颌，以便固定。右手持间接喉镜，镜面朝前下，轻轻放入口腔，直至舌与咽后壁之间，镜背可向后上推软腭，调整角度。然后缓缓转动镜子角度，依次观察舌背舌根、会厌谷及会厌、喉咽后壁、侧壁及梨状窝、杓状软骨区域及周围。然后嘱患者持续发"医"音，这时会厌上抬，可看到会厌喉面、喉室、声带及声带运动和声门下。

3. 喉外部视触诊 观察喉外皮肤、位置、形态是否正常、双侧是否对称。手指从舌骨往下，至气管4~5环轻触，注意有无触痛、结节、皮下气肿、丰满、隆起或肿块等。再以右手拇指、示指从左右两侧分别持住甲状软骨，左右轻柔摇摆，感觉有无关节弹响和活动。

4. 甲状腺触诊 有相关症状时需进行。方法同内科查体。

【注意事项】

1. 间接喉镜放入时，同样应避免接触咽后壁或舌根，否则易引起患者咽反射、恶心等，致患者不适并影响检查。

2. 若患者咽反射敏感，不能配合检查，可以先行表面麻醉。如会厌抬举不良或配合不能的患者，可行纤维鼻咽喉镜仔细检查。

（郑 虹 戴晴晴）

第五节 检耳镜检查法

【目的】

尽可能详尽地发现外耳及鼓膜的病变。

【适应证】

1. 外耳道耳毛茂盛，光线不易进入的患者。

2. 外耳道狭窄或太过弯曲、外耳道塌陷等，徒手外耳检查窥不全者。

3. 初学检查者、无其他光源条件等情况时。

【准备】

1. 患者准备 侧坐，受检耳朝向检查者。向患者解释该检查为无创，嘱不要动，如有不适马上告知操作者。

2. 操作者准备 穿戴整齐，修剪指甲，洗手、戴口罩。

3. 用物准备 检耳镜、清洁消毒用具。

【操作程序】

1. 观察患者外耳道口，选取适当大小的耳镜套头，安装并检查光源。

2. 将患者头稍偏向对侧，一手向后上牵拉耳廓，另一手持镜，将持镜手的无名指、小指抵在患者头部作为固定。然后持镜轻轻插入外耳道，将耳屏向前推开，调整患者头位，从各个角度观察外耳道和鼓膜。观察内容同前第一节。

3. 在移动耳镜时，不能将耳镜套头的前端作为支点，在外耳道内移动或旋转，以免损伤外耳道。应该以持镜手整体轻慢移动。

【注意事项】

1. 发现外耳道有分泌物如脓液时，取出耳镜后应及时清洁消毒。

2. 注意耳镜套头前端尽量不要深入外耳道骨部，以免引起疼痛或外耳道内段损伤。

3. 余同第一节。

（郑 虹 戴晴晴）

第六节 听力检查

【目的】

粗测患者单耳的听阈。

【准备】

1. 患者准备 正坐，面朝向检查者。

2. 操作者准备 穿戴整齐，修剪指甲，洗手、戴口罩。

3. 用物准备 音叉。

4. 环境准备 安静环境。

【操作程序】

1. 嘱患者一手掩对侧耳，闭目，在听到有声音时，抬起同侧手示意。

2. 检查者用拇指与示指中指摩擦，从距离测试耳约 3m 处开始，逐渐向测试耳移动，直到患者示意听到。同法检查另一侧耳。记录。

3. 检查者手持音叉（有各种频率，一般使用 C256 或 C512），捏住叉柄，敲向另一手的大鱼际或肘关节，使其震动。

4. 检查气导　将震动的音叉叉臂，放在患者外耳道口外侧约 1cm 处，俩叉臂的最上端应该与外耳道口齐平。

5. 检查骨导　将震动的音叉叉柄末端，压在乳突鼓窦区，或者前额正中。

6. Rinne 试验（气骨导比较试验）　测试骨导，听到声音示意，听不到声音后告知检查者，立即置耳道口检查气导，正常听力耳气导＞骨导，此时患者仍能听见气导。如果不能，则反顺序检查，气导听不到后示意，检查骨导，如果仍能听见，说明骨导＞气导。如此反复比较，比较受检查者一侧耳的气导与骨导。

7. Weber 试验（骨导偏向试验）　将震动的音叉叉柄末端置于受检者颅骨正中线上，如前额眉心、鼻根，请受检者仔细辨别声音是居中还是有偏向，偏向哪侧，举手示意。以此比较双侧耳骨导听力有无差别。

8. Schwabach 试验（骨导对比试验）　先测试检查者的骨导，再测试受检者的骨导，如此反复比较，以此判断比较受检者与检查者的正常耳的听力有无差别。

【注意事项】

1. 敲击音叉时力度要适中，如用力过猛，会产生泛音；如用力太小，声音消失太快，不利于双耳比较。

2. 手持音叉时，捏持部位不能太过靠上至接近叉臂叉柄连接部，否则会影响音叉震动。

3. 检查时需耐心解释，并多重复几次。

（郑　虹　戴晴晴）

第七节　前鼻孔填塞

【目的】

从前鼻孔进行鼻出血的鼻腔内压迫止血。

【准备】

1. 患者准备　正坐，面向检查者，先捏鼻止血。

2. 操作者准备　穿戴整齐，修剪指甲，洗手、戴口罩。准备过程中安慰患者，缓解其紧张情绪。

3. 用物准备　麻黄碱、丁卡因、生理盐水，空针、量杯、棉片、棉球、油纱条、枪状镊、前鼻镜等。

【操作程序】

1. 枪状镊卷棉片至宽度约 1 ~ 1.5cm；备好油纱条。

2. 1%麻黄碱丁卡因生理盐水，湿润棉片。

3. 填塞前，检查者先用前鼻镜撑开流血侧鼻腔，将浸过麻黄碱丁卡因的棉片放入鼻腔各部分，以收缩鼻腔、看清出血点、止血、麻醉。3 分钟左右取出。

4. 油纱条"口袋"　将展开的油纱条，一端折叠约 10cm，重叠弯折处用枪状镊夹住。再次用前鼻镜撑开，枪状镊深入鼻腔，将重叠弯折处放入鼻腔后份并贴紧，短的那段折叠油纱贴在鼻腔上壁，长的顺着鼻底。形成一个口朝向鼻孔外的 U 形口袋。

5. 油纱条填塞　用枪状镊持住油纱条的另一端（长的那边末端），层叠填入口袋内，压满鼻腔。

6. 等待并检查前鼻孔及口咽部，看鼻腔前后有无继续出血。如有，则需重新填塞或者改用后鼻孔填塞。

7. 如无，将剩余鼻外的油纱条剪掉。用干棉球塞入鼻前庭，再用胶布固定好。

【注意事项】

1. 如出血量大有休克前期可能，可采取半卧位填塞。

2. 放棉片收缩麻醉时需清点数量，确保悉数取出。

3. 检查及鼻腔填塞前需先向患者耐心解释，必要时多次沟通解释。

4. 填塞时间一般为 2 天，不超过 3~5 天，以避免感染或者压迫坏死。

5. 应注意全身因素对鼻出血的影响。

【并发症及处理】

1. 鼻腔感染　填塞时间超过 1 天或者患者有发热等，加用足量抗生素。

2. 疼痛　压迫鼻腔可引起头疼等不适，安慰鼓励患者，必要时可使用镇痛镇静药物。

（郑　虹　戴晴晴）

第五章

皮 肤 科

第一节　原发性皮损的检查及相关知识

原发性皮损是由皮肤性病的组织病理变化直接产生，对皮肤性病的诊断具有重要价值。主要包括斑疹、斑块、丘疹、风团、水疱和大疱、脓疱、结节、囊肿。

【目的】

通过视诊，明确及描述患者原发性皮损。

【适应证】

皮肤科原发性皮损的检查。

【准备】

光线应充足，最好在自然光下进行。室内温度应适宜。准备口罩及一次性手套，必要时准备放大镜、皮肤镜等仪器。

【操作程序】

1. 洗净双手，戴口罩及一次性手套。

2. 充分暴露患者皮损位置。必要时可借助放大镜、皮肤镜等仪器来观察皮损。

3. 详细观察患者皮损的性质、大小和数目、颜色、界限及边缘、形状、表面及基底、排列、部位及分布等特点。

【结果判定】

1. 皮损的性质应注意区别原发性与继发性皮损，是否存在单一或多种皮损并存。具体原发性皮损描述为斑疹、斑块、丘疹、风团、水疱和大疱、脓疱、结节、囊肿。

2. 皮损大小可测量或使用实物描述。皮损颜色可为正常皮色或红、黄、紫、黑、褐、蓝、白色等。皮损界限可清楚、比较清楚或模糊，边缘可整齐或不整齐等。皮损形状可呈圆形、椭圆形、多角形、不规则形。

3. 皮损表面可光滑、粗糙、扁平、隆起、中央脐凹、乳头状、菜花状等。皮损基底可较宽、较窄或蒂状。水疱、脓疱、囊肿等皮损内容物可为血液、浆液、黏液、脓液、皮脂、角化物或其他异物。

4. 皮损可孤立排列或群集。皮损分布于暴露部位、覆盖部位或与特定物一致。皮损局限或全身分布，是否沿血管分布、神经节段分布或对称分布。

【注意事项】

尊重患者隐私，私密部位需在 1 名同性医生在场情况下进行检查。

（薛 丽　文 翔）

第二节　继发性皮损的检查及相关知识

继发性皮损是由原发性皮损自然演变而来，或因搔抓、治疗不当引起。主要包括糜烂、溃疡、鳞屑、浸渍、裂隙、瘢痕、萎缩、痂、抓痕、苔藓样变。

【目的】

通过视诊，明确及描述患者继发性皮损。

【适应证】

皮肤科继发性皮损的检查。

【准备】

光线应充足，最好在自然光下进行。室内温度应适宜。准备口罩及一次性手套，必要时准备放大镜、皮肤镜等仪器。

【操作程序】

1. 洗净双手，戴口罩及一次性手套。

2. 充分暴露患者皮损位置。必要时可借助放大镜、皮肤镜等仪器来观察皮损。

3. 详细观察患者皮损的性质、大小和数目、颜色、界限及边缘、形状、表面及基底、内容物、排列、部位及分布等特点。

【结果判定】

1. 皮损的性质应注意区别原发性与继发性皮损，是否存在单一或多种皮损并存。继发性皮损描述为糜烂、溃疡、鳞屑、浸渍、裂隙、瘢痕、萎缩、痂、抓痕、苔藓样变。

2. 皮损大小可测量或使用实物描述。皮损颜色可为正常皮色或红、黄、紫、黑、褐、蓝、白色等。皮损界限可清楚、比较清楚或模糊，边缘可整齐或不整齐等。皮损形状可呈圆形、椭圆形、多角形、不规则形。

3. 皮损表面可光滑、粗糙、扁平、隆起、中央脐凹、乳头状、菜花状等。皮损基底可较宽、较窄或蒂状。

4. 皮损可孤立排列或群集。皮损分布于暴露部位、覆盖部位或与特定物一致。皮损局限或全身分布，是否沿血管分布、神经节段分布或对称分布。

【注意事项】

尊重患者隐私，私密部位需在 1 名同性医生在场情况下进行检查。

（薛 丽 文 翔）

第三节　皮损触诊和特殊手段
检查及相关知识

皮损触诊是医师通过手部接触、按压皮损，了解皮损性质的方法。其他特殊手段检查包括玻片压诊法、鳞屑刮除法及皮肤划痕试验。

一、皮损触诊

【目的】
了解患者皮损性质。

【适应证】
原发性及继发性皮损的检查。

【准备】
室内温度应适宜。准备口罩及一次性手套。

【操作程序】
1. 洗净双手，戴口罩及一次性手套。
2. 充分暴露患者皮损位置。
3. 医师用手轻按压患者皮损。主要了解皮损性质、深度、局部温度、有无粘连、患者感觉有无异常、附近淋巴结情况。
4. 针对需进行尼氏征试验的患者，可采用四种检查方法，分别是牵扯患者破损的水疱壁、推压两个水疱中间的外观正常的皮肤、手指推压水疱一侧、以手指加压在水疱顶。

【结果判定】
1. 了解皮损是坚实或柔软，浅在或深在，有无浸润、增厚或萎缩、松弛或凹陷，局部温度是否正常，是否与周围组织粘连，有无压痛，有无感觉异常，附近淋巴结有无肿大、触痛或粘连等。

2. 尼氏征阳性表现

（1）牵扯患者破损的水疱壁，可见水疱周边外观正常皮肤一起剥离。

（2）推压两个水疱中间的外观正常的皮肤时，皮肤很容易被剥离。

（3）手指推压水疱一侧，水疱即沿推压方向移动。

（4）以手指加压在水疱顶，疱液向四周移动。

【注意事项】

尊重患者隐私，私密部位需在 1 名同性医生在场情况下进行检查。医师应注意操作规范，避免造成皮损刺激加重或二次感染。

二、玻片压诊

【目的】

区别充血性或出血性皮损、皮肤狼疮皮损性质。

【适应证】

适用于充血性或出血性皮损、皮肤狼疮皮损的判别。

【准备】

准备口罩及一次性手套，清洁玻片。

【操作程序】

1. 洗净双手，戴口罩及一次性手套。

2. 将玻片压迫皮损处至少 15 秒，进行观察。

【结果判定】

充血性红斑会消失，出血性红斑及色素沉着不会消失。寻常狼疮皮损可出现特有的苹果酱颜色。

【注意事项】

操作手法应适当。

三、皮肤划痕试验

【目的】

协助过敏性疾病的诊断。

【适应证】

适用于过敏性疾病皮损的判别。

【准备】

准备口罩及一次性手套，棉签或钝器。

【操作程序】

1. 洗净双手，戴口罩及一次性手套。

2. 用棉签或钝器在患者前臂以适当压力划过，进行观察。

【结果判定】

出现以下三联反应，称为皮肤划痕试验阳性。

1. 划后 3～15 秒，在划过处出现红色线条。

2. 15～45 秒后，在红色线条两侧出现红晕。

3. 划后 1～3 分钟，划过处出现隆起、苍白色风团状线条。

【注意事项】

操作手法应适当，避免损伤皮肤。

四、鳞屑刮除法

【目的】

判别皮损鳞屑的性质。

【适应证】

适用于红斑鳞屑性疾病的判别。

【准备】

准备口罩及一次性手套，钝刀或棉签。

【操作程序】

1. 洗净双手，戴口罩及一次性手套。

2. 用钝刀或棉签根部刮去皮损表层鳞屑。

【结果判定】

花斑癣轻刮后可见糠秕样鳞屑，寻常型银屑病刮除过程中可见特征性薄膜现象和点状出血。

【注意事项】

室内温度应适宜。操作手法应适当，避免过度刺激皮损。

（薛 丽 文 翔）

第四节 真菌镜检技术及相关知识

【目的】

通过真菌镜检技术，诊断及鉴别真菌相关性疾病。

【适应证】

所有需要诊断及鉴别真菌相关性疾病的患者均可进行。

【准备】

1. 准备口罩及一次性手套、钝刀、玻片、75%乙醇、10% KOH 溶液、墨汁、乙醇灯、培养基、显微镜等。

2. 采集标本。浅部真菌的标本有毛发、皮屑、甲屑和痂等，标本在分离前先用75%乙醇处理。深部真菌标本可取痰、尿液、粪便、脓液、口腔或阴道分泌物、血液、各种活检组织等，采集时需要注意无菌操作。

【操作程序】

1. 直接涂片法

（1）洗净双手，戴口罩及一次性手套。取标本置玻片上，加一滴10% KOH 溶液，盖上盖玻片。

（2）在乙醇灯火焰上稍加热，待标本溶解，轻轻加压盖玻片即可镜检。

2. 墨汁涂片法 标本置玻片上，取一小滴墨汁与标本（如脑脊液）混合，盖上盖玻片后直接镜检。

3. 涂片或组织切片染色法

（1）取标本置玻片上，进行革兰染色、瑞氏染色、PAS染色等，盖上盖玻片。

（2）显微镜下进行观察。

4. 培养检查法　标本接种于葡萄糖蛋白胨琼脂培养基上，置室温或 37℃ 培养 1～3 周，必要时可行玻片小培养协助鉴定。

【结果判定】

1. 直接涂片法　显微镜下观察有无菌丝或孢子，但不能确定菌种。

2. 墨汁涂片法　显微镜下观察有无隐球菌及其他有荚膜的孢子。

3. 涂片或组织切片染色法　涂片染色可更好地显示真菌形态和结构。革兰染色适用于白念珠菌、孢子丝菌等；瑞氏染色适用于组织胞浆菌；组织切片通常用 PAS 染色，多数真菌可被染成红色。

4. 培养检查法　可提高真菌检出率，并能确定菌种。菌种鉴定常根据菌落的形态及显微镜下形态判断，对某些真菌，有时尚需配合其他鉴别培养基、生化反应、分子生物学方法确定。

【注意事项】

深部真菌标本采集时需要注意无菌操作。

（薛丽　李咏）

第五节　蠕形螨、疥螨和阴虱
检查及相关知识

一、蠕形螨检查

【目的】

通过蠕形螨检查，诊断动物性皮肤病。与痒疹、皮肤瘙痒症、湿疹等进行鉴别。

【适应证】

所有需要诊断或鉴别动物性皮肤病的患者均可进行。

【准备】

准备口罩及一次性手套、刮刀、玻片、生理盐水、75%乙醇、透明胶带、显微镜等。

【操作程序】

1. 挤刮法 洗净双手，戴口罩及一次性手套。局部75%乙醇消毒后，选取鼻唇沟、颊部及颧部等部位，用刮刀或手挤压，将挤出物置于玻片上，滴1滴生理盐水，盖上盖玻片并轻轻压平，镜检观察。

2. 透明胶带法 将透明胶带贴于上述部位，数小时或过夜后，取下胶带贴于载玻片上镜检。

【结果判定】

阳性为显微镜下查见蠕形螨。

【注意事项】

注意取材部位的选取。采用透明胶带法时，粘贴时间不宜过短。

二、疥螨检查

【目的】

通过疥螨检查，诊断动物性皮肤病。与痒疹、皮肤瘙痒症、湿疹等进行鉴别。

【适应证】

所有需要诊断或鉴别动物性皮肤病的患者均可进行。

【准备】

准备口罩及一次性手套、消毒针头或手术刀、矿物油、玻片、75%乙醇、生理盐水、显微镜等。

【操作程序】

1. 洗净双手，戴口罩及一次性手套。局部消毒后，选择指缝、手腕的屈侧等处未经搔抓的丘疱疹、水疱或隧道。

2. 用消毒针头挑出隧道盲端灰白色小点置玻片上，或用蘸上矿物油的消毒手术刀轻刮皮损 6～7 次。

3. 取附着物移至玻片上，滴 1 滴生理盐水后镜检。

【结果判定】

阳性为显微镜下查见疥螨或虫卵。

【注意事项】

注意取材部位的选取。

三、阴虱检查

【目的】

通过阴虱检查，诊断动物性皮肤病。与痒疹、皮肤瘙痒症、湿疹等进行鉴别。

【适应证】

所有需要诊断或鉴别动物性皮肤病的患者均可进行。

【准备】

准备口罩及一次性手套、剪刀、玻片、75% 乙醇或 5%～10% 甲醛溶液，10% KOH 溶液、显微镜等。

【操作程序】

1. 洗净双手，戴口罩及一次性手套。用剪刀剪下附有阴虱或虫卵的阴毛。

2. 75% 医用乙醇或 5%～10% 甲醛溶液固定后置于玻片上。

3. 滴 1 滴 10% KOH 溶液后镜检。

【结果判定】

阳性为显微镜下查见阴虱或虫卵。

【注意事项】

注意取材部位的选取。

（薛 丽 文 翔）

第六节 变应原检测及相关知识

皮肤变应原检测是通过皮肤反应以确定过敏性疾病患者的致敏物质，可用于指导患者预防和治疗过敏性疾病，常用的变应原检测方法包括：划破试验、皮内试验、斑贴试验和变应原检测体外试验等。

一、划破试验

【目的】

用于测试速发型变态反应。

【适应证】

1. 各型荨麻疹。

2. 特应性皮炎。

3. 药疹。

4. 过敏性鼻炎。

5. 哮喘等。

【禁忌证】

1. 孕妇及高敏体质者。

2. 有过敏性休克病史者。

【准备】

1. 准备好试验用物：受试物、种痘刀或针尖、生理盐水、蒸馏水。

2. 应准备好肾上腺素注射液等抢救药品，以防发生过敏性休克。

【操作程序】

1. 一般选择前臂屈侧为受试部位，局部清洁消毒。

2. 用消毒的种痘刀或者针尖，轻轻划数条长 0.3~0.5cm 的划痕，两个受试部位间要有 4~5cm 距离，深度以无明显出血为宜。

3. 在划痕上滴生理盐水 1 滴，然后将受试物涂于划痕上，混合均匀，留一划痕仅滴生理盐水，做阴性对照。

4. 20 分钟后用消毒蒸馏水洗净划痕上受试物，观察反应变化。

【结果判定】

（－）阴性：无变化，与阴性对照一致；

（±）可疑阳性：红斑或风团直径 <5mm，与阴性对照稍有差别；

（＋）弱阳性：红斑或风团直径 =5mm，与阴性对照有明显差别；

（＋＋）阳性：红斑或风团直径 5～10mm，并有明显红晕；

（＋＋＋）强阳性：红斑或风团直径 >10mm，有明显红晕及伪足。

【注意事项】

1. 测试前检查受试者皮肤有无皮肤划痕症。

2. 受试前 2 天应停用抗组胺类药物。

3. 所用的受试物应清洁、无刺激性。

4. 应排除由原发性刺激引起的假阳性反应。

5. 应准备肾上腺素注射液，抢救可能发生的过敏性休克。

6. 结果为阴性时，应持续观察 3～4 天。必要时 3～4 周后重复试验。

【并发症及处理】

如出现过敏性休克，按照过敏性休克抢救措施进行处理。

二、皮内试验

【目的】

用于测试速发型变态反应。

【适应证】

1. 各型荨麻疹。

2. 特应性皮炎。

3. 药疹。

4. 过敏性鼻炎。

5. 哮喘等。

【禁忌证】

1. 孕妇及高敏体质者。

2. 5 岁以下的儿童。

3. 有过敏性休克病史者。

【准备】

1. 准备好试验用物：抗原、注射器、生理盐水、标记笔。

2. 应准备好肾上腺素注射液等抢救药品，以防发生过敏性休克。

【操作程序】

1. 一般选择前臂屈侧为受试部位，局部清洁消毒。

2. 将抗原以无菌生理盐水适当稀释，以皮试注射器分别吸取 0.1ml，注射于受试部位皮内。同时注射多种抗原时应以标记笔进行标记。

3. 另取一注射器吸取 0.1ml 无菌生理盐水，注射于对侧前臂屈侧相应注射部位，或同臂原注射部位的下方 4～5cm 处，做阴性对照。

4. 注射后 20～30 分钟观察速发型变态反应，24～48 小时观察迟发型反应，必要时连续观察 1 周。

【结果判定】

1. 速发型变态反应　注射后 20～30 分钟局部出现直径 1～1.5cm 的红斑或风团为阳性。

2. 迟发型变态反应　注射后 6 小时开始出现红斑或风团，24 小时达最高峰。也可于 24～48 小时或更长时间后开始出现此种反应。麻风菌素的迟发反应可达21天。

3. 阴性反应　局部无变化，与阴性对照一致。

【注意事项】

1. 阴性对照处应无变化，否则应重做。可疑阴性者可增加受试物浓度，重复试验。

2. 观察结果时应注意假阳性及假阴性反应。

【并发症及处理】

如出现过敏性休克，按照过敏性休克抢救措施进行处理。

三、斑贴试验

【目的】

确定迟发型变态反应性接触性皮炎的致敏原。

【适应证】

1. 接触性皮炎。

2. 职业性皮肤病。

3. 化妆品皮炎。

4. 湿疹。

【禁忌证】

1. 皮炎急性期。

2. 孕妇。

【准备】

准备好试验用品：

1. 低分子化合物　3ml×20项。

2. 测试小铝室　10单元/贴×200贴。

3. 滤纸片　100片/瓶×1瓶。

4. 判读测量尺　1把。

【操作程序】

1. 试验部位　上背部脊柱两侧的正常皮肤。若皮脂过多，可用75%乙醇轻轻擦拭，然后用生理盐水清洗待干。

2. 去除斑试器的保护纸，将准备好的变应原按顺序置于铝制斑试器内。斑试物排列顺序为从上至下，从左至右，并做标记。

3. 将加有变应原的斑试器胶带自下向上贴牢、贴平在受试部位，并用手掌轻压，以排出空气。

4. 观察结果　贴敷48小时后去除斑试器，为避免斑试器压迫皮肤所可能造成的反应，应在去除斑试器至少30分钟后观察结果。贴敷后72小时再次观察结果，必要时于贴敷1周后进行第3次观察。

【结果判定】

（－）阴性：无反应；

（±）可疑阳性：仅有轻度红斑；

（＋）弱阳性：红斑、浸润、可有少量丘疹；

（＋＋）中阳性：红斑、浸润、丘疹、水疱；

（＋＋＋）强阳性：红斑、浸润、丘疹、大疱。

【注意事项】

1. 须嘱受试者，如发生强烈刺激反应，应及时取出斑试器。

2. 受试前2周和受试期内不要服用皮质类固醇激素，受试前3天和受试期间停用抗组胺类药物。

3. 受试期间不宜洗澡、饮酒，避免搔抓斑试部位，尽量减少出汗，减少日光照射。

4. 注意加斑试物时尽量不要沾到斑试器边缘。应保持斑试器在皮肤上48小时，尽量不要早去除斑试器，受试部位要有标记。贴敷牢固、紧密，避免出现假阴性。

5. 应对患者的实际接触致敏物进行斑贴试验。

6. 注意区分变态反应与刺激反应，排除假阳性和假阴性。

【并发症及处理】

如果在贴敷后 72 小时至 1 周内斑试部位出现红斑、瘙痒等情况，应及时来医院检查，进行对症处理。

四、挥发性变应原（空气播散）试验

【目的】

用于检测挥发性变应原。

【适应证】

漆性皮炎等。

【准备】

准备好受试物原液、挥发性溶媒、试管或小瓶。

【操作程序】

1. 将受试物的原液或稀释于不同浓度挥发性溶媒中的稀释液，盛于试管或小瓶中。

2. 试验时用管口或瓶口接触受试者皮肤，以胶布固定。

3. 经过 10～20 分钟后去除试管或小瓶，观察结果。

【结果判定】

1. 阳性反应　受试处皮肤有红肿现象。

2. 阴性反应　受试处皮肤无变化。

【注意事项】

1. 避免受试液沾染皮肤。

2. 观察结果时应注意假阳性及假阴性反应。

3. 注意由原发性刺激引起的假阳性反应。

五、变应原检测体外试验

【目的】

变应原检测体外试验为免疫化学测定，对人血清或血浆中的变应原特异性 IgE 抗体进行定性检测，较上述试验安全、痛苦小、特异性高、操作简便。

【适应证】

1. 各型荨麻疹。

2. 特应性皮炎。

3. 药疹。

4. 过敏性鼻炎。

5. 哮喘等。

【准备】

收集血液标本，分离血清或血浆。

【操作程序】

1. 严格按照所选用试剂盒说明书的步骤进行加样、反应和显色。

2. 根据显色的速度和强度观察结果。

【结果判定】

颜色从浅到深的变化速度与颜色的深度和患者血清标本中 IgE 抗体或免疫球蛋白的滴度成正比例。

1. 强变态反应　在 5 分钟内很快出现较深的颜色。

2. 弱变态反应　出现颜色变化的时间大于 5 分钟。

3. 阴性反应　颜色同阴性对照。

【注意事项】

1. 不能使用大量溶血和严重高血脂的血液标本。患者摄入胆固醇后可影响血清抗体的检测水平。

2. 由临床医师结合临床表现和实验结果做最终诊断。

3. 寄生虫病患者可产生 IgE 抗体，使血清中的滴度升高，出现假阳性。

4. 本实验为筛选试验，阴性结果并不能排除受试者对其他变应原的敏感性。

（文 翔　李 咏）

第七节 性病的检查、判读及相关知识

一、淋球菌检查

【目的】

检查淋球菌。

【适应证】

淋病。

【禁忌证】

无特殊禁忌。

【准备】

准备好含无菌生理盐水的藻酸钙棉拭子、载玻片、血琼脂或巧克力琼脂培养基、显微镜、CO_2 烛缸、氧化酶试剂。

【操作程序】

1. 标本采集

（1）男性患者用含无菌生理盐水的藻酸钙棉拭子，伸入尿道 2~4cm，轻轻转动后取出分泌物（应略带黏膜）。

（2）女性患者取材时先用阴道窥器暴露宫颈口，用无菌的脱脂棉擦去宫颈口的分泌物，另取无菌藻酸钙脱脂棉拭子插入宫颈口内 1~2cm，转动并停留 10~20 秒后取出。

（3）直肠取材时应将棉拭子插入肛门 2~3cm。

（4）检查淋球菌性咽炎时，应从扁桃体及扁桃体窝取材。

（5）对青春期前女童可采集阴道处分泌物标本。

（6）患结膜炎的新生儿取结膜分泌物。

（7）全身性淋病时可取关节穿刺液。

2. 直接涂片 主要适用于男性患者。涂片 2 张，待其自然干燥、加热固定后做革兰染色，然后在油镜下观察。在多形核细胞内找到革兰阴性的肾形双球菌时，可明确诊断。

3. 分离培养

（1）标本取出后立即接种于培养基中。

（2）置于含 5% ~ 10% 的 CO_2 孵箱，37℃ 培养 24 ~ 48 小时后观察结果。

（3）淋球菌在多黏菌素 B 血液琼脂上经 24 ~ 48 小时培养后，可形成圆形、凸起、湿润、光滑、半透明或灰白色的菌落，边缘呈花瓣状，直径 0.5 ~ 1.0mm，用接种环触之有黏性，如继续培养，菌落体积增大，表面粗糙，边缘皱缩。

4. 淋球菌的鉴定 氧化酶试验。

（1）配制氧化酶试剂：0.5% ~ 1% 盐酸二甲基对苯二胺水溶液。

（2）将溶液滴加于可疑菌落上，观察颜色变化。也可先将试剂滴在一小张滤纸片上，然后挑取可疑菌落与之接触，观察颜色变化。

（3）菌落在接触氧化酶试剂 15 ~ 20 秒后出现红色，保持 30 秒以上，然后逐渐变成紫色，最后呈黑色，为氧化酶试验阳性，证实是淋球菌。

【注意事项】

1. 取材时拭子探入尿道或宫颈的深度要足够。

2. 男性患者最好在清晨首次排尿前或排尿后数小时采集标本。

3. 女性宫颈分泌物、咽和直肠标本在涂片中杂菌较多，推荐用培养法。

4. 分离培养应采用加抗生素的选择性培养基。

5. 分泌物涂片时不应用力涂擦，以免细胞破裂和变形，涂片厚度合适。

二、衣原体检查

【目的】

检查衣原体。

【适应证】

非淋球菌感染者。

【禁忌证】

无特殊禁忌。

【准备】

准备好含无菌生理盐水的藻酸钙棉拭子、甲醛、姬姆萨溶液、乙醇、显微镜、衣原体检测商品试剂盒和测试卡、沙眼衣原体单克隆抗体试剂。

【操作程序】

1. 直接涂片染色法

（1）采集标本同淋球菌。

（2）标本涂片，自然干燥后甲醛固定 10～15 分钟。

（3）当日配制的姬姆萨溶液染色 1 小时。

（4）再用 95% 乙醇溶液淋洗涂片，干燥。

（5）油镜下阳性标本中可在上皮细胞内找到 1～3 个或更多呈蓝色、深蓝色或暗紫色的包涵体。

2. 衣原体抗原检测法

（1）采集标本同淋球菌。

（2）用商品试剂盒检测，检测前先将试剂盒和测试卡等于室温下复温 30 分钟。

（3）加试剂至塑料管刻度处（约 0.6ml），将拭子标本浸入管内摇匀，置 80℃ 水浴，10～20 分钟后取出，转动拭子并沿管壁挤压，弃去拭子，提取液置室温冷却后盖上管盖。

（4）将测试卡置台面，加入 5 滴提取液于检体窗，静置 30 分钟后观察结果。

（5）质控窗和结果窗均显示一条蓝带为阳性，结果窗无变化为阴性。

3. 免疫荧光法

（1）采集标本同淋球菌检查。

（2）将标本涂于玻片凹孔中或圆圈中，自然干燥，丙酮或无水甲醛固定5分钟，漂洗，再干燥。

（3）加30μl荧光素标记的沙眼衣原体单克隆抗体试剂覆盖凹孔，玻片置湿盒或37℃下作用15分钟，去掉多余试剂，用蒸馏水淋洗涂片，自然干燥，加一滴封固液，盖上盖玻片，置荧光显微镜下检查。

（4）阳性标本在高倍镜下可见上皮细胞内的衣原体颗粒，为单一、针尖大小、明亮的绿色荧光，在油镜下为荧光均匀、边缘光滑的圆盘样结构，也可见网状体等其他形状的衣原体颗粒。

【注意事项】

同淋球菌检查。

三、解脲脲原体检查

【目的】

检查解脲脲原体。

【适应证】

非淋球菌感染者。

【禁忌证】

无特殊禁忌。

【准备】

准备好含无菌生理盐水的藻酸钙棉拭子、载玻片、培养基、恒温箱、显微镜等。

【操作程序】

1. 采集标本同淋球菌检查，也可用10ml中段尿离心（2000r/min，离心10分钟），取沉渣做接种物。

2. 将标本接种到液体培养基中置于CO_2孵箱内，在37℃恒温箱内培养24～72小时，每日观察颜色变化，如由黄色变为粉红色，可能有解脲脲原体生长。

3. 取 0.2ml 培养物接种到固定培养基上，培养 48 小时后于低倍镜下观察，有典型"油煎蛋"状菌落者为阳性。

【注意事项】

同淋球菌检查。

四、梅毒螺旋体检查

（一）梅毒螺旋体检查

【目的】

检查梅毒螺旋体。

【适应证】

早期梅毒。

【禁忌证】

无特殊禁忌。

【准备】

1. 暗视野显微镜检查　钝刀、载玻片、显微镜。

2. 免疫荧光染色检查　钝刀、载玻片、荧光显微镜、异硫氰酸荧光素。

【操作程序】

1. 暗视野显微镜检查

（1）多取材于硬下疳溃疡面、扁平湿疣及黏膜斑表面、淋巴结抽出液。

（2）先用无菌生理盐水清洗皮损处，用钝刀刮除皮损表面组织，擦净、挤压周围组织，使血清及组织液渗出，吸取液体涂片，在暗视野显微镜下检查。

（3）结果以查见梅毒螺旋体为阳性。

2. 免疫荧光染色检查

（1）上述取材后，用已知抗梅毒螺旋体抗血清，加非致病性螺旋体培养物进行吸收，再用异硫氰酸荧光素（FITC）标记，对梅毒螺旋体染色。

（2）荧光显微镜下见到亮绿色螺旋体为阳性。

3. 组织切片检查　用改良的 Levoaditis 镀银染色，可显示皮肤及内脏器官中梅毒螺旋体，呈黑褐色。

（二）梅毒血清学检查——非梅毒螺旋体抗原试验

【目的】

检查梅毒螺旋体。

【适应证】

1. 临床可疑人群常规检查；大量人群筛选检查。

2. 定量指标观察疗效，是否再发，是否再感染。

3. 发现潜伏梅毒感染者。

【禁忌证】

无特殊禁忌。

【准备】

准备好患者血清、相应抗原。

【操作程序】

1. 性病研究实验室试验　用心磷脂、磷脂酰胆碱（卵磷脂）及胆固醇为抗原，与机体产生的反应素颗粒凝集和沉淀反应。可稀释做定量反应。

2. 不加热血清反应素试验　用改良的 VDRL 抗原，血清可不必加热，抗原不必每天配制。

3. 快速血浆反应素环状卡片试验　基本原理同 USR，但在抗原中加入药用炭颗粒，判定结果可在肉眼下进行，也可稀释做定量反应。

【结果判定】

（＋＋＋＋）有大块状的颗粒和聚合团块；

（＋＋＋）有中块状的颗粒和聚合团块；

（＋＋）有小块状的颗粒聚合物；

（＋）有小块聚合颗粒，均匀分布；

（－）颗粒细小、混悬，无聚合现象；

定量用生理盐水按1:8、1:16、1:32……稀释，判定阳性标准同上。

（三）梅毒螺旋体抗原试验

【目的】

检查梅毒螺旋体。

【适应证】

梅毒确证试验。

【禁忌证】

无特殊禁忌。

【准备】

准备好患者血清、相关抗原。

【操作程序】

1. 荧光密螺旋体抗体吸收试验 用间接免疫荧光技术检测血清中抗梅毒螺旋体抗体，有高度敏感性和高特异性。

2. 梅毒螺旋体血球凝集试验 是以梅毒螺旋体为抗原的间接血球凝集试验，是一种特异性和敏感性均高而且操作较简单的方法。另一种为梅毒螺旋体颗粒凝集试验。两种方法都用超声波粉碎的 Nichol 株螺旋体悬液为抗原，前者用甲醛处理的羊红细胞作抗原载体，后者用纯化的明胶颗粒作抗原载体。

3. 梅毒螺旋体停动试验 梅毒患者血清中含有一种补体存在时螺旋体停动的抗体。该试验阳性结果出现较早，但应注意在一期梅毒的晚期、二期梅毒的早期和中期梅毒血清峰值开始下降。

【注意事项】

梅毒血清试验可能出现技术性假阳性和生物性假阳性反应，特别是非梅毒螺旋体抗原试验。

五、醋酸白（甲苯胺蓝）试验

【目的】

可作为尖锐湿疣的临床参考试验。

【适应证】

尖锐湿疣。

【禁忌证】

无特殊禁忌。

【准备】

1. 准备好试验用品：5%醋酸、棉拭子。

2. 清除局部分泌物。

【操作程序】

暴露疣体或可疑皮损，用蘸有 5% 醋酸的棉拭子压于可疑皮疹及附近的皮肤黏膜上，观察 3~5 分钟（肛门皮疹须观察 10 分钟左右）。

【注意事项】

1. 该试验敏感性较高，对临床可见但可疑损害及周围不可见的亚临床感染的诊断有一定帮助。

2. 该试验特异性不高，应作为临床参考。可能有假阳性或假阴性。有时在上皮增厚或有外伤擦破时有假阳性反应。

（文 翔 李 咏）

第八节 皮肤组织病理学检查技术及相关知识

【目的】

协助临床确定诊断。

【适应证】

1. 皮肤肿瘤、癌前期病变、病毒性皮肤病、角化性及萎缩性皮肤病、红斑鳞屑性皮肤病等具有高度诊断价值。

2. 大疱性皮肤病、肉芽肿性皮肤病、代谢性皮肤病、结缔组织病、血管性皮肤病、色素障碍性皮肤病、遗传性皮肤病、黏膜疾病等有诊断价值。

3. 某些深部真菌病、皮肤黑热病、猪囊尾蚴病（囊虫病）等感染性皮肤病可找到病原体。

【禁忌证】

严重瘢痕体质者（尤其是特殊部位）应慎重。

【准备】

取得患者的手术知情同意。

【操作程序】

1. 常规消毒。

2. 局部麻醉。

3. 用手术或钻孔器取材。

（1）手术切取法：用手术刀可取较大较深组织，适用于各种皮肤病变，最为常用。

（2）钻孔法：较方便，但应用受一定限制。适用于较小损害，或病变局限于表浅处，或手术切除有困难者。

（3）削除法：用刀削除病变组织，适用于表浅增生组织，如脂溢性角化病等。

4. 将所取组织按常规固定、脱水、包埋、制片。必要时组织化学、免疫组织化学及电镜等检查。

5. 术后用无菌敷料包扎，保持创面清洁，适时拆线。

【注意事项】

1. 选择典型原发皮损。水疱、脓疱宜取早期皮损，并切取完整的水疱和脓疱。有多种病变同时存在时应分别取材。同时切取一部分皮损周围正常皮肤，以便对比观察。如考虑肿瘤和结节性皮肤病，取材应尽量包括皮下脂肪组织。

2. 尽可能在病变周围麻醉，避免在皮损内直接注入麻醉药。

3. 取材时要根据实际情况，应包括表皮、真皮和皮下组织，皮下结节须包括皮肤及皮下组织。

4. 溃疡性病变应取活动性边缘，较大斑块、环状皮损应取活动性边缘，较小皮损沿其边缘全部取下即可。色素痣切口应稍宽，切口至皮损边缘的距离根据部位不同而定，最好大于0.5cm。

5. 活检组织避免受压。

6. 取材的活检组织立即放入10%甲醛中固定，固定液体积应达到标本体积的10倍以上。大的肿瘤组织应切分成多块，以保证固定液能充分渗入。

7. 皮肤病理诊断需密切结合临床，在取材前应对拟取材皮损进行临床摄影，同时对全身各部位的皮损都进行摄影记录。

【并发症及处理】

1. 感染　予创面清洁消毒处理，定期换药，必要时加用抗生素。

2. 瘢痕　按照瘢痕的类型给予相应处理，如皮损内注射、激光、冷冻等。

（文 翔　薛 丽）

第九节　红外线疗法及相关知识

【目的】

红外线波长范围760nm~400μm，主要产生辐射效应。具有扩张血管、改善局部血液循环及新陈代谢、修复组织及炎症消散吸收、解痉止痛、降低神经兴奋性等作用。

【适应证】

1. 慢性溃疡、冻疮、寒冷性多形红斑、雷诺现象等。

2. 毛囊炎、疖痈、甲沟炎、化脓性汗腺炎、静脉炎等。

【禁忌证】

1. 光敏性疾病及光敏感者。

2. 恶性肿瘤及转移者。

【准备】

治疗区应先做好清洁处理。

【操作程序】

1. 调节红外线灯与皮肤的距离，使皮肤有温热感并见桃红色。

2. 治疗中应随时询问患者的感觉，观察局部反应，必要时可调节灯距。

3. 每次治疗 20~40 分钟，每日 1~2 次，或视病情而定。

【注意事项】

1. 治疗时告知患者勿移动，以免碰触灯具引起烫伤。

2. 避免照射急性期的肥厚性瘢痕，以免促进增生。

3. 注意保护眼睛。

4. 皮肤感觉障碍者治疗时应经常询问，并观察局部反应。

5. 治疗中患者诉头晕、乏力等不适时，应停止治疗。

【并发症及处理】

如发生烫伤，应及时按照烫伤的处理原则进行治疗。

（文 翔 李 咏）

第十节 紫外线疗法及相关知识

紫外线疗法是指利用紫外线照射人体以治疗疾病的方法。常用的紫外线灯源有汞灯、金属卤素灯和紫外荧光灯，主要产生 300~400nm 的混合紫外线。目前大多采用荧光灯管，有波长 290~320nm 的中波紫外线（UVB）、波长仅为 311nm 的窄波 UVB（NB-UVB）、波长为 320~400nm 的长波紫外线（UVA）及波长为 340~400nm 的 UVA1。

【目的】

紫外线具有杀菌、促进维生素 D 合成、促进局部血液循环、镇痛、促进伤口愈合、促进色素生成、免疫调节等作用。

【适应证】

1. UVB 光疗 玫瑰糠疹、毛囊炎、疖、痈、丹毒、化脓性汗腺炎、皮肤慢性溃疡、慢性湿疹、寻常型银屑病、掌跖脓疱病、副银屑病、带状疱疹、白癜风、尿毒症致皮肤瘙痒等。

2. NB-UVB 光疗 银屑病、白癜风、特应性皮炎和湿疹等。

3. UVA 光疗 多形性日光疹、痤疮，联用补骨脂素的光化学疗法等。

4. UVA1 光疗 特应性皮炎、局限性硬皮病、色素性荨麻疹、蕈样肉芽肿等。

【禁忌证】

1. 活动性肺结核，甲状腺功能亢进，心、肝、肾功能不全者。

2. 10 岁以下儿童、孕妇及年老体弱者。

3. 光敏感者。

4. 恶性肿瘤或接受放射治疗者。

【准备】

患者照射前应先测定其最小红斑量（MED）。

【操作程序】

1. 确定初剂量 根据测定的最小红斑量，以亚红斑量或红斑剂量进行照射，或根据皮肤类型决定初剂量。NB-UVB 光疗可试用较高剂量。

2. 剂量递增 一般每次或隔次增加上次剂量的 10% ~ 20%，最多不超过 40%。

3. 照射频率 为每周 2~3 次，一般 10 次为一疗程。

【注意事项】

1. UVB 照射剂量过大时可致红斑反应，轻者出现红斑，有灼热感，重者疼痛，可出现水疱。可视红斑反应程度予以减量或停止治疗，再次照射时宜减少剂量。

2. 治疗中应固定照射距离，以保证照射剂量的准确、可靠。

3. 每次照射应保持相同的照射区域，以免在疗程中不断增大剂量而使新照射区域的皮肤发生严重的红斑反应。两个照射区重叠时，照射剂量应适当减少。

4. 紫外线治疗时患者要戴护目镜，闭上眼睛。男性应穿短裤避免照射生殖器部位。

【并发症及处理】

如患者出现红斑、灼热感，可予湿敷等对症处理。出现水疱时予以抽取疱液或待水疱干涸，预防创面感染。

（文 翔 李 咏）

第十一节 激光治疗及相关知识

一、剥脱性激光

【目的】

按照与组织的相互作用分类，激光可分为剥脱性激光和非剥脱性激光。常采用的剥脱性激光包括 CO_2 激光（10600nm）和 Er：YAG 激光（2940nm），当采用不同的治疗模式和参数时，可以达到对人体组织的气化、碳化、切割、凝固等作用，可通过剥脱效应达到祛除病变组织或通过创伤后修复达到组织重塑的目的。

【适应证】

皮肤良性增生性改变。各种色素痣、疣等以及浅表瘢痕如萎缩性瘢痕尤其是痤疮凹陷性瘢痕、皮肤光老化导致的细小皱纹、毛孔粗大、皮肤松弛等可用剥脱性激光或剥脱性点阵激光治疗。

【禁忌证】

1. 近 1 个月内有暴晒史，或治疗后不能按要求进行防晒者。

2. 治疗部位有感染（溃疡、炎症等）或皮肤癌患者。

3. 妊娠、光敏感体质、瘢痕体质、近期（1 个月内）服用光敏药物者。

4. 活动性传染病、癫痫、糖尿病、口服抗凝药物者。

5. 期望值太高者。

【准备】

1. 操作者掌握各类皮损的表现及相应激光治疗后的皮肤反应，掌握设备操作技术。与患者沟通，取得理解和配合。患者签署治疗同意书。

2. 治疗前皮损区照相以备疗效评估。

3. 清洁皮肤，包括治疗部位的护肤品、化妆品。对于皮损面积较大、对疼痛敏感者，治疗前外涂 5% 复方利多卡因乳膏 1 小时封包麻醉。

4. 检查激光设备和吸烟器，确保仪器能正常使用。

【操作程序】

1. 治疗前常规消毒。

2. 选择治疗参数：根据每个患者的个体情况，综合患者的期望值、预计的恢复期、皮肤类型、肤质等选择激光仪器以及治疗参数。

3. 在治疗过程中需注意剥脱的深度，在祛除病变组织同时应尽量减少产生瘢痕的可能性。

4. 治疗后涂抹抗生素软膏或使用修复的产品，给患者讲解治疗后注意事项。

【注意事项】

1. 治疗时应注意对激光、烟雾、飞溅的皮屑等进行防护。治疗室内所有人员都应佩戴适宜的护目镜。

2. 做好治疗部位皮肤的清洁消毒。

3. 治疗时治疗头向下，严禁对着周围人员及任何金属反光面。

4. 治疗过程中随时观察皮肤的即刻反应，如反应过度，应调低能量密度，并关心询问患者有无不适。

【并发症及解决方法】

1. 常见不良反应有局部渗血、渗液、红斑、肿胀、疼痛等，治疗时轻微出血可予压迫止血。

2. 治疗后局部涂抗生素软膏，防止感染。水肿严重，予泼尼松口服 10～40mg/d，1～3 天。

3. 治疗部位 7 天不接触水，皮损保持干燥，局部结痂后忌强行撕脱。

4. 治疗后局部出现感染，予聚维酮碘溶液或夫西地酸、莫匹罗星软膏治疗。

5. 皮损区痂壳脱落后正确涂抹防晒霜并及时补涂。

6. 治疗后色素沉着须防晒，可予氢醌霜外用治疗。

7. 禁烟酒、感光性食物，如芹菜、香菜、胡萝卜等。

二、非剥脱性激光

【目的】

非剥脱性激光可在皮肤内发生反射、吸收、散射、传导等，组织吸收光能后，可以通过光热、光机械作用、光刺激、光动力反应等途径发挥生物学效应，对色素、血管等疾病进行治疗，还可以进行脱毛、皮肤年轻化等治疗。

【适应证】

1. 色素性病变包括太田痣、雀斑、老年斑、咖啡斑等，以及祛除文身、文眉、文眼线、文唇等适用 Q 开关激光治疗。

2. 鲜红斑痣、草莓状血管瘤、蜘蛛痣、酒糟鼻、毛细血管扩张等血管性疾病适用毫秒级脉宽的脉冲染料激光、KTP 激光等。

3. 浅表瘢痕如萎缩性瘢痕、皮肤光老化导致的细小皱纹、毛孔粗大、皮肤松弛可通过非剥脱性激光或各类非剥脱的点阵激光来改善。

4. 脱毛可选用毫秒级脉宽，可被黑素吸收的不同波长的非剥脱性激光治疗。

【禁忌证】

1. 近1个月内有暴晒史，或治疗后不能按要求进行防晒者。

2. 治疗部位有感染（溃疡、炎症等）或皮肤癌患者。

3. 妊娠、光敏感体质、瘢痕体质、近期（1个月内）服用光敏药物者。

4. 活动性传染病、癫痫、糖尿病、口服抗凝药物者。

5. 期望值太高者。

【准备】

1. 操作者掌握各类皮损的表现及相应激光治疗后的皮肤反应，掌握激光设备操作技术。与患者沟通，取得理解和配合。患者签署治疗同意书。

2. 治疗前皮损区照相以备疗效评估。

3. 清洁皮肤，包括治疗部位的护肤品、化妆品。需要备皮后方能进行的激光治疗，需先剃除毛发。对于皮损面积较大、对疼痛敏感者，治疗前外涂5%复方利多卡因乳膏1小时封包麻醉。

4. 检查激光设备，确保仪器能正常使用。

【操作程序】

1. 选择治疗参数：根据每个患者的个体情况，综合患者的期望值、预计的恢复期、皮肤类型、肤质等选择激光仪器以及治疗参数。

2. 在治疗过程中依据皮肤即刻反应随时调整治疗参数。

3. 必要时采用冷敷技术。不同激光设备可配选冷却滚筒、冷凝胶、蓝宝石接触式冷却窗口、对流冷风、冷凝剂、冰袋等制冷技术，可在治疗前、治疗中、治疗后实施。

4. 选用治疗后护理、修复产品，给患者讲解治疗后注意事项。

【注意事项】

1. 治疗室内所有人员都应佩戴适宜的护目镜。

2. 做好治疗部位皮肤的清洁。

3. 治疗时治疗头向下，严禁对着周围人员及任何金属反光面。

4. 治疗过程中随时观察皮肤的即刻反应，如反应过度，应调低能量密度，并关心询问患者有无不适。肤色较深的人治疗时应更加谨慎，可能需要降低能量、增加脉宽，并加强皮肤冷却。

【并发症及处理】

1. 常见不良反应有局部红斑、肿胀、疼痛、水疱、紫癜等，治疗后予冰袋冷敷 20～30 分钟或使用舒缓面膜镇静可缓解症状。

2. 治疗后水肿严重，予泼尼松口服 10～40mg/d，1～3 天。

3. 治疗部位若有结痂，忌强行撕脱。

4. 皮损区痂壳脱落后正确涂抹防晒霜并及时补涂。

5. 治疗后色素沉着须防晒，可予氢醌霜外用治疗。

6. 禁烟酒、感光性食物，如芹菜、香菜、胡萝卜等。

（李 咏 文 翔）

第十二节　微波疗法及相关知识

【目的】

微波治疗仪产生内生热效应和非热效应，在小范围内实现高温、凝固，使病变组织坏死、脱落，祛除病变。同时微波可增强细胞代谢、改善血液循环、激活机体免疫能力、提高组织再生能力，起到消炎、止痛和促进伤口修复等功效。

【适应证】

1. 血管病变 化脓性肉芽肿、蜘蛛痣、血管瘤、血管角皮瘤等。

2. 皮肤良性肿瘤 汗管瘤、软纤维瘤等。

3. 理疗 解痉、止痛、加速创口修复愈合。

【禁忌证】

1. 植入心脏起搏器患者。

2. 治疗部位有感染（溃疡、炎症等）者。

3. 妊娠、瘢痕体质、精神神经性疾病者。

4. 严重心肺功能不全、糖尿病、出血倾向及体质极度衰弱的患者。

5. 对热不敏感的患者。

6. 睾丸、眼周等部位不能接受微波治疗。

【准备】

1. 操作者掌握各类皮损的表现及微波治疗后的皮肤反应，能熟练进行仪器操作。

2. 与患者沟通，告知操作的目的以及可能出现的疼痛等不适，取得理解，争取患者的配合。

3. 物品和器械准备，微波治疗仪、表面麻醉药如5%复方利多卡因乳膏或局部浸润麻醉所需药品。

【操作程序】

1. 皮损处常规消毒、麻醉。对细小、表浅的皮损可视患者的耐受情况免用麻醉；对疼痛敏感者，治疗前可外涂5%复方利多卡因乳膏1小时封包麻醉或治疗前进行局部浸润麻醉。

2. 打开开关，选择治疗方式或理疗方式。

3. 根据病种、皮损的大小、深浅选择相应工作方式的输出功率及治疗时间（治疗方式：功率20～40W，定时5～8秒；理疗方式：功率10～20W，时间15～20分钟）。

4. 治疗方式中将治疗探头接触病变组织，踩下脚踏开关，待病损凝固后，松开开关，移去治疗探头。可多点治疗，使之表面变白、变小即可。较大的皮损治疗后要将表面已坏死的组织祛除，聚维酮碘溶液消毒，根据情况采取伤口保护措施。

5. 治疗结束，关机切断电源。

【注意事项】

1. 仪器使用时，仪器附近不能有易燃易爆物品。取下治疗部位附近的金属首饰。

2. 仪器治疗中，当治疗手具有沾污层时，会影响功率输出强度，需及时停机清除。治疗后用消毒乙醇擦洗干净并风干，不能使用生理盐水，以防腐蚀。

3. 治疗过程中随时观察患者生命体征的变化及精神状态，如出现面色苍白、呼吸急促、头晕、恶心等，立即停止治疗，对症处理。

4. 当治疗器接触人体组织时，才能踩下脚踏开关，切勿空载。不能朝机器面板照射，严禁正对人体眼部及男性睾丸照射。

5. 功率和时间都不要调节的太大，以免烧坏保险或烫伤。

【并发症及处理】

1. 治疗后局部出现感染，可外用聚维酮碘溶液或夫西地酸、莫匹罗星软膏。

2. 1 周内治疗部位皮损保持干燥，局部结痂后忌强行撕脱。

3. 为预防色素沉着，治疗后须防晒。

（李 咏　文 翔）

第十三节　冷冻疗法及相关知识

【目的】

冷冻疗法是利用制冷剂的低温作用于皮肤病变组织，使病变组织坏死、脱落，达到治疗目的。目前，冷冻治疗所用的制冷剂主要为 – 196℃的液氮。

【适应证】

1. 各种疣　如寻常疣、扁平疣、跖疣、丝状疣等。

2. 角化过度性皮肤病　包括脂溢性角化、光化性角化病、鸡眼、胼胝、神经性皮炎、慢性湿疹、扁平苔藓、皮肤淀粉样变、疥疮结节、结节性痒疹等。

3. 皮肤良性肿瘤　包括软纤维瘤、瘢痕疙瘩、皮脂腺痣等。

【禁忌证】

1. 寒冷性荨麻疹。

2. 雷诺现象。

3. 冻疮部位。

4. 冷球蛋白血症、冷纤维蛋白血症。

5. 对冷冻治疗不能耐受者。

【准备】

1. 操作者掌握各类皮损的表现及相应冷冻治疗后的皮肤反应。

2. 治疗前向患者介绍疾病病因、冷冻过程、治疗后的护理方法，取得其配合。

3. 准备好液氮。

4. 患者签署治疗同意书。

【操作程序】

1. 清洁皮肤，包括治疗部位的护肤品、药物等。

2. 协助患者采取舒适的体位并充分暴露皮损。

3. 根据皮损的大小，捏紧棉签头，尽量使棉签治疗时不会触及皮损周围正常组织。蘸取液氮以一定压力置于皮损上，同时根据病种、部位、皮损大小、年龄及患者的反应调整冷冻的次数、时间及深度，达到消除病变组织的目的，并尽量减少对正常组织的损伤。

【注意事项】

1. 对于皮损面积大、对疼痛敏感者，治疗前外涂并封包5%复方利多卡因乳膏1小时。

2. 皮损面积较大、患者不能耐受时，分批分次冷冻。

3. 治疗过程中，随时观察患者生命体征的变化及精神状态，如出现面色苍白、呼吸急促、头晕、恶心等，立即停止治疗，对症处理。

【并发症及处理】

1. 常见不良反应有局部红斑、肿胀、疼痛、水疱等，水疱太大可行疱液抽取，尽量保证疱壁完整。

2. 水肿严重，予泼尼松口服 10~40mg/d，1~3 天。抬高患处有助于水肿的减轻。

3. 2 天内治疗部位皮损保持干燥，局部结痂后忌强行撕脱。

4. 治疗后局部出现感染，予聚维酮碘溶液或夫西地酸、莫匹罗星软膏治疗。

5. 皮损区痂壳脱落后正确涂抹防晒霜并及时补涂。

6. 治疗后色素沉着须防晒，可予氢醌霜外用治疗。

（李咏 薛丽）

第六章

呼吸治疗

第一节　无创正压机械通气技术

无创正压机械通气（non-invasive positive pressure ventilation，NIPPV）是指以鼻罩、口鼻罩、全面罩、鼻塞或鼻囊管与呼吸机管道连接而进行的辅助机械通气方法，可保留患者的语言、吞咽及咳嗽等功能。由于其无须建立人工气道（气管插管或气管切开）故损伤小、并发症少，对于改善肺通气及氧和功能、减轻呼吸肌负担、降低病死率的效果受到循证医学的论证，近年来在临床上的应用得到了广泛推广。

【目的】

1. 改善通气和肺的氧合功能。

2. 降低呼吸肌做功，缓解呼吸肌疲劳。

3. 避免因气管插管或气管切开引起的相关并发症，降低病死率。

【适应证】

1. 无创通气应用于"慢阻肺急性加重期、慢阻肺稳定期、心源性肺水肿、免疫功能受损合并呼吸衰竭、NIPPV 辅助撤机"得到循证医学的 A 级证据。

2. 睡眠呼吸暂停低通气综合征。

3. 手术后呼吸衰竭。

4. 支气管哮喘急性严重发作。

5. 重症肺炎。

6. 急性肺损伤（ALI）/急性呼吸窘迫综合征（ARDS）。

7. 胸壁畸形或神经肌肉病变。

8. 胸部创伤。

9. 拒绝气管插管的呼吸衰竭。

10. 辅助支气管镜检查、气管插管等。

【禁忌证】

从一定意义上讲，NIPPV 没有绝对的禁忌证，但下列疾病因使用后效果不理想或不良反应发生率高、风险大，临床不建议使用，或在相关临床问题处理或纠正后使用。

1. 上呼吸道梗阻。

2. 严重意识障碍或不合作者。

3. 呼吸道分泌物多且不易排出。

4. 严重腹胀或腹内压高。

5. 颜面部或上呼吸道、上消化道损伤及术后。

6. 未经引流的气胸或者纵隔气肿。

7. 易误吸者（吞咽反射异常、严重消化道出血、大咯血）。

【准备】

1. 操作者准备　着装整洁，按七步洗手法洗手，戴口罩、帽子。

2. 用物准备　①检查无创呼吸机性能是否完好，备用。②治疗车、呼吸机鼻罩或面罩 1 个、呼吸机管道 1 套，呼吸过滤器 1 个、呼吸机湿化罐 1 个、无菌蒸馏水 1 瓶、输液器 1 个、医嘱执行单、指脉氧饱和度监测仪及消毒液。

3. 患者准备　了解无创通气治疗的目的及注意事项，减轻紧张焦虑程度，以配合治疗（紧急情况下尽量简洁）。

4. 环境准备　整洁、安静、安全、光线适宜便于操作。

【操作程序】

1. 备齐用物至床旁，核对患者及医嘱信息。

2. 向患者解释安置无创呼吸机的目的、呼吸技巧及注意事项，消除患者紧张、焦虑情绪，取得其配合。

3. 监测患者指脉氧饱和度。

4. 协助患者取舒适体位（病情允许应抬高床头30°以上），必要时协助排痰，保持呼吸道通畅。

5. 连接呼吸机及湿化器电源。

6. 安置湿化罐（有条件者使用一次性自动注水湿化罐），连接湿化液（无菌蒸馏水或灭菌注射用水）及输液器后向呼吸机湿化罐内注入适量湿化液。

7. 连接呼吸机管道、鼻/面罩及呼吸过滤器。

8. 启动呼吸机并调节湿化温度。

9. 根据病情调整无创呼吸机的模式和参数，然后关机待用。

（1）常见工作模式选择

1）CPAP模式：适合于睡眠呼吸暂停低通气综合征。

2）S/T模式：适合于各种原因导致的呼吸衰竭和神经肌肉病变的患者等。

3）PCV模式：适合于肺的顺应性较差，在S/T模式下不能有效保证潮气量的患者。

4）AVAPS模式：是通过自动调整压力支持来保证平均潮气量的模式，满足患者通气治疗的需要。该模式适合于肥胖低通气患者、慢性阻塞性肺疾病、限制性肺病患者。

（2）常见呼吸机参数设置：包括吸气压、呼气压、吸气压力上升时间、压力延迟上升时间、吸氧浓度及后备控制通气频率等。参数调节原则：除急救患者外，压力均从较低水平开始，吸气压与呼气压之差最好不要低于 $6 \sim 8 cmH_2O$，待患者耐受后再逐渐上调直到达到满意的通气和氧合水平，或调至患者可耐受的最高水平。常用参数见表6-1。

表6-1 无创呼吸机常用参数

参数	常用值	备注
吸气压	$10 \sim 20cmH_2O$	初始 $6 \sim 8cmH_2O$ 通常不超过 $20cmH_2O$ 肺大疱 $\leqslant 16cmH_2O$
呼气压	$4 \sim 6cmH_2O$	从 $4cmH_2O$ 开始，逐渐上调，通常不超过 $7cmH_2O$ ARDS：$8 \sim 12cmH_2O$
后备呼吸频率	$12 \sim 14$ 次/分	应根据患者舒适度、分钟通气量等调节。①自主呼吸过快：$18 \sim 20$ 次/分；②自主呼吸过慢：低于安静状态下 $2 \sim 3$ 次/分
吸气时间	$0.8 \sim 1.2$ 秒	在 T 模式时使用
吸氧浓度	据血气分析和 SPO_2 调整	①保证压力值在患者能耐受的最大压力情况下，维持 $SaO_2 > 90\%$ 的最小氧浓度；②氧流量 5L/分以上，氧气管连接于鼻/面罩；③注意供氧浓度的监控
吸气压力上升时间	呼吸频率与时间 20 次/分：$0.2 \sim 0.4$ 秒 $25 \sim 30$ 次/分：$0.1 \sim 0.2$ 秒 >35 次/分：0.1 秒	原则上呼吸越快，吸气压力上升时间越短，具体时间应结合患者主诉进行调节

续表

参数	常用值	备注
湿化温度湿度	32~36℃ 相对湿度100%	根据患者主观感受、痰液黏稠度、呼吸机管道水雾情况调节
压力延迟上升时间	5~15分钟	对于危重抢救者应关闭

10. 再次核对患者及医嘱信息。

11. 取下吸氧管，连接呼吸机氧源管。

12. 安置并妥善固定鼻/面罩、连接管路；开机，调整参数（有待机模式/Standby模式的呼吸机除外）。

13. 行健康宣教，包括呼吸技巧、饮水及咳嗽的配合。

14. 复测指脉氧饱和度，观察病情，适时调整参数，锁定屏幕锁。

15. 整理床单元及用物，保持患者卧位舒适，冬天注意保暖。

16. 手消毒后再次查对并做好记录。

17. 规范处置用物。

【注意事项】

1. 操作前，在病情允许的情况下，护士应耐心介绍无创通气治疗的方式及注意事项，有利于提高患者带机依从性。

2. 根据患者的面部情况，选择合适的鼻罩/面罩，可以减少漏气，增加患者的舒适度。

3. 集水杯应处于最低位。

4. 避免先开机或在呼吸机送气过程中给患者安置鼻/面罩。若先开机，开机后呼吸机空吹，使呼吸机计算的呼吸基线严重飘移。在开机状态下患者带机呼吸时在短时间内呼吸机计算的基线偏移太大，会造成严重不同步，患者不适或无法忍受。

5. 头带固定松紧度适宜（以平放 1~2 指为宜），受压部应使用减压贴。

6. 初次带机且病情允许的患者应逐渐上调通气压力（推荐使用具有"压力延迟上升功能"的呼吸机），以提高患者舒适性及依从性。

7. 充分湿化，避免湿化不足导致的痰液黏稠而加重病情。

8. 使用输液器进行封闭式湿化时，应保证管路密闭良好，避免漏气。

9. 病情允许的患者应在进餐时及餐后 30 分钟内暂停无创通气，避免发生误吸。

10. 病情危重不能脱机及误吸风险性高的患者需进行鼻饲营养液。

11. 湿化罐、一次性呼吸机管道、呼吸过滤器每周更换1~2次，若污染或堵塞时应及时更换。

12. 监测无创通气状况　人机协调性、潮气量、漏气量、吸气峰值等。

（1）潮气量的评估　根据理想体重指数的目标潮气量 8~10ml/kg。有研究报道小潮气量策略更能提高患者舒适度，不影响疗效，小潮气量策略的目标潮气量为 5~7ml/kg。

（2）漏气量的评估

1）有意漏气：15~30L/min，适宜；

2）无意漏气：≤10L/min，鼻面罩过紧；≥45L/min（+PCV）适合；>60L/min，漏气量过大。

【并发症及处理】

常见并发症的原因及处理（表6-2）

表 6-2　常见并发症的原因及处理

常见问题	可能的原因	解决办法
鼻面部压疮	①鼻面罩固定带过紧 ②长时间受压	①调整固定带，可放进 1~2 横指为宜 ②使用硅胶或气垫面罩、鼻塞介质 ③鼻面部受压部分贴水胶体或泡沫敷贴以预防或治疗压疮
口鼻咽干燥	①湿化不良 ②漏气量大	①保证无创呼吸机管道的密闭性，避免过多漏气，导致湿化不良 ②根据病情增加饮水量 ③增加湿化、雾化 ④增加环境湿度 ⑤避免或减少张口呼吸
胃肠胀气	①气道压力高（＞25cmH$_2$O 时有可能超过食管贲门的压力） ②张口呼吸，反复咽气 ③肠道蠕动能力减弱	①适当降低吸气压 ②使用鼻罩，闭口呼吸，必要时行胃肠减压、肛管排气 ③茴香外敷下腹部 ④使用胃肠道动力药
人机对抗	①患者过度紧张 ②模式或参数设置不合理 ③漏气过大 ④机器故障	①有效的心理护理 ②正确设置模式和参数 ③合理漏气 ④维修呼吸机

续表

常见问题	可能的原因	解决办法
呼吸困难不改善或加重	①过度紧张恐惧 ②参数设置不合适，如：EPAP 过高，影响血流动力学、支持压力不足、氧浓度过低 ③连接错误 ④可能存在未发现的禁忌证	①指导呼吸技巧，过度焦虑的患者，少量使用镇静剂 ②正确设置模式和参数 ③检查所有连接 ④除禁忌证，如未经引流的气胸
潮气量过低	①自主呼吸努力不够，IPAP 与 EPAP 的压差（PS）不够 ②管道漏气 ③患者肺顺应性太差 ④过滤器阻塞、潮湿	①加 PS 值：$>6 \sim 8cmH_2O$ ②密闭管道，因管段使用时间过长导致的漏气需要更换管道 ③调整模式 PCV ④更换过滤器
CO_2 潴留改善不理想	①压力支持过低，潮气量过小 ②EPAP 过小 ③漏气量不够 ④分泌物过多 ⑤氧浓度过高 ⑥呼吸抑制	①加大 PS ②适当提高 EPAP 并保持足够的 PS ③适当增大漏气量：打开鼻罩的所有开口或适当松动鼻罩 ④$IPAP \leqslant 15cmH_2O$ 时，使用 PEV 排气阀 ⑤适时吸痰 ⑥合理调节给氧浓度 ⑦必要时加用呼吸兴奋剂

（吴小玲　万群芳）

第二节 有创机械通气技术

机械通气是指在患者自身通气和（或）氧合功能出现障碍时运用器械（主要是呼吸机）使患者恢复有效通气并改善氧合的一种方法。机械通气是临床危重症医学中不可缺少的生命支持手段，为治疗原发病提供了时间，极大地提高了对呼吸衰竭的治疗水平，现代机械呼吸机的应用使对患者进行呼吸通气支持成为常规操作。

【目的】

1. 纠正急性呼吸性酸中毒，扩张肺血管，降低肺动脉压力。

2. 重新分布肺血流，改善通气-血流比，从而改善氧合。

3. 纠正低氧血症。

4. 降低呼吸功耗，缓解呼吸肌疲劳。

5. 防止肺不张。

6. 为使用镇静剂和肌松剂提供呼吸支持保障。

7. 稳定胸壁。

【适应证】

1. 严重呼吸功能障碍时应及时实施机械通气。

2. 经积极治疗后病情恶化。

3. 意识障碍。

4. 呼吸形式严重异常，如呼吸频率 $>35 \sim 40$ 次/分或 $<6 \sim 8$ 次/分，或呼吸节律异常，或自主呼吸微弱或消失。

5. 血气分析提示严重通气和（或）氧合障碍：$PaO_2 < 50mmHg$，尤其是充分氧疗后仍 $<50mmHg$。

6. $PaCO_2$ 进行性升高，pH 动态下降（表6-3）。

【禁忌证】

1. 气胸及纵隔气肿未行引流者。

表6-3　常规机械通气的适应证

中枢神经系统疾病	外伤、出血、感染、水肿、镇痛药或安定药物中毒、特发性中枢性肺泡通气不足
神经肌肉疾病	多发性肌炎、格林-巴利综合征、重症肌无力、肌肉弛缓症、有机磷中毒
骨骼肌肉疾病	胸部外伤（连枷胸）、脊柱侧弯后凸、肌营养不良、严重营养不良
肺部疾病	包括各种肺实质或气道的病变，如ARDS、限制性肺疾病、阻塞性疾病、肺栓塞、肺炎、特发性肺纤维化、慢阻肺、肺心病、重症哮喘
围手术期	各种外科手术的常规麻醉和术后管理的需要，心胸、腹部和神经外科手术，手术时间延长或需特殊体位，体弱或患有心、肺疾病需要手术治疗

2. 肺大疱和肺囊肿。

3. 低血容量性休克未补充血容量者。

4. 严重肺出血。

5. 气管-食管瘘。

在出现致命性通气和氧合障碍时，机械通气无绝对禁忌证。在出现致命性通气和氧合障碍时，应在积极处理原发病（如尽快行胸腔闭式引流，积极补充血容量等）的同时，不失时机地应用机械通气，以避免患者因为严重高碳酸血症和低氧血症而死亡。因此，机械通气无绝对禁忌证。

【准备】

1. 床旁备用呼吸机。

2. 呼吸机相关管道。

3. 呼吸机配套过滤器。

4. 模拟肺。

【操作程序】

实施机械通气前，首先要评估该患者是否有机械通气的指征以及禁忌证，结合患者的气道条件决定选择有创或者无创呼吸机。然后根据患者的病情决定通气的模式，并设置好相应的参数。

需强调的是，模式或者参数的选择不是一成不变的，而是需根据病情变化随时进行调整，尽可能做到既满足患者通气及氧合的需求，又能减少机械通气的相关并发症。同时应该牢记在心的是，我们给患者使用呼吸机的目的是为了让患者有机会脱离呼吸机，所以在使用呼吸机后每天都应该评估患者是否达到了撤离呼吸机或者拔出气管导管的条件，尽可能减少患者机械通气的时间。

1. 严格执行手卫生和无菌操作

2. 呼吸机使用前的准备

（1）确认患者，包括患者类型（成人、小儿、新生儿）、病情。

（2）准备设备

1）床旁准备 一台合适、清洁、能正常工作的呼吸机。

2）准备配件 包括一次性呼吸管路、已消毒灭菌的吸入端过滤器、呼出端过滤器、积水杯、湿化瓶、模拟肺、一次性连接管、无菌蒸馏水。

3）连接配件 连接呼吸机电源和气源，连接整套外部管路。注意加热湿化器开关是否打开、湿化瓶是否加入无菌蒸馏水（水面不高于要求线）、加热湿化器温度是否调节到 32 ~ 37℃（双加热或单加热呼吸回路），万向支架固定呼吸管道，确认积水杯是否在最低位。

（3）接上模拟肺通气试机

1）电源、气源正常。

2）气密性检测：设定潮气量，分别监测吸入气潮气量和呼出气潮气量，并比较三者是否一致（成人允许 50ml 误差），或压力检测，观察设定压力、工作压力和气道压力，比较三者是否一致。

3）报警系统检测：①管路脱落报警检测：取掉模肺，观察呼吸机是否报警。②高压报警：模拟增加呼吸道阻力和呼吸道阻塞观察是否有高压报警，并且吸气相是否转为呼气相。③通气量（或潮气量）报警：改变呼吸机参数如调节潮气量，使其低于和高于报警线，观察是否有通气量（或潮气量）报警。

4）其他功能检测：①触发灵敏度的检测：将其值设置在 2，挤压模肺，观察是否能够触发呼吸机送气。②PEEP 的检测：观察压力基线是否与设置值一致，偏差小于 10%。③吸入气体氧浓度检测：按纯氧 2 分钟通气定标即可。

（4）接上模拟肺等待收治患者：确认无误后，根据患者理想体重和病情设置合适的模式及参数，连接模拟肺使呼吸机处于工作状态或者是 STANDBY，接收患者带机后，了解病情和实验室检查，根据病情和带机情况再次调整初始参数。

3. 呼吸机的设定

（1）模式选择

1）根据患者病情严重程度，自主呼吸能力，通气目的来选择，常用模式有 A/C、SIMV、PSV、PAV、APRV 等。

2）根据患者的特点，模式特点以及操作者的熟悉程度或认知程度综合判断，选择指令通气类型：VCV、PCV。

（2）参数设置

1）V_T：成人 10 ~ 15ml/kg、儿童 8 ~ 10ml/kg、婴儿 6 ~ 8ml/kg（无气囊的气管插管须注意漏气补偿及胸廓运动）。

2）呼吸频率：成人 8 ~ 12 次/分、儿童 12 ~ 25 次/分、婴儿 20 ~ 40 次/分。

3）流速：成人 40～60L/min、儿童 10L/min（MV 的 2～3倍）、婴儿 6～10L/min。

4）I/E：正常成人及儿童 1:2、婴儿 1:1（反比通气除外，若准备使用此模式则由 1:1 开始→1.25:1→1.5:1→1.75:1……4:1 最大，配合 PIP）。

5）P_I：儿童约 20～30cmH_2O、婴儿约 <20cmH_2O，成人 PCV 模式时 P_I 不超过 35cmH_2O 或 40cmH_2O 且可以维持患者的 V_T 10～15ml/kg 为宜。

6）触发灵敏度：一般选择流量触发，1～2L/min，以能够触发又不易发生假触发为宜（表 6-4）。

4. 呼吸机与患者的连接

（1）鼻/口鼻面罩：用于无创通气。选择适合于每个患者的鼻/口鼻面罩对保证顺利实施机械通气十分重要。

（2）气管插管：经口插管比经鼻插管容易进行，在大部分急救中，都采用经口方式，经鼻插管不通过咽后三角区，不刺激吞咽反射，患者易于耐受，插管时间保持较长。

（3）气管切开。

5. 机械通气参数的调整

（1）潮气量（V_T）：常依据体重选择 5～12ml/kg，临床实际应用时可根据血气和呼吸力学等监测指标不断调整。目前对 V_T 的调节是以避免气道压过高为原则，即平台压不超过 30～35cmH_2O，以避免气压伤及呼吸机相关性肺损伤（VILI）。因此，对于肺有效通气容积减少的疾病（如 ARDS），应采用小潮气量（6～8ml/kg）通气。

（2）呼吸频率（RR）

1）结合通气模式和潮气量，以 $PaCO_2$ 的水平为目标保证一定的 MV；

2）根据原发病而定：慢频率有利于呼气，一般为 12～20次/分；

表6-4 通气模式与参数调节各种通气模式的定义及优缺点比较

通气模式	特点	优点	缺点	运用
机械控制通气	潮气量、吸气时间及呼吸频率完全由呼吸机产生并控制，与患者的自主呼吸无关	可完全替代患者的自主呼吸，最大限度减少患者的自主呼吸负荷。	使用不当可出现失用性呼吸肌萎缩。有自主呼吸时易发生人机对抗。	没有自主呼吸者，呼吸肌被抑制者、神经肌肉疾患者、呼吸肌疲劳者及麻醉过程中等。
机械辅助通气	呼吸机对患者的自主呼气动作产生反应并施以同步性通气支持，潮气量由呼吸机控制，呼吸频率由患者控制。	不易发生机对抗及失用性肌萎缩，利于患者呼吸功能恢复。	使用不当易发生通气过度（如自主呼吸频率增快，自主潮气量增加时）或不足（自主呼吸减弱或停止时）。	有自主呼吸且自主吸气可触发呼吸机送气的患者。
辅助-控制通气	结合AMV和CMV的特点，通气靠患者触发，并以CMV的预设频率作为备用	可保证每次通气的容量（或压力）。如触发敏感度和流量设置恰当，降低患者呼吸功	如辅助频率过快，可致通气过度和发生auto-PEEP，久用易致呼吸肌萎缩	A/C模式是目前临床上最常用的通气模式之一

续表

通气模式	特点	优点	缺点	运用
同步间歇指令通气	在自主呼吸的时候，呼吸机根据预设的参数给予患者同歇性通气支持。	保证患者通气量；减少气压伤；锻炼呼吸肌肌力，减少呼吸肌负荷；使通气/血流比更合适；促进脱机。	使用不当或患者病情突然发生变化（自主呼吸减弱或停止），可出现通气不足，缺氧，二氧化碳潴留及呼吸肌疲劳。	主要应用于撤离机械通气的过程中。
压力支持通气	在自主呼吸时，患者吸气一开始，呼吸机即予一恒定压力帮助患者吸气	减少患者吸气做功，利于呼吸肌疲劳的恢复及呼吸功能锻炼	支持压力调节不当或胸肺顺应性发生改变等，可出现通气过度或通气不足	应用广泛，尤应用于机械通气的过程中
持续气道正压	在自主呼吸时，提供一个持续的高速正压气流，使吸气相、呼气相气道内保持一定的正压	增加功能残气量，改善通气/血流比，改善肺顺应性，防止肺泡闭陷	增加气道峰压及平均压，若使用不当可出现气压伤及心血管抑制	ARDS，肺水肿患者。

3）而在 ARDS 等限制性通气障碍疾病以较快的频率结合较小的潮气量，可超过 20 次/分；

4）应根据患者自主呼吸能力而定；

5）最终精确调整呼吸频率应依据动脉血气：pH、$PaCO_2$ 与 PaO_2 的变化，综合调整 V_T 与 RR。

（3）流速调节：理想的吸气流速应能满足患者吸气的需要，成人流速常设置在 40～60L/分之间，根据分钟通气量，呼吸系统的阻力和顺应性调整，压力控制通气模式下流速由支持压力水平、气道阻力及吸气努力决定。

（4）流速波形：常有方波、正弦波、加速波和递减波四种。其中递减波与其他三种波形相比，气道峰压更低、气体分布更佳、氧合改善更明显，在临床常选择递减波。

（5）I/E：一般为 1/2，在 COPD 和哮喘常用采用较小 I/E，可延长呼气时间，有利于呼气，一般可小于 1/2。在 ARDS 可适当增大 I/E，甚至采用反比通气（I/E＞1），使吸气时间较长，有利于改善气体分布和氧合。应注意患者的舒适度、监测 $PEEP_i$ 和对心血管系统的影响，必要时需用镇静剂或肌松剂。

（6）触发灵敏度：分压力和流速触发两种。一般认为，患者吸气开始到呼吸机开始送气的时间越短越好。触发灵敏度设置原则为在避免假触发情况下尽可能小。常置于 1～$3cmH_2O$ 或 1～2L/分。

（7）吸入氧浓度（FiO_2）：＞50% 时需警惕氧中毒。原则是在保证合适氧合的情况下，尽可能使用低的 FiO_2。

（8）PEEP：分别达到最佳氧合状态，最大氧运输量，最好顺应性，最低肺血管阻力，最低 Q_s/Q_t，要求的最小 PEEP。但在实际操作时，可根据病情，监测血气和血流动力学指标，一般从低水平开始，逐渐上调 2～$5cmH_2O$，待病情好转，再逐渐下调（表 6-5）。

表6-5 呼吸机氧浓度和 PEEP 调节参考表

FiO$_2$	0.3	0.4	0.4	0.5	0.5	0.6	0.7	0.7	0.7	0.8	0.9	0.9	0.9	1.0
PEEP（cmH$_2$O）	5	5	8	8	10	10	10	12	14	14	14	16	18	≥18

【注意事项】

1. 重视机械通气过程中报警设置，出现报警后及时处理。

2. 参数设置不是一劳永逸的，需随时根据患者病情调整。

3. 适时的血气监测。

4. 注意气道的温化和湿化。

5. 注意仪器清洁（不放置物品、机身保持干燥、清洁）。

6. 确保呼吸管路的气密性和通畅性。

7. 预防并发症，尽早撤离机械通气。

【并发症及处理】

机械通气是重要的生命支持手段之一，同时机械通气也会带来一些并发症，很容易造成死亡的危险，所以应及早发现和加以防治。

1. 导管易位 听诊双肺调整管道位置和深度，同时摄 X 光片确认导管位置。

2. 气道损伤 插管时动作轻柔，准确，尽可能缩短带管时间可减少类似并发症的发生。应使用低压高容量气囊，监测气囊压力，避免充气压力过高，低于 25cmH$_2$O 能减少这类并发症。

3. 人工气道梗阻 一旦发生气道梗阻，应当即时调整人工气道位置、气囊气体抽出、试验性插入吸痰管。若气道梗阻仍不缓解，应立即拔除人工气道，重新建立。

4. 气道出血 患者人工气道出现出血，特别是大量鲜红色血液时，往往可威胁患者生命，需要紧急处理。应针对原因，及时处理，并保持气道通畅。

5. 呼吸机相关肺损伤 为避免和减少呼吸机相关肺损伤

的发生，机械通气应避免高潮气量和高平台压，保持吸气末平台压不超过 $30 \sim 35 cmH_2O$，以避免呼吸机相关肺损伤。

6. 呼吸机相关性肺炎　机械通气患者没有体位改变的禁忌证时，应半卧位，避免长时间镇静和程度过深，避免误吸，尽早脱机。

7. 氧中毒　$FiO_2 \leqslant 50\%$ 是安全的。当患者病情严重必须吸高浓度氧时，应避免长时间吸入，尽量不超过 60%。

8. 呼吸机相关的膈肌功能不全　机械通气患者尽可能保留自主呼吸，尽量避免使用肌松剂和糖皮质激素，加强呼吸肌锻炼，以增加肌肉的强度和耐力，与此同时，加强营养支持。

9. 低血压与休克　适当给予升压药，快速输液或调整通气模式可降低胸腔内压，多能使低血压改善。

10. 心律失常　出现心律失常，应寻找原因，积极进行针对性治疗。

11. 精神障碍　较为常见，表现为紧张、焦虑、恐惧，主要与睡眠差、疼痛、恐惧、交流困难有关，因此，对于这样的机械通气患者，应进行耐心细致的安抚工作，有时可应用镇静剂和抗焦虑药物。

（梁国鹏　邓　妮）

第三节　机械通气呼吸力学监测技术

一、平台压

吸气末屏气时，气流为零且肺泡内气体均匀分布后的肺泡内压力。机械通气时在吸气末屏气情况下，压力传感器显示的气道压力，实际可能大于肺泡内的压力，如吸入气体在肺内有足够的平衡时间，可近似代表肺泡压的大小。

【适应证】

1. 所有初始机械通气患者，在实施肺保护性通气策略过程中，指导调整潮气量和 PEEP。

2. 平台压大于 $25cmH_2O$，如肺顺应较差的患者，如肺不张、重症肺炎、ARDS、肺水肿等；或胸壁顺应性较差的患者，如肥胖、腹压高、胸廓畸形等。

3. 平台压大于 $30cmH_2O$，尤其是潮气量较小，通过增加呼吸频率，仍然存在呼吸性酸中毒（pH < 7.30）的患者。

【禁忌证】

没有绝对禁忌证。

【准备】

1. 操作人员向患者介绍监测内容、目的和操作过程。

2. 严格执行无菌操作，予患者充分吸痰。

3. 检查和保持呼吸回路及人工气道通畅。

4. 评估患者生命体征：HR、BP、氧合等。

5. 评估镇静深度和自主呼吸强弱，必要时充分镇痛镇静甚至肌松，完全抑制患者的自主呼吸，直至患者呼吸循环稳定。

【操作程序】

1. 调整通气模式为容量控制通气模式（VCV）。

2. 根据患者肺部疾病情况和原通气参数，调整潮气量和吸气流速，吸气流速波形设置为方波，呼吸频率（4 ~ 6 次/分），调整呼吸监测波形为压力-时间波形。

3. 目前大部分呼吸机可在以上条件下，通过按下吸气暂停键，激活吸气末屏气，屏气时间需足够长（最好达 1 秒以上）。呼吸机可自动测定，并在屏幕上显示平台压数值和压力-时间波形。其压力-时间曲线如图 6-1 所示。

【注意事项】

1. 监测需在患者自主呼吸完全抑制或较微弱、相对平稳

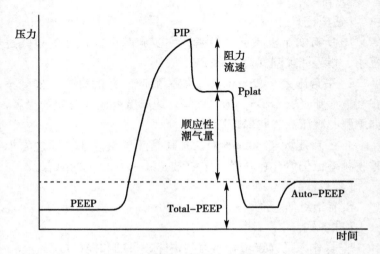

图 6-1 VCV 时的压力-时间曲线

的状态下进行。

2. 若患者出现呼吸急促或自主呼吸能力太强，会影响平台压测量的准确性，此时需给予充分镇静镇痛，甚至肌松。

3. 操作前应充分吸痰，保持呼吸回路、人工气道的通畅性。

4. 平台压测定时，在吸气末阻断气流至少 1 秒以上，间隔 ≥10 毫秒的 2 次测压误差 < 0.5cmH$_2$O 时的气道压力值为 P$_{plat}$。

二、顺 应 性

肺顺应性是指单位压力改变（ΔP）导致肺容积的变化（ΔV），反映肺弹性扩张或收缩的能力，影响肺弹性的因素主要是表面张力和肺弹性组织。机械通气过程中测定的是胸肺总顺应性（Crs），是胸壁顺应性和肺顺应性的总和，是表示胸廓和肺弹性扩张程度的一个指标，反映潮气量和吸气压力的关系（ΔV/ΔP）。

机械通气时，根据检测方法的不同，顺应性又分为动态顺应性和静态顺应性：静态顺应性（C_{stat}）是指在呼吸周期中，气道阻断使气流量为零时单位压力变化时肺容积的变化，反映胸肺弹性阻力的变化；动态顺应性（C_{dyn}）是指在呼吸周期中，不阻断气道气流的条件下单位压力变化引起肺容积的变化，即通过在吸气末和呼气末且气流为零时测得的顺应性，不仅受胸肺弹性阻力的影响，也受气道阻力变化的影响。

【适应证】

1. 肺顺应降低的患者，如重症肺炎、肺不张、ARDS、肺水肿等。

2. 行心肺手术、移植或腹部大手术的患者。

3. 胸壁顺应性降低的患者，如肥胖、腹压高、胸廓畸形等。

4. 气道峰压较高、人机不协调等患者。

5. 困难脱机的患者。

6. 有严重心肺疾患的患者。

【禁忌证】

没有绝对禁忌证。

【准备】

1. 大注射器法

（1）操作人员向患者介绍监测内容、目的和操作过程。

（2）严格执行无菌操作，予患者充分吸痰。

（3）检查和保持人工气道通畅。

（4）评估患者生命体征：HR、BP、氧合等情况，评估患者能否耐受大注射器法测定顺应性操作。

（5）用物准备：1～3L 的大注射器，大注射器与气管导管间的连接管，监测气道压力的压力表。

2. 呼吸机法　顺应性测定的操作前准备与平台压相同。

【操作程序】

1. 大注射器法

（1）在控制通气条件下，充分镇痛镇静或应用肌松剂，完全抑制自主呼吸。

（2）经呼吸机进行几次大潮气量通气，充分开放肺单位和提供足够的肺泡内氧储备。

（3）脱离呼吸机，在呼气末用 1～3L 大注射器连接气管导管，每次注气 50～200ml，间隔 3～5 秒使气道压力平衡后，再重复注气，总注气量接近肺总量位或气道压力达到 40～50cmH$_2$O。

（4）以同样方法抽气，直到气道压力为大气压。这个过程大约为 60～90 秒，重复三次，取平均值。

（5）将每次注气累计总量分别与相应的气道压作图，计算其斜率就是呼吸系统的静态顺应性。

2. 呼吸机法　顺应性测定的操作方法与平台压相同。

（1）根据压力-时间曲线（图6-1），呼吸系统静态顺应性（Cst）公式为：$Cst = VT/(P_{plat} - PEEP_{total})$；呼吸系统动态顺应性（C$_{dyn}$）公式为：$C_{dyn} = VT/(PIP - PEEP_{total})$。

（2）大部分呼吸机监测呼吸系统顺应性时，潮气量一般采用实际监测（或设定）的潮气量或呼出潮气量，为了精确计算呼吸系统顺应性，呼气末肺泡压力必须是呼气末肺泡的真实压力，是 PEEP 和 PEEPi 的综合反映即 PEEP$_{total}$，可通过呼气末阻塞呼气口的方法测定。

（3）Cst 正常值一般为 60～100ml/cmH$_2$O。

【注意事项】

1. 大注射器法测定肺顺应性较准确，但需断开呼吸机且操作繁琐，临床应用较少。

2. 呼吸机法测定顺应性时，操作前应充分吸痰，保持呼吸回路、人工气道的通畅性，否则测量的数值与真实的肺顺应性情况可能存在一定的差异。

3. 呼吸机法不需要断开呼吸机，操作方便，临床应用广泛。操作时需要充分镇痛镇静或加用肌松剂，完全抑制自主呼吸；呼吸急促、没有进行充分镇痛镇静的患者；或自主呼吸做功太强、有镇静禁忌证的患者，会影响顺应性测量的准确性，甚至无法测定。

4. 顺应性监测时应用简易的公式：$C_{st} = V_T/(P_{plat} - PEEP)$。应注意 PEFPi 对其数值的影响，PEEPi 过高时可导致顺应性值的异常降低，导致临床判断失误。

5. 机械通气时 C_{dyn} 可连续监测，其动态趋势更有助于了解黏性阻力和弹性阻力的变化。C_{st} 与 C_{dyn} 的差值反映呼吸系统流速与黏性阻力的关系。

三、气道阻力

气道阻力是指呼吸时，气流流经气道，气体分子之间和气体与气道壁之间的摩擦阻力，是呼吸系统的主要黏性阻力。根据 Poiseuille 流体力学定律，在呼吸过程中，气流为层流时，气道阻力计算公式为：$R = 8\eta L/\pi r^4$，其中 η 为气体的粘滞系数，L 为管道长度，r 为管道的半径，R 为阻力；根据范宁公式：气流为湍流时，气道阻力计算公式为：$R = 8\eta L/\pi r^5$。

【适应证】

1. 需要了解气道通畅性的患者，如支气管哮喘、慢阻肺、气道异物或肿瘤等。

2. 出现气道峰压较高或异常升高、潮气量降低、呼气气流受限、人机不协调等情况。

【禁忌证】

无绝对禁忌证。

【准备】

气道阻力测定的操作前准备与平台压相同。

【操作程序】

1. 机械通气可测定吸气和呼气两个时相的气道阻力，若无特别说明则是测定吸气时相阻力。其操作方法与平台压基本相同。

2. 根据压力-时间曲线（图6-1），吸气相的气道阻力计算公式为：$Ri = (P_{peak} - P_{plat})/Flow$；呼气相的气道阻力为：$Re = (P_{plat} - PEEP_{tot})/PEF$，式中$P_{peak}$：气道峰压，$P_{plat}$：平台压，Flow：吸气流速，PEF：呼气峰流速。

3. 气道阻力的正常值一般为$2 \sim 3cmH_2O/(L \cdot s)$，机械通气时一般为$5cm \sim 10cmH_2O/(L \cdot s)$。

【注意事项】

1. 测定气道阻力时，操作前应充分吸痰，保持呼吸回路、人工气道的通畅性，否则实测的气道阻力要高于真正的阻力数值。

2. 需在患者自主呼吸完全抑制或较微弱、相对平稳的状态下进行监测气道阻力。若患者呼吸急促或自主呼吸能力太强时测定，会影响气道阻力测量的准确性，甚至无法测定。

3. 气道阻力具有流速与容积依赖性，动态测量气道阻力时应保证吸气流速和肺容积在测定前后基本可比，协助判断气道阻力变化，指导呼吸参数的调整。

4. 肺组织出现严重病理改变时，如ARDS、肺水肿等，肺组织的黏性阻力将显著增大，为了避免肺组织黏性阻力的影响，测量气道阻力更准确，要求屏气时间较短（$0.1 \sim 0.2$秒），能检测出压力-时间曲线（图6-1）所示的P1点对应的是压力值，而不是平台压（P_{plat}），其余方法与后两者相同。气道阻力计算公式为：$R = (P_{peak} - P1)/Flow$。

四、跨 肺 压

跨肺压是指肺泡内压与胸膜腔压之间的差值，是扩张或收缩肺的压力，跨肺压的压力主要与肺顺应性和肺容积有关。通常采用食管囊管法检测食管中下段的压力来反映胸膜腔压力（Ppl），即跨肺压＝肺泡内压－食管内压。

【适应证】

1. 重症 ARDS 患者。

2. 胸壁顺应性较差的患者，如肥胖、腹压较高、胸壁畸形等。

3. 需要监测内源性 PEEP 的患者，如 COPD、支气管哮喘、气管支气管结核等。

4. 自主呼吸能力异常增强的患者。

【禁忌证】

合并食管内病变，如食管静脉曲张、食管溃疡、食管肿瘤等疾病不宜行此检查。

【准备】

1. 向患者介绍操作过程中相关问题。

2. 器械设备是否齐全、完好，一条末端带乳胶气囊的聚乙烯塑料导管、压力传感器、Y 形三通阻断阀、放大器和示波器或具有食管压监测功能的呼吸机。

3. 对气囊进行充气，检查确定气囊不漏气，将气囊充分抽空。

4. 将食管压囊管和压力传感器及上述食管压监测仪器连接，进行定标和校正，使其处于正常的工作状态。

5. 取下食管压囊管，将导管和气囊表面涂无菌液状石蜡。

【操作程序】

1. 用 2% 利多卡因对鼻腔和咽部充分麻醉。

2. 受试者取坐位，经鼻孔插入上述带气囊的聚乙烯导管。指导受试者一边吞咽，一边往下送导管，使气囊进至食管的中下段（20~45cm）。

3. 向导管注入 6ml 气体，测压气囊充气量保留约 0.2ml；

部分仪器不需要人工向气囊注气，通过按压食管压测试键。

4. 食管内压的测定　采用气道阻断法，根据气道压力波形和食管压力波形的同步性判断导管的位置并做适当调整。正常情况下，气囊位置适当时，Pes 为负压，并随呼吸波动。

5. Pes 的正常值　Pes 的正常预计值个体差异较大，其数值约等于胸腔负压。正常人平静自主呼吸时 Pes 随呼吸在 $-10 \sim -3 cmH_2O$ 之间波动。

6. 肺泡内压的监测　吸气末屏气肺泡内压等于平台压，平台压的监测方法同前不再赘述。呼气末肺泡内压通常以呼气末屏气、气流为 0 时，呼吸机监测的气道压力替代。

7. 跨肺压的计算　跨肺压通常以气道压力减食管内压来计算，目前具有食管压监测功能的呼吸机可动态自动监测跨肺压的数值及跨肺压 - 时间波形。

【注意事项】

1. 胸膜腔不同部位的压力并不相等，食管压仅能反映整个胸膜腔的平均压力。

2. 术前应检查气囊的完整性，安置导管过程应轻柔缓慢，避免气囊损坏、破裂。

3. 导管保留期间，更换体位时，动作要缓慢，不可过度牵拉管道，避免导管气囊移位。

4. 在监测过程中，数据和波形出现异常或测不出时，应检查导管是否移位、气囊是否破裂。

5. 吸气末跨肺压与肺损伤密切相关，其计算公式为吸气末跨肺压 = 平台压 - 食管内压，ARDS 实施肺保护性通气时，需严格限制跨肺压小于 $30 \sim 35 cmH_2O$，主要指导潮气量和 PEEP 的调整。

6. 通过监测呼气末跨肺压（等于 PEEPtotal - 食管内压）指导 PEEP 的设置，也可反映 PEEPi 的大小，其计算公式为：呼气末跨肺压 = PEEPtotal - 食管内压。

五、内源性 PEEP

正常肺呼气末肺组织恢复至正常功能残气量（FRC），肺的弹性回缩力等于胸廓的弹性扩张力，呼气流速降为零，肺泡内压等于大气压，即为 0，正常 FRC 位的容积小称为弹性平衡容积。若呼气末肺组织不能恢复至弹性平衡容积时，肺组织的弹性回缩力将大于胸廓的弹性扩张力，呼气末可能存在呼气气流，肺泡内压力 >0，这与机械通气时所加的外源性呼气末正压（PEEP）导致的肺泡内压升高不同，称为内源性 PEEP（PEEPi）。机械通气时指 PEEP 为 0 时的呼气末肺泡压力。

【适应证】

阻塞性通气功能障碍的患者（如 COPD、支气管哮喘），呼气时间短，气道压过高，人-机不同步，患者触发呼吸机较困难，不可用循环因素解释的血流动力学不稳定等。

【禁忌证】

没有绝对禁忌证，当出现呼吸循环功能不稳定时需慎重。

【准备】

1. 操作人员向患者介绍监测内容、目的和操作过程。

2. 严格执行无菌操作，予患者充分吸痰。

3. 检查和保持人工气道通畅。

4. 评估患者生命体征：HR、BP、氧合等。

5. 评估镇静深度和自主呼吸强弱，根据监测 PEEPi 的设备条件，选择合适的监测方法。

【操作程序】

1. 呼气末气道阻断法

（1）在控制通气条件下，给予充分镇痛镇静甚至肌松，完全抑制患者自主呼吸。

（2）将外源性 PEEP 调整为 0。

（3）按下呼气末暂停键，在呼气末阻断气道，当流量为零时,肺泡内压与气道压力达到平衡(稳定 2~3 秒),此时监测的气道压力即为静态 PEEPi(图 6-2)。

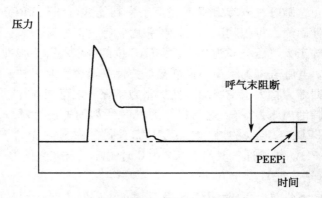

图 6-2 呼气末阻断法测定 PEEPi

2. 食管气囊法 适用于有自主呼吸的患者。插入食管囊管检测食管压力变化,以食管压力变化反映胸膜腔压力变化,此时所测 PEEPi 为动态 PEEPi。

(1)食管囊管的放置及操作程序详见食管内压的监测。

(2)在呼气末阻断吸气阀,让患者用力吸气,阻断至少 2 秒后释放,测定胸膜腔压力的最大变化和气道内压之差值,即为动态 PEEPi;或在吸气开始时,胸膜腔压力的峰值到开始出现吸气气流时胸膜腔内压力下降幅度等于 PEEPi。

【注意事项】

1. 采用呼气末阻断法测定静态 PEEPi 前需将 PEEP 调至 O,应保证患者完全镇静,甚至肌松,否则数值不准。所测的静态 PEEPi 为所有肺泡的平均 PEEPi。

2. 为准确起见,可重复监测 2~3 次后取平均值。

3. 食管气囊法测定食管压力时要求患者在呼气末呼气肌肉必须放松,否则会影响测量 PEEPi 的准确性。

4. PEEPi 可以反映气道阻塞、气流受限、肺组织过度充气的严重程度。应结合原发疾病和 PEEPi 的发生机制指导临床治疗和呼吸参数的调整。

（周永方　刘婷婷）

第四节　非常规有创通气技术及相关知识

一、肺复张技术

肺复张是指在机械通气过程中间断地在限定时间内通过维持高于常规的压力或容量使尽可能多的肺单位实现最大的生理膨胀以实现所有肺单位的复张。

【目的】

肺复张一方面可使更多的萎陷肺泡复张，另一方面还可以防止小潮气量通气所带来的继发性肺不张。以能达到改善氧合、降低肺内分流、提高肺顺应性和减少肺损伤为目的。

【适应证】

出现严重顽固性低氧血症，使用常规通气无法解决的 ARDS。

【绝对禁忌证】

1. 气胸。

2. 肺大疱。

【相对禁忌证】

1. 心功能不全。

2. 循环系统不稳定。

3. 脑损伤。

【准备】

1. 评估患者生命体征　心率、血压、氧合及肺部体征。

2. 评估患者意识　能否耐受（Ramsay 评分 4～5 级），必要时给予患者镇痛镇静甚至肌松剂。

3. 气道准备 气道和口鼻腔分泌物充分引流，同时保持气道密闭性，气囊压力维持在 40 ~ 45cmH$_2$O。

4. 调节呼吸机报警参数 调节压力报警上限于 50 ~ 60cmH$_2$O。

【操作程序】

1. 肺复张的方法

（1）控制性肺膨胀（SI）：可用下列方式实现：

1）持续正压通气模式：压力支持（PS）降至 0，PEEP 30 ~ 40cmH$_2$O，维持 20 ~ 50 秒。

2）BIPAP：BIPAP 高压与低压均为 30 ~ 40cmH$_2$O，维持 20 ~ 50 秒。

3）吸气保持：先调整吸气压为 30 ~ 40cmH$_2$O，将吸气保持键按住，持续 20 ~ 50 秒。

（2）PEEP 递增法（IP）：调节气道压上限为 35cmH$_2$O，PEEP 每 30 秒递增 5cmH$_2$O，吸气压随之上升 5cmH$_2$O，维持吸气压与 PEEP 的压力差不变。为保证气道压不大于 35cmH$_2$O，吸气压上升到 35cmH$_2$O 时，可只每 30 秒递增 PEEP 5cmH$_2$O。直至 PEEP 为 35cmH$_2$O，维持 30 秒。随后吸气压与 PEEP 每 30 秒递减 5cmH$_2$O。

（3）压控法（PCV）：上调 PCV 压力，上调 PEEP。如呼吸机通气模式调为 BIPAP，高压可为 30 ~ 40cmH$_2$O，低压 16cmH$_2$O，维持时间 90 ~ 120 秒。

（4）以下情况需重复作 RM

1）体位改变，管路断开，呼吸力学特征或 PaO$_2$ 明显恶化。

2）对于顽固性难治性 ARDS 患者，可考虑反复 RM 和更高的压力。

（5）恢复肺复张之前的报警设置。

（6）整个操作过程中密切监测生命体征，若出现心率，血压不稳，氧饱和度下降，需立即停止操作恢复正常通气。

2. 肺复张效果的评价

1）目前还没有评价"肺开放"效果的理想指标。

2）CT法测肺组织密度是较常用的方法，但不便于临床操作。

3）床旁动脉血氧合是目前比较简单实用的方法：RM后 $PaO_2/FiO_2 > 400$ 或反复 RM 后 PaO_2/FiO_2 的变化 $< 5\%$，则认为达到完全复张。

4）静态 P-V 曲线具有可重复性、便于床旁监测等优点，它反映了肺的力学状态，如肺顺应性、肺泡可复张程度和压力范围等。但是，测定 P-V 曲线需要特殊设备和经过专业训练的呼吸治疗师，还可能需要患者充分镇静；同时判定 LIP 时还存在很大程度上的主观性，因此限制了它的临床应用。

5）依据氧合与血流动力学的改变，结合 P-V 曲线、胸部 X 线和 CT，对 RM 效果进行综合评估，可能是目前为止最好的方法。

【注意事项】

1. 使用 RM 时应密切观察血流动力学变化，对于血流动力学不稳的患者应慎用。

2. RM 过程中出现下列情况则应中止。

1）动脉收缩压降低到 90mmHg 或下降 30mmHg。

2）HR 增加到 140 次/分，或增加 20 次/分。

3）SpO_2 降低到 90%，或降低 5% 以上。

4）发生心律失常。

【并发症及处理】

1. 大部分 ARDS 患者能比较好地耐受 RM。

2. RM 因用较高气道压力和较长时间，可导致气压伤和影响血流动力学。

3. RM 虽然可使部分萎陷肺泡复张，但过高的的平均气道压同时也会导致部分肺泡过度充气，应用过程中应密切监测，根据血气、胸片、循环功能等结果选择最佳开放压，防止上述并发症的发生。

（梁国鹏　张婷夏）

二、俯卧位流程

【适应证】

1. 顽固性低氧血症，常规机械通气不能纠正的 ARDS。

2. 影像学证实的背侧肺不张，重力依赖性肺水肿，俯卧位可促使塌陷肺泡复张、改善气道分泌物引流。

【禁忌证】

禁忌证见表6-6。

表6-6　俯卧位通气的禁忌证

绝对禁忌证	相对禁忌证
1. 休克（如持续 MAP <65mmHg）	1. 最近的 DVT 治疗时间 <2 天
2. 急性出血（如失血性休克、大咯血）	2. 前胸壁胸腔导管有气体逸出
	3. 腹部大手术
3. 多发性骨折或创伤（如面部、盆骨、股骨的不稳定性骨折）	4. 最近安置心脏起搏器
4. 脊柱存在不稳定性	5. 临床条件对生存时间的限制（如对氧或呼吸机依赖的呼吸衰竭）
5. 妊娠	
6. 颅内压升高 >30mmHg 或脑灌注压 <60mmHg	6. 严重烧伤
	7. 肺移植
7. 2周内的气管切开手术或开胸手术	8. 心肺复苏术后

【准备】

1. 向患者及家属解释俯卧位的原因、后果及操作流程并签署知情同意书。

2. 充分考虑俯卧位对胸腔引流管可能产生的不良事件并

加以预防。

3. 通过最近一次胸部 X 线确认气管插管尖端位于隆突上 2～4cm。

4. 检查和确认气管插管及所有的中心及外周动、静脉导管安全固定。

5. 准确计划患者翻身后其头部、颈部及肩部支撑的方式和方法。

6. 停止管喂，全面评估胃潴留情况，盖住或夹闭胃管。

7. 准备好气管导管内分泌物引流装置，同时做好当翻身过程前后突发的大量分泌物阻塞呼吸回路时的紧急应对措施。

8. 决定向左还是向右翻身。

9. 整理好所有静脉管路、其他管路以及为这些管路在翻身后的连接做好准备。

（1）保证适当的管路长度；

（2）在翻身方向一侧床旁固定好引流袋；

（3）将胸腔引流管置于患者两腿之间；

（4）将静脉导管置于翻身方向一侧靠近头部处。

10. 给予患者适当的镇痛、镇静。

【操作程序】

1. 床的两侧各站立 1 人（或 >1 人），实施翻身；床头 1 人主要负责导管和气管插管不脱出或打折。

2. 调整 FiO$_2$ 到 100%，同时记录通气模式、潮气量、分钟通气量、峰压及平台压。

3. 将患者整体移向床的一侧。

4. 在床的中间铺一干净床单。

5. 将患者置于侧卧位，一侧手臂放于胸下。随着翻身进行，另一侧手臂放置于患者头上。

6. 去掉 ECG 导线。如有必要清理气道、口腔及鼻腔分泌物。

7. 将患者移到床的中间部位。如果使用普通的病床时，将患者的头偏向呼吸机一侧。同时确定人工气道无打折及脱出。

8. 在患者的肩部、髋部垫一软垫或枕头，使患者处于一种"自由泳"的舒适姿势。在头部垫一马蹄形水晶垫以防止眼部及面部压伤。

9. 听诊核查呼吸音是否对称；同时检查潮气量和分钟通气量有无异常。

10. 检查所有管路连接及通畅性。

11. 重新连接心电监护观测患者生命体征。

12. 每 2 小时更换头的朝向和交换两侧手臂及腿的姿势。

13. 记录皮肤情况，特别是腹侧的重力压迫处。

【注意事项】

1. 在俯卧位开始前，应评估各导管（气管导管、胃管、静脉通道等）预留的长度。

2. 在俯卧位开始后，床头人员固定气管导管位置的手全程不能移开直至俯卧位结束。

3. 床头人员应作为俯卧位的主导者，发号指令，以便整个过程各人员动作协调一致。

【并发症及处理】

1. 皮肤黏膜压迫受损。

2. 人工气道、动静脉管道及各种引流管的压迫、扭曲、移位、脱出。

3. 注意患者气道的引流，防止气道阻塞。

4. 颜面部水肿。

5. 手臂位置不正确导致神经麻痹。

6. 在俯卧位过程中如出现严重的并发症（如皮肤压伤严重、气管插管脱出等），应立即终止俯卧位通气。

（倪 忠 张婷夏）

三、NO 吸入疗法

【目的】

1. 扩张肺血管，降低肺动脉压力。

2. 重新分布肺血流，改善通气-血流比，从而改善氧合。

【适应证】

1. 低氧性呼吸衰竭：ARDS、胎粪吸入综合征、肺炎等。

2. 临床或超声证实的肺动脉高压。

3. 心脏疾病或心衰的诊断。

4. 评估肺动脉高压的可逆性。

【禁忌证】

1. 急性左心功能衰竭。

2. 肺静脉梗阻。

3. 依赖于右向左分流的先天性心脏病。

【吸入剂量】

1. 成人 ARDS 吸入 1 ~ 20ppm 的 NO 可改善氧合，1 ~ 40ppm 的 NO 可降低肺动脉压。

2. 新生儿推荐初始剂量为 20ppm，病情改善后将浓度降低至能够维持效应的最低剂量。

【准备】

1. 准备一套工作正常的吸入 NO 气体的装置，包括：

（1）主供气系统

（2）NO_2 清除器

（3）质量流量控制器

（4）NO/NO_2 监测仪

（5）排出气 NO/NO_2 处理装置

2. 将吸入 NO 气体装置连接于呼吸机回路。一般 NO 气体供气装置连接于湿化器进气口，NO/NO_2 监测仪连接于 Y 形端附近。

【操作程序】

1. 测量并记录基线动脉和混合静脉血气结果。

2. 记录 FiO_2 和呼吸机参数等。

3. 根据疾病及患者类型选择恰当的初始剂量，开始吸入。

4. 15～30 分钟后测动脉血气。

5. 评估治疗反应，4～6 小时后无反应则停止吸入。有效的标准如下：

（1）PVR 降低 >20%（通过血压或 SvO_2 等监测结果反映）。

（2）SpO_2 增加 >10%。

（3）SvO_2 增加 >10%。

（4）PaO_2 增加 >20%。

（5）患者的生理学指标的变化。

6. 患者病情平稳或使用不超过 12 小时，FiO_2 <60%，开始撤离。撤离应遵循 20-10-5ppm，每 1 小时一次，而后 5-4-3-2-1ppm，每 2 小时一次。如果在减量的过程中患者氧合恶化（FiO_2 增加 >20%），停止撤离，回到之前的浓度。

【注意事项】

1. 应用最低有效剂量。

2. 超过 20ppm 的剂量使用不应超过 4 小时。

3. 最高剂量不超过 80～100ppm。

4. NO 吸入开始到第一次动脉血气之间的 30～60 分钟不能调整呼吸机参数。

【并发症及处理】

1. 高铁血红蛋白血症 吸入的 NO 可以与血液中的血红蛋白结合，从而影响血红蛋白的携氧，还可能导致肺水肿。NO 吸入 4 小时后开始动态监测高铁血红蛋白浓度，>10% 则停止吸入 NO；5%～10% 则将 NO 减量 50% 后复查；<5% 为安全范围，每天测量一次。

2. 生成 NO_2　　高浓度 NO 与高浓度氧结合可生成大量的 NO_2，其反应速度与 NO 浓度的平方及氧浓度成正比，NO_2 可以损伤气道黏膜和肺泡细胞。NO 吸入装置可持续监测 NO_2 浓度，浓度 >5ppm 则应停止吸入 NO；3~5ppm 时应检查呼吸机回路，校正传感器确认监测数值准确，每 15 分钟减 50% 直到 <2ppm；若需长期吸入 NO，应控制浓度在 10ppm 以下。

3. 反弹性肺动脉高压　　撤离 NO 时，若撤离速度过快，可出现反弹性肺血管痉挛，肺内右向左分流增加，肺泡氧分压降低。撤离时，应缓慢减量至 1ppm 再停止吸入，撤离前也可提高吸入氧浓度。

（邓　妮　张婷夏）

四、高频振荡通气

【目的】

以高的平均气道压为基线，进行高频率、小潮气量的振荡，从而开放陷闭的肺泡，并防止气道压过高，实现肺保护的基础上改善通气和氧合。

【适应证】

1. 弥漫性肺泡病变　　ARDS 等，常频通气，$FiO_2 > 60\%$，$P_{plat} > 30cmH_2O$ 时不能满足基本的通气和氧合。

2. 漏气综合征　　气胸、皮下气肿、纵隔气肿、气管食管瘘等。

3. 膈疝等。

【禁忌证】

没有绝对禁忌证，相对禁忌证如下：

1. 气道阻力高。

2. 颅内压高。

3. 循环功能不稳定。

4. 肺血流被动依赖。

【操作程序】

1. 高频振荡呼吸机正确连接，并进行使用前校准。
2. 设置初始参数及报警限（表6-7，表6-8）。

表6-7 高频振荡通气初始参数及报警限设置

参数	设置
吸入氧浓度	100%
频率	成人：6~8Hz
	小儿：根据体重来设置
平均气道压	肺泡病变：成人高于常频通气时平均气道压5~8cmH_2O，小儿2~4cmH_2O
	肺漏气：与常频通气平均气道压一致
振幅	新生儿：2.0
	婴幼儿，较大儿童或成人：4.0
吸气时间百分比	33%
偏流	20Lpm
平均气道压报警限	上限设置为目标mPaw上3~4cmH_2O
	下限设置为目标mPaw下3~4cmH_2O

表6-8 高频振荡通气频率的设置

体重	频率
<2kg	15Hz
2~12kg	10Hz
13~20kg	8Hz
21~30kg	7Hz
>30kg	6Hz

3. 充分镇静镇痛和（或）肌松。
4. 充分吸痰后，连接高频振荡呼吸机，不开启振荡，将

mPaw 升至 30 ~ 40cmH$_2$O 维持 20 秒，然后调节 mPaw 降回初始设置水平，开启振荡器。

5. 上机后密切监测 SpO$_2$、心率、血压等，有条件者可持续行经皮氧分压/二氧化碳分压监测，1 小时后行床旁胸片及动脉血气分析，根据结果进行进阶设置，设置原则见表6-9。

表6-9　高频振荡通气的进阶设置

吸入氧浓度	影响 PaO$_2$ 水平的主要因素，根据氧合进行调节
频率	影响 PaCO$_2$ 水平的次要因素，PaCO$_2$ 高则降低频率
平均气道压	影响 PaO$_2$ 水平的主要因素，PaO$_2$ 低可适当上调，以胸片示肺下界位于第 9 肋及对血流动力学影响较小为宜
吸气时间百分比	一般固定为 33%，若 PaCO$_2$ 高可调至 50%
振幅	影响 PaCO$_2$ 水平的主要因素，若 PaCO$_2$ 高可适当增加以达到良好的胸壁振荡为宜，可采取允许性高碳酸血症（pH > 7.25）

6. 当肺泡病变患者 FiO$_2$ 为 40%，mPaw 20 ~ 24cmH$_2$O 持续 12 小时，病情稳定，可考虑切换到常频通气，常频通气的初始设置为 V$_T$ 6ml/kg，FiO$_2$ 50%，PEEP 16cmH$_2$O，RR 25 次/分。

【注意事项】

1. 建议使用封闭式吸痰管，高频振荡通气实施的 24 小时内尽量避免断开呼吸机。

2. 吸痰后或断开呼吸机后均应实施肺膨胀操作。

3. 不建议使用雾化。

【并发症及处理】

气压伤、循环功能抑制等：主要与较高的平均气道压有关。高频振荡通气应用过程中应密切监测，根据血气、胸片、循环功能等结果选择最佳平均气道压，防止上述并发症的发生。

（邓 妮 张婷夏）

第五节 有创机械通气撤离技术

一、呼吸机撤离

呼吸机撤离，又称为停机，是逐渐减少呼吸支持，同时逐渐恢复患者的自主呼吸，直至患者完全脱离机械通气的过程，是结束有创机械通气的重要步骤。呼吸机撤离占据整个有创通气时间的 40% 以上。

【适应证】

1. 有创通气超过 24 小时后，应每日对患者进行一次评估其是否具备一定的撤机条件，条件具备者可考虑进行自主呼吸试验。

2. 有创通气不超过 24 小时的外科术后、心源性肺水肿、部分哮喘、某些药物过量、痰堵窒息患者，因病因迅速逆转，一般无须自主呼吸试验。

3. 长期有创通气患者（一般指 21 日以上）通过自主呼吸试验判断能否撤机的准确度差，强化呼吸肌肌力和耐力锻炼更有利于撤机成功。

4. 有创-无创序贯通气者可以不实施自主呼吸试验而直接拔除人工气道进行无创通气。

【禁忌证】

1. 基础病情未改善。

2. 临床情况不稳定 血压不稳定或使用大剂量升压药。

3. 代谢状况不稳定。

4. 氧合差 $PaO_2/FiO_2 < 150mmHg$，$PEEP > 8mmHg$。

5. 通气功能差，无自主呼吸或自主呼吸微弱。

6. 意识差 $GCS < 6$ 分，或神经系统功能状况不稳定。

7. 肺功能差或明显的呼吸性酸中毒等。

【准备】

1. 操作者准备 在脱机前、中和脱机后一段时间，医务人员要守在患者床旁，评估患者是否达到脱机指针，实施自主呼吸试验并监测生命体征，同时起到安慰和鼓励作用。

2. 用物准备

（1）呼吸机。

（2）氧气源、吸氧管、湿化器。

（3）气管切开患者需要准备人工鼻、气切面罩等。

（4）呼吸球囊、麻醉面罩。

（5）手套、口罩、帽子。

（6）吸痰管、负压。

（7）各种抢救用物和抢救药物。

3. 患者准备

（1）体力准备：脱机前保证患者充足营养和睡眠，并尽量减少镇痛镇静药物的使用；

（2）心理准备：床旁告知患者将实施脱机程序，并对患者进行适当的心理安慰，鼓励患者配合治疗。

【操作程序】

1. 脱机前评估

（1）需要机械通气的病因改善。

（2）$HCT > 30$。

（3）临床情况稳定：心血管状况稳定（$HR < 140$ 次/分，收缩压 $90 \sim 160mmHg$，已停用或少量应用血管活性药物）。

（4）代谢状况稳定。

（5）适当的氧合：$FiO_2 \leqslant 50\%$，$SaO_2 > 90\%$ 或 $PaO_2/FiO_2 \geqslant$

150mmHg，PEEP ≤ 8mmHg。

（6）适当的肺功能：有自主呼吸，且 RR < 35 次/分，MIP ≤ -25 ~ -20cmH$_2$O，分钟通气量 < 15L/分，VC > 10ml/kg，V$_T$ ≥ 5ml/kg，f/V$_T$ ≤ 105 次/（分钟·升），无明显呼酸。

（7）适当的意识状态：镇静或无镇静时，有适当的意识水平或患者的神经系统功能状况稳定。

2. 医务人员接触患者前需要洗手，戴手套、口罩、帽子。

3. 患者尽可能取半卧位或坐位。

4. 清理气道分泌物。

5. SBT 前预试验　先断开呼吸机给予氧气治疗或仅给予持续正压通气 5cmH$_2$O，维持 2 ~ 3 分钟，若患者生命体征平稳，可进入 SBT 流程。

6. 自主呼吸试验（SBT）　是在有创通气撤离前，让患者通过 T 管自主呼吸或在低压力支持水平下呼吸，通过短时间（30 ~ 120 分钟）的密切观察，判断其自主呼吸能力是否恢复，以帮助医务人员决定是否撤机的一种技术。实施方法有：

（1）T 管法：气管插管或切开患者经 T 形塑料管呼吸湿化温化的气体，以判断自主呼吸能力的撤机方法。

（2）低水平持续正压通气法：将呼吸机模式改为持续正压通气，持续正压通气 5cmH$_2$O，FiO$_2$ 不变。

（3）低水平 PSV 法：将呼吸调为 PSV 模式，调节 PS 为 5 ~ 7cmH$_2$O，PEEP 为 5 且相同的 FiO$_2$。

7. 医务人员在床旁安慰鼓励，并同时监测患者生命体征，必要时血气分析。

8. SBT 实施时间为 30 ~ 120 分钟。

9. 成功标准

（1）SaO$_2$ < 90% 或 PaO$_2$ < 60mmHg（FiO$_2$ ≤ 40% ~ 50%），或 PaO$_2$/FiO$_2$ < 150mmHg。

（2）PaCO$_2$ 升高 < 10mmHg，pH < 7.30 或减低 > 0.07。

（3）RR > 35 次/分或增加幅度 ≥ 50%，或 f/V_T > 105。

（4）HR > 140 次/分，较基础值增加 > 20%。

（5）收缩压 < 90mmHg 或 > 160mmHg 或较基础血压的改变 ≥ 20%。

（6）主观标准：出现呼吸功增加的体征（如胸腹矛盾运动、辅助呼吸肌过度运动）或气体呼吸窘迫的体征（如大汗、焦虑、烦躁）等症状，表示试验成功，可考虑撤机。

10. 气管插管者通过 SBT 后即进入拔管程序。

11. 气管切开者通过 SBT 后，准备氧源、吸氧管、湿化器或人工鼻、气切面罩等吸氧用具，断开呼吸，接受氧气治疗。

【注意事项】

1. 若 SBT 失败，应立即终止试验，给予充分稳定的呼吸支持，保证呼吸肌充分休息，并积极寻找失败的原因。

2. 原则上，SBT 只需每日进行一次。

3. T 管法：无额外正压辅助，呼吸功增加，成功率低；低水平持续正压通气法多适用于 COPD 及左心功能不全者；低水平 PSV 法安全性高，降低额外呼吸功，但支持压力水平应根据导管内径和长度来适当调节。

4. SBT 持续时间大多为 30 ~ 120 分钟，根据疾病不同可适当调整持续时间。如 COPD 多为 1 ~ 2 小时，心功能不全、ARDS 和重症肺炎多选择 30 分钟，长期带机导致的呼吸机萎缩和精神依赖患者 120 分钟仍不够，必须通过呼吸肌锻炼，通过更复杂的撤机方法来撤机。

【并发症及处理】

1. 并发症

（1）脱机失败。

（2）心搏骤停。

（3）通气和氧合不足。

（4）循环不稳定。

（5）呼吸肌疲劳。

2. 处理　严密监测，当发生不良并发症时，及时调整治疗方案。

二、人工气道拔除

人工气道拔除，简称拔管，是指将气管插管或气管切开导管拔除，是有创通气和人工气道的终点。

【适应证】

1. 满足脱机的条件　通过 SBT 或者满足有创-无创序贯通气指针。

2. 神志清楚。

3. 痰液稀薄。

4. 咳嗽有力。

【禁忌证】

1. 基础病情未改善。

2. 临床情况不稳定　血压不稳定或使用大剂量升压药。

3. 代谢状况不稳定。

4. 氧合差　$PaO_2/FiO_2 < 150mmHg$，$PEEP > 8mmHg$。

5. 通气功能差，无自主呼吸或自主呼吸微弱。

6. 意识差　$GCS < 6$ 分，或神经系统功能状况不稳定。

7. 肺功能差或明显的呼吸性酸中毒等。

8. 气道保护能力差。

9. 上气道梗阻或神志不清楚等。

【准备】

1. 操作者准备　在脱机前、中和脱机后一段时间，医务人员要守在在患者床旁，评估患者是否达到脱机指针，实施 SBT 并监测生命体征，同时起到安慰和鼓励作用。

2. 用物准备

（1）口罩、帽子和手套。

（2）氧气源、湿化器。

（3）各种吸氧用具：包括面罩、吸氧管等。

（4）呼吸球囊、麻醉面罩。

（5）吸痰管、负压、注射器、无菌纱布、胶布。

（6）各种抢救和再插管设备。

3. 患者准备

（1）体力准备：脱机前保证患者充足营养和睡眠，并尽量减少镇痛镇静药物的使用。

（2）患者心理准备：床旁告知患者将实施拔管操作，并对患者进行适当的心理安慰，鼓励患者配合治疗。

【操作程序】

1. 首先需要通过 SBT 试验或决定实施有创-无创序贯通气。

2. 意识评估　根据 GCS 评估将意识分为轻度昏迷、中度昏迷和重度昏迷三级，意识越深，拔管成功率越低。

3. 气道廓清功能　主要包括咳嗽能力评估和痰液量评估。咳嗽能力越差、痰液越多，拔管成功率越低。

4. 上气道梗阻或水肿评估　声门水肿或痉挛、舌根后坠等可引起上气道梗阻。气囊漏气试验是目前认为较好的评价上气道通畅度的无创方法。对于怀疑气道损伤或水肿（如困难气道、反复插管、躁动等）患者，可在拔管前 4 小时给予糖皮质激素。

5. 医务人员接触患者前需要洗手，戴手套、口罩、帽子。

6. 患者尽可能取半卧位或坐位，必要时可抽空胃内容物。

7. 准备吸氧用具　包括氧源、湿化器、面罩、吸氧管等吸氧设备。

8. 清理气道、口咽部和气囊上分泌物。

9. 用注射器将人工气道气囊内抽空。

10. 气管插管拔除　解开固定气管插管的胶布，嘱患者深吸气，在吸气相拔除气管插管，并嘱患者咳嗽，清理分泌物。

11. 气管切开 解开固定带，拔除气管切开导管，用无菌覆盖气切口，将胶布做成"工"形，固定好无菌纱布。

12. 给予适当氧疗。

13. 拔管后，医务人员需在床旁观察一段时间，起到安慰鼓励的作用，同时监测拔管后是否稳定，包括神志、心率、血压、呼吸、氧饱和度、呼吸音、呼吸肌疲劳症状等。

【注意事项】

1. 一般在白天拔管，以利观察和处理相关问题。

2. 当怀疑气道损伤或水肿，可在拔管前给予静脉糖皮质激素。

3. 拔管前应准备好各种抢救和再插管设备。

4. 经鼻插管患者在拔管前可以在管外壁涂抹或滴入无菌液状石蜡，防止鼻黏膜损伤。

5. 拔管后，医务人员需在床旁观察一段时间。

【并发症及处理】

1. 拔管失败

（1）表现：生命体征不平稳（通气和氧合差、循环不稳定）、呼吸肌用力呼吸等，有的患者可表现为心肌受损，严重时可发生心跳、呼吸停止。

（2）处理：当拔管后出现生命体征不稳定或呼吸肌用力呼吸等症状时，应积极寻找原因。如确定拔管失败，应及时给予无创通气或积极重新建立人工气道。

2. 喉头水肿

（1）表现：上气道梗阻的表现。

（2）处理：给予糖皮质激素。

（刘婷婷 梁国鹏）

第六节　气道管理

一、ICU床旁纤维支气管镜的临床应用

【适应证】

1. 诊断方面

（1）不明原因的咯血。

（2）不明原因的慢性咳嗽（纤支镜对于诊断支气管结核、气道良性和恶性肿瘤、异物吸入等具有重要价值，对于支气管扩张等慢性炎性疾病的诊断价值受到限制）。

（3）不明原因的局限性哮鸣音。纤支镜有助于查明气道狭窄的部位及性质。

（4）痰中发现癌细胞或可疑癌细胞。

（5）X线胸片和（或）CT检查异常者，提示肺不张、肺部块影、阻塞性肺炎、肺炎不吸收、肺部弥漫性病变、肺门和（或）纵隔淋巴结肿大、气管支气管狭窄以及原因未明的胸腔积液等。

（6）胸部外伤、怀疑有气管支气管裂伤或断裂，纤支镜检查常可明确诊断。

（7）肺或支气管感染性疾病（包括免疫抑制患者支气管肺部感染）的病因学诊断，如通过气管吸引、保护性标本刷或支气管肺泡灌洗（BAL）获取标本进行培养等。

（8）疑有食管-气管瘘的确诊。

2. 治疗方面

（1）取出支气管异物。

（2）清除气道内异常分泌物，包括痰液、脓栓、血块等。

（3）在支气管镜检查中，明确了咯血患者出血部位后可试行局部止血，如灌洗冰盐水、注入凝血酶溶液或稀释的肾上

腺素溶液等。

（4）引导气管插管，对插管困难者可通过支气管引导进行气管插管。

【禁忌证】

1. 急性冠脉综合征（不稳定型心绞痛或急性心肌梗死 <4 周）。

2. 未控制的心律失常。

3. 未控制的支气管痉挛，麻醉药物过敏。

4. 严重的肺过度充气（Auto- PEEP $> 15cmH_2O$）。

5. 不能纠正的出血倾向，如凝血功能严重障碍、尿毒症及严重的肝功能障碍等。

6. 重度肺动脉高压。

7. 颅内压增高。

8. 肺脓肿。

9. 疑有主动脉瘤。

10. 多发性肺大疱。

11. 全身情况极度衰竭。

【准备】

1. 用物准备

（1）器械及药品准备：消毒后的纤维支气管镜 1 台（查看消毒日期，调节清晰度）、长短清洁毛刷各 1 个、一次性换药碗 1 个、治疗盘 1 个、2% 利多卡因 1 支、盐酸利多卡因或丁卡因胶浆 1 支、10ml 空针 2 个、纤维支气管镜用电池 1 节、无菌纱布、注水用压力延长管 1 根、一次性呼吸机螺旋接头 1 个、一次性痰液收集器 1 个、口罩帽子及无菌手套、500ml 生理盐水 1 瓶、500ml 乙醇 1 瓶、无菌拆线剪 1 把、治疗车 1 台。

（2）检查纤维支气管镜工作是否正常、配件是否完整。

（3）人员配备：标配两人。

2. 患者准备

（1）详细询问患者病史同时应了解患者的药物（局麻、镇静）过敏史，测量血压及进行心、肺评估。

（2）拍摄 X 线胸片，正和（或）侧位片，必要时拍常规断层片或 CT 片，听诊胸部呼吸音，以确定病变部位。

（3）对拟行活检检查者，作凝血时间和血小板计数等检查。

（4）肝功能及乙型肝炎表面抗原和核心抗原的检查。

（5）对高血压或体检有心律失常者应作心电图检查。

【操作程序】

1. 核对医嘱和纤维支气管镜检查治疗知情同意书。

2. 对于神志清楚的患者，应向患者解释操作内容、注意事项及有无不适，以取得患者配合。

3. 术前禁食 2 小时（胃肠功能弱的患者可适当延长禁食时间），胃肠减压。

4. 操作 30 分钟前雾化吸入 2% 利多卡因 5ml。操作 2 分钟前，经鼻腔开口处向鼻道内快速注入 2ml 利多卡因（用 2% 利多卡因咽喉部麻醉后，纤支镜引导下用利多卡因在气管内麻醉，总量一般不超过 2% 利多卡因 15ml）。

5. 根据患者具体情况，给予适当全身镇静。

6. 多选用仰卧位，病情需要者亦可选用半卧位或坐位。

7. 无人工气道患者应做好插管准备（插管车，复苏球，准备好的呼吸机），必要时行插管。

8. 如患者之前应用有创或无创呼吸机，应将吸氧浓度调至 100%；如果使用鼻导管吸氧（普通吸氧面罩）则应提高吸入氧流量保证较高的氧浓度。

9. 检查者及辅助人员必须戴口罩、帽子及无菌手套，严格无菌操作。

10. 应使用利多卡因胶浆润滑纤维支气管镜。

11. 插入途径：有人工气道患者经气管插管或气管切开管道进入；无人工气道患者一般经鼻（推荐）或经口进入。

12. 直视观察：如经鼻、口进入，应有顺序地全面窥视可见范围的鼻、咽、气管、隆突和支气管；如经人工气道进入则依次检查主气道、隆突及各级支气管，遵循先健侧后患侧的原则。然后再重点对可疑部位进行观察。应特别重视对亚段支气管的检查，以免遗漏小的病变。

活检出血时可用下列方法止血：①经纤支镜注入冰盐水；②经纤支镜注入稀释的肾上腺素（肾上腺素 2mg，加入生理盐水 20ml 内，每次可注入 5 ~ 10ml），或稀释的麻黄碱；③经纤支镜注入稀释的凝血酶（凝血酶 200μg 加入生理盐水 20ml 内，该制剂不能静脉注射给药）；④必要时同时经全身给止血药物，此外出血量大者尚可进行输血、输液等；⑤纤支镜的负压抽吸系统一定要可靠有效，以保证及时将出血吸出，不使其阻塞气道。

（13）培养标本：接痰培养杯取痰标本；如痰液少，不足达到培养标准量，可注生理盐水 20ml 后经负压吸出送细菌培养、结核杆菌培养和真菌培养。

（14）治疗：对感染严重分泌物黏稠者可反复冲洗以达到清除脓性分泌物的目的，并可局部注入抗生素，配合全身给药治疗。

【并发症及注意事项】

1. 对于无人工气道患者术后应安静休息，一般应在 2 小时之后才可进食、饮水，以免因咽喉仍处于麻醉状态而导致误吸。

2. 若操作过程中出现气道损伤，须密切关注患者的气道出血情况，以及时处理。

3. 若肺活检或术后发热，可适当应用抗生素。

4. 氧合稳定后，须及时调整通气参数。

5. 若无禁忌，抬高床头至少30°以上。

6. 清理用后物品和器械。

7. 及时清洗消毒纤维支气管镜。

8. 记录操作过程和检查结果。

（倪 忠 许照敏）

二、人工气道气囊管理技术

人工气道气囊管理技术在临床上比较容易被忽略，但这项技术却非常重要，因为它可以显著的降低 VAP 的发生率，以及减少在 ICU 的时间。主要包括以下三项技术：气囊充气技术、气囊压力监测技术和囊上积液清除术。

【基础理论】

气囊压力过大会导致气管黏膜血流受阻，引起气管黏膜缺血；气囊压力过小会导致气管导管与气管壁之间不能完全封闭，引起漏气，增加 VAP 的发生率。理想的气囊压力能有效的封闭气管导管与气管壁之间的间隙不引起漏气，又不会造成气管黏膜缺血。该压力称为"最小封闭压"，此时气囊的容积为"最小封闭容积"。在临床上要找到"最小封闭容积"没那么简单（下面介绍的气囊充气技术可勉强达到）。因此在临床上我们通常把气囊压力控制在一个可接受的范围，经过国内外各项研究，一致认为气囊压力应控制在 $20 \sim 30 cmH_2O$（可用下面介绍的气囊压力监测技术达到）。

【目的】

通过掌握这三种技术使患者气囊压力控制在安全范围内，维持正常通气，降低 VAP 的发生率，减少患者住 ICU 的时间。

【适应证】

1. 有人工气道（气管插管或气管切开）的成人患者。

2. 气道峰压 $\leqslant 40 cmH_2O$。

3. 患者安静状态，无烦躁焦虑等症状。

（一）气囊充气技术

【准备】

1. 清洁消毒的听诊器 1 个。

2. 10ml 空针、2ml 空针各 1 个。

3. 佩戴口罩、帽子，做好手卫生。

4. 患者取平卧位。

【操作程序】

1. 将听诊器放置于患者颈部喉结下方气管上方正中部位，此时可听见气囊周围有气流声。

2. 用 10ml 空针缓慢向气囊内注入空气，注射过程中可用听诊器听到气流声逐渐减弱直至消失，当气流声消失的那一刻停止向气囊内充气。

3. 用 2ml 空针连接气囊逐渐从气囊内抽气，每次抽取 0.5ml。每次抽取之后观测呼吸机波形是否显示有漏气。

4. 当呼吸机波形显示有少量漏气之后，再向气囊内充入 0.5ml 气体。

5. 观测呼吸机波形是否显示漏气并用听诊器在气囊处听是否有气流声，如果呼吸机波形仍显示有漏气或气囊处仍有气流声重复步骤 4 和步骤 5。

6. 如果呼吸机波形未显示漏气，气囊处无气流声则操作结束。

【注意事项】

1. 操作过程中给予患者适当镇痛、镇静，患者处于安静状态效果会更好。

2. 操作前要排除呼吸机管道及配件漏气，否则会影响整个操作。

3. 操作中应适当固定人工气道，防止脱落。

【并发症及处理】

1. 呛咳。

处理：当患者发生呛咳时暂停操作，待患者稳定后再继续操作，必要时可以适度镇静。

2. 囊上分泌物误吸。

处理：操作前充分吸引患者囊上分泌物。

（二）气囊压力监测技术

【准备】

1. 功能正常的气囊压力监测表（图6-3）。

2. 佩戴口罩、帽子，做好手卫生。

3. 患者取平卧位。

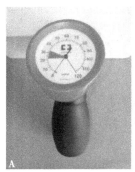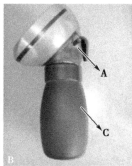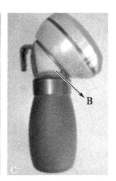

图6-3 气囊压力监测表

【操作程序】

1. 将患者气囊充气口与气囊压力监测表鲁尔连接（图6-3B）A 处。

2. 观察气囊压力表指针所在位置是否位于绿色范围内（$20 \sim 30cmH_2O$）。

3. 若指针超过 $30cmH_2O$，则轻轻按压释放阀（图 6-3C）B 处，使指针位于 $20 \sim 30cmH_2O$。

4. 若指针未到 $20cmH_2O$，观察呼吸机波形是否漏气，若不漏气则操作结束，若漏气则轻轻挤压充气球茎（图6-3B）C 处，使指针位于 $20 \sim 30cmH_2O$，操作结束。

【注意事项】

1. 患者最好处于安静状态。

2. 确保气囊充气口与鲁尔连接紧密相连。

【并发症及处理】

1. 并发症 充气或放气过程中患者易呛咳。

2. 处理 充气放气前清理气道分泌物，充放气速度不应过快，必要时适当使用镇静药物。

（三）囊上积液清除术

1. 人工气道自带囊上吸引装置 人工气道自带囊上吸引装置（图 6-4），囊上积液清除可分为持续引流和间断吸引。

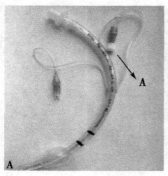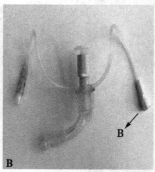

图 6-4 自带囊上吸引装置的气管插管和气切导管

【准备】

1. 能调节吸引压力大小的负压引流。

2. 10ml 空针 1 个，无菌生理盐水。

3. 佩戴口罩帽子，做好手卫生。

【操作程序】

1. 持续引流

（1）将负压大小调节为 60mmHg。

（2）将负压持续连接在自动吸引装置上（图6-4）A处。

2. 间断吸引

（1）将负压大小调节为100mmHg。

（2）将负压连接在自动吸引装置上（图6-4）B处，观察是否有分泌物流出，2分钟后断开。

（3）如果分泌物黏稠不易吸出，可从自动吸引装置处用10ml空针向内注入5ml生理盐水，待10分钟后再次连接负压吸引2分钟。

（4）若分泌物仍未吸出重复步骤3。

（5）操作结束，间断吸引每4小时一次。

3. 人工气道未自带囊上吸引装置 人工气道未自带囊上吸引装置可用气流冲击法将气囊上方分泌物排出。

【准备】

1. 此操作需要两个人相互协作。

2. 操作前30分钟患者停止鼻饲。

3. 清洁消毒的简易呼吸球囊（安全阀打开）。

4. 佩戴口罩、帽子，做好手卫生。

5. 患者取平卧位。

6. 充分吸引患者鼻腔口腔内分泌物。

【操作程序】

1. 两人配合，其中一人将简易呼吸球囊与患者气管导管相连。

2. 观察患者呼吸，待呼吸平稳后在患者吸气末用力挤压简易呼吸球囊（至少达到患者潮气量的2倍）。

3. 在挤压的同时，另一人快速将患者气囊完全放气，此时囊上分泌物会在气流的冲击下被排出。

4. 在简易呼吸球囊送气末将气囊充气。

5. 再次吸引患者鼻腔口腔内分泌物。此操作可重复进行，直到患者囊上分泌物被完全清除。

6. 使用气囊充气技术或气囊压力监测技术将患者气囊压力控制在可接受范围，操作结束。

【注意事项】

1. 松掉气囊前务必充分吸引患者鼻腔口腔内分泌物。

2. 操作中两人进行语言沟通，确保配合默契。

【并发症及处理】

1. 人工气道脱落。

处理：操作过程中密切关注，切勿牵拉，保持人工气道处于平稳状态。

2. 误吸。

处理：确保操作中在呼吸球囊送气末快速将气囊充气。

（薛　杨　许照敏）

三、气道湿化技术

正常情况下，鼻腔为主要加温加湿部位，而气管插管或气管切开跨越此区域，上呼吸道完全丧失了对气体的加温、湿化作用，而呼吸道湿化不足可产生以下危害：

1. 黏膜纤毛运动功能受损。

2. 黏液的移动速度受限。

3. 气管支气管黏膜上皮细胞发生炎症性改变甚至坏死。

4. 细菌易侵入气道黏膜，导致肺部感染。

5. 黏稠分泌物潴留，形成痰痂。

6. 黏稠分泌物阻塞小气道，容易发生肺不张。

【目的】

湿化痰液，恢复和保持黏膜纤毛的正常功能。

【适应证】

建立气管插管或气管切开、无创通气患者。

【禁忌证】

加温加湿并无特殊禁忌证，但使用人工鼻有禁忌证（具体见下文）。

（一）有创机械通气

有创通气患者应进行主动气道湿化。主动湿化是指经加热湿化器进行主动加温加湿。根据湿化器的不同类型，对应带加热导线或不带加热导线呼吸机回路。

1. 伺服控制型（如 Fisher MR850）：管路内置加热导丝，可探测 Y 形端温度。需注意探头安装位置。

2. 非伺服控制型（MR410、MR810）：管路为普通管路，无内置导丝，如需探测 Y 形端温度需另接温度探头或温度计。

【准备】

呼吸机、吸入及呼出端过滤器、积水杯、管路、湿化器、湿化罐或密闭的自动加水系统、湿化水、灭菌注射用水。

【操作程序】

1. 选择建立人工气道需要带呼吸机的患者。

2. 呼吸机连接好气源、配件及管路。

3. 密闭的自动加水系统或直接加灭菌注射用水到湿化罐，打开湿化器。

4. 开机设置初始参数，连接到人工气道。

【注意事项】

1. 湿化目标：管路 Y 形接头处气体温度在 34 ~ 41℃，气体湿度在 33 ~ 44mgH$_2$O/L，相对湿度为 100%。

2. Y 形端温度可直接在伺服控制型湿化器上显示，非伺服控制型需另接探头或温度计。

3. 伺服控制型湿化器上显示温度为实测值，若有异常，请工程师调试。

4. 湿化满意：痰液稀薄，能顺利吸引，听诊气管内无干鸣音或痰鸣音，呼吸通畅，患者安静。

5. 带加热导丝回路湿化效果优于不带加热导线回路，但价格较之昂贵，当湿化不满意时，可考虑使用。

6. 湿化罐加水注意不要超过最高水位线，否则湿化水大量进入管路可引起人机对抗。

7. 湿化罐内湿化水不要低于最低水位线。

8. 呼吸回路内的冷凝水作为感染性废物需及时倒掉，不可逆流至湿化罐或气道内。

9. 湿化罐污染时及时更换，重复使用时应灭菌消毒后再应用于不同患者。

10. 当管路有问题时或者管路内有可视分泌物时应做到按需更换。

【并发症及处理】

1. 湿化不足与痰液堵塞，造成阻力及呼吸功增加，应加强湿化及充分引流痰液。

2. 管路积水，造成人机对抗及引起误触发、非治疗性气道灌洗等，应及时清理管路积水。

3. 使用伺服控制型湿化器引起的气道热损伤，应严密监测 Y 形端温度并及时调整。

4. 停机保留人工气道患者。

（二）人工鼻

人工鼻（HME）是指通过储存患者呼出气体中的热量和水分来对吸入气体进行加热湿化。AARC 主张绝对湿度水平 ≥ $30mgH_2O/L$。

【适应证】

1. 患者的短期（≤96 小时）治疗。

2. 过滤及呼吸道隔离。

3. 保留人工气道停机。

4. 转运过程。

【禁忌证】

1. 有明显血性痰液，痰液黏稠（≥Ⅱ度）而且痰量多。

2. 呼出潮气量低于吸入潮气量70%的患者。

3. 小潮气量通气患者。

4. 体温低于32℃的患者。

5. 自主分钟通气量过高（>10L/min）的患者。

【准备】

根据患者具体情况选择合适类型：若患者停机吸氧，选择带孔型；若用于过滤隔离，选择过滤功能型。

【操作程序】

1. 选择合适患者，与患者充分沟通交流。

2. 判断是否需要吸氧，若需要则准备好氧气气源（常为流量表加湿化瓶接在中央供氧端口）。

3. 充分清理气道及口、鼻腔分泌物，根据患者意识、吞咽功能选择是否松掉 cuff，若需充分吸引囊上积液后抽空气囊。

4. 断开呼吸机，将人工鼻与人工气道相连，连接方式：可通过气切罩、封闭式吸痰管或直接相连。根据患者特点选取。

5. 若需吸氧，连接氧气，注意选择氧气流量，有研究显示：对比48种人工鼻，吸氧流量大于3L/min 时，绝对湿度水平小于30mgH_2O/L。

6. 询问患者主观感受：有无呼吸疲劳、气流是否足够等。

7. 观察患者生命体征及氧合变化，有无辅助呼吸肌参与呼吸、胸腹矛盾运动、大汗、烦躁等临床表现。

8. 复查动脉血气分析，综合判断是否继续停机。

【注意事项】

1. 患者痰多、呛咳能力强时，尽量选取气切罩停机，封闭式吸痰管或直接连接容易污染阻塞人工鼻。

2. 人工鼻位置尽量处于高位，避免分泌物污染阻塞。

3. 人工鼻一旦有分泌物污染阻塞应及时更换。污染的人工鼻不能反复使用，按医疗垃圾处理。

4. 不须每日更换人工鼻，至少可以安全使用 48 小时，对某些患者，HME 可以应用长达 1 周以上。

【并发症及处理】

1. 人工鼻阻塞造成阻力及呼吸功增加，应及时更换。

2. 湿化不足与痰液阻塞，造成阻力及呼吸功增加，应加强痰液引流，必要时更换湿化方式。

（三）高流量吸氧

文丘里式高流量吸氧装置。

【准备】

文丘里装置 1 套、湿化器、带积水杯呼吸机管路，密闭的自动加水系统或湿化罐、灭菌注射用水、气切面罩或 T 形管。

【操作程序】

1. 选择合适患者，与患者充分沟通交流。

2. 准备氧气气源（如上述人工鼻处）。

3. 顺序连接文丘里装置、湿化罐（安装湿化器）、呼吸管路。

4. 密闭的自动加水系统或直接加灭菌注射用水到湿化罐中，注意不要超过最高水位线。

5. 连接氧气源，选择合适流量及吸氧浓度。

6. 充分清理气道及口、鼻腔分泌物，根据患者意识、吞咽功能选择是否松掉 cuff，若需充分吸引囊上积液后抽空气囊。

7. 断开呼吸机，将人工气道与呼吸机管路相连，连接方式：可通过气切面罩或 T 形管。

8. 观察：询问患者主观感受，观察患者生命体征及氧合变化，有无辅助呼吸肌参与呼吸、胸腹矛盾运动、大汗、烦躁等临床表现。

9. 复查动脉血气分析，综合判断是否继续停机。

【注意事项】

1. 随时关注湿化罐内水量，不能干烧。

2. 处理管路及积水杯冷凝水，不可逆流至湿化罐或气道内。

3. 关注痰液的量与性状。

（四）湿化氧疗系统

【准备】

呼吸湿化治疗仪 1 台、配套一次性氧疗湿化管路、密闭的自动加水系统、气切接头、灭菌注射用水。

【操作程序】

1. 选择合适患者，与患者充分沟通交流。

2. 准备氧气气源（如上述人工鼻处）。

3. 组装配套管路、密闭的自动加水系统、气切接头。

4. 连接氧气源，调节流量、吸氧浓度、温度。

5. 充分清理气道及口、鼻腔分泌物，根据患者意识、吞咽功能选择是否松掉 cuff，若需充分吸引囊上积液后抽空气囊。

6. 断开呼吸机，通过气切接头连接人工气道与管路。

7. 观察：询问患者主观感受，观察患者生命体征及氧合变化，有无辅助呼吸肌参与呼吸、胸腹矛盾运动、大汗、烦躁等临床表现。

8. 复查动脉血气分析，综合判断是否继续停机。

【注意事项】

1. 根据设置吸氧浓度调节氧流量。

2. 参照患者带机时自主呼吸流量选择合适流量。

3. 关注痰液的量与性状。

（五）无创机械通气

【准备】

1. 应选择主动湿化，湿化器为非伺服控制型，管路为普通管路无加热导丝。

2. 物品准备：无创呼吸机、吸入端过滤器、无创呼吸机管路、鼻面罩或鼻罩、湿化器、湿化罐或密闭的自动加水系统、湿化水、灭菌注射用水。

【操作程序】

1. 选择需要带无创呼吸机的患者。

2. 与患者充分交流带机必要性以及带机时的注意事项。

3. 根据患者是否张嘴呼吸及配合程度选取面罩或鼻罩。

4. 呼吸机连接好气源电源，安装管路及面罩或鼻罩。

5. 密闭的自动加水系统或直接加灭菌注射用水到湿化罐，打开湿化器。

6. 开机设置初始参数，连接到患者。

7. 观察患者带机情况，指导顺利带机。

【注意事项】

1. 患者与无创呼吸机配合至关重要，带机前需与患者充分交流指导。

2. 无创通气气流非常大，湿化罐内液面不得超过最高水位线，否则会被吹到管路内无法正常通气。

3. 无创通气气流非常大，湿化水消耗快，密切关注，不能干烧。

4. 密切关注患者端漏气情况及张嘴呼吸，影响湿化效果。

5. 无创通气患者极易出现痰堵，鼓励患者加强咳痰，关注痰液量及性状。

6. 必要时可经鼻吸痰或纤维支气管镜吸痰。

7. 处理积水杯冷凝水，不可逆流至湿化罐或面罩（鼻罩）内。

【并发症及处理】

1. 痰液黏稠，阻塞气道时，应鼓励咳嗽、加强吸痰。

2. 管路积水，造成人机对抗，呼吸功增加，应及时处理冷凝水。

<h2 style="text-align:center">四、气道雾化治疗技术</h2>

【目的】

雾化治疗主要指气溶胶吸入疗法。雾化吸入疗法是用雾化的装置将药物（溶液或粉末）分散成微小的雾滴或微粒，使其悬浮于气体中，并进入呼吸道及肺内，达到治疗（解痉、消炎、祛痰等）目的。

【适应证】

1. 上呼吸道、气管、支气管感染。

2. 肺部感染，如支气管肺炎、肺化脓症等。

3. 支气管哮喘。

4. 湿化气道，祛痰。

5. 支气管麻醉，如支气管镜检术前麻醉。

【并发症及处理】

1. 不良反应　通常为药物不良反应，如头疼、失眠、药物造成的全身/局部效应等，应立即停止并告知医生。

2. 气道高反应性　立即停止，患者休息，必要时使用支气管舒张剂。

3. 感染　药物处理适当，设备清洗、消毒。

4. 眼部刺激　使用面罩雾化时，应当谨慎小心。

人工气道的建立使气溶胶输送的环境与方式发生了巨大改变，因此有人工气道患者与普通患者雾化吸入有很大差异，将分别阐述。

（一）有创通气患者雾化技术

【准备】

1. 患者准备　评估患者雾化适应证、药物、剂量、疗程。

2. 用物准备　雾化装置、雾化药、流量表、湿化瓶、呼出端过滤器、听诊器。

雾化装置包括：

（1）小容量雾化器：喷射雾化器、超声雾化器及震动筛孔雾化器。

（2）加压定量吸入器（pMDI）。

【操作程序】

1. 外接喷射雾化器（如 PB840 呼吸机等）

（1）遵医嘱将雾化药置于雾化器中。

（2）连接呼出端过滤器。

（3）呼吸机调节

1）适当下调呼吸机预设的容量或压力，调节吸入氧浓度（压缩空气驱动时上调、氧气驱动时下调）。

2）呼吸机报警限调节：适当调高潮气量上限。若出现触发不良时，需更改模式，以保证有效通气量。

（4）连接压缩气体，观察雾化器出雾量；若太小，检查雾化器是否阻塞，若无增加压缩气体流量。

（5）雾化器连接位置：当无基础气流时，雾化器置于吸气支管路距 Y 形管 15cm 处；当基础气流存在时，置于加热湿化器进气口处。

（6）开启雾化器，观察患者生命体征及呼吸机运行情况，肺部听诊。

（7）雾化完毕，取下雾化器及呼出端过滤器，恢复之前呼吸机参数报警限。

2. 超声雾化器、震动筛孔雾化器、呼吸机自带喷射雾化器（如 Drager 等）（此处第 3 步时超声与震动筛孔雾化器为 1）步骤，呼吸机自带喷射雾化器为 2）步骤）。

（1）遵医嘱将雾化药置于雾化器中。

（2）连接呼出端过滤器。

（3）呼吸机调节

1）连接压缩气体，观察雾化器出雾量；若太小，检查雾化器是否阻塞，若无增加压缩气体流量。

2）连接呼吸机雾化口与雾化器，开启呼吸机雾化键，观察雾化器出雾量；若太小，检查呼吸机雾化口是否阻塞。

（4）雾化器连接位置：当无基础气流时，雾化器置于吸气支管路距 Y 形管 15cm 处；当基础气流存在时，置于加热湿化器进气口处。

（5）开启雾化器，观察患者生命体征及呼吸机运行情况，肺部听诊。

（6）雾化完毕，取下雾化器及呼出端过滤器，恢复之前呼吸机参数报警限。

3. 加压定量吸入器（pMDI）

（1）选择腔体状储物罐与 pMDI 连接。

（2）将储物罐与 pMDI 置于吸气支管路距 Y 形管 15cm 处。

（3）使用前需上下摇动 pMDI，在呼吸机送气初同步按压 pMDI，两喷之间间隔 15 秒，两喷之间无需再次摇动。

（4）雾化完毕，取下储物罐与 pMDI。

【评估】

1. 生命体征。

2. 肺内沉积率。

3. 药物疗效（如使用前后呼吸力学的变化等）。

4. 听诊肺部体征，使用前后的变化。

【注意事项】

1. 小容量雾化器吸、呼气相均产生气溶胶，造成呼气相气溶胶浪费。

2. 使用小容量雾化器时，需在呼气端连接过滤器以吸附气溶胶，避免损坏呼吸机内部精密部件；过滤器需定期检测或更换。

3. 雾化前清理呼吸机管路里的冷凝水，避免倒灌入药杯中造成感染。

4. 雾化器专人专用，每次使用完用无菌水冲洗晾干。

5. 加热湿化时，气溶胶会吸附水分子直径变大，沉降率下降，应适当增加药量。

6. 雾化时尽量减少呼吸机管路打折，避免使用直角弯头。

7. 如果使用人工鼻，雾化吸入时需将其暂时取下，雾化完重新连接人工鼻。

8. 气管切开患者脱机后使用小容量雾化器吸入时，宜用 T 管连接，而非气切面罩。

【并发症及处理】

呼吸机阻塞报警，通常为呼出端过滤器阻塞，应及时更换。

（二）无创通气患者雾化技术

【准备】

1. 患者准备　评估患者雾化适应证、药物、剂量、疗程。

2. 用物准备　雾化装置、雾化药、流量表、湿化瓶、听诊器。

【操作程序】

1. 遵医嘱将雾化药置于雾化器中。

2. 连接压缩气体，观察雾化器出雾量；若太小，检查雾化器是否阻塞，若无增加，压缩气体流量。

3. 雾化器连接位置：呼气阀与面罩之间。

4. 开启雾化器，观察患者生命体征及呼吸机运行情况，肺部听诊。

5. 雾化完毕，取下雾化器。

【注意事项】

1. 无创正压通气时漏气量越大，气溶胶吸入越小，故雾化吸入时管路和面罩应尽可能地密闭。

2. 雾化前清理呼吸机管路里的冷凝水，避免倒灌入药杯中造成感染。

3. 雾化器专人专用，每次使用完用无菌水冲洗晾干。

4. 加热湿化时，气溶胶会吸附水分子直径变大，沉降率下降，应适当增加药量。

（三）常规雾化吸入技术

1. 雾化器类型　小容量雾化器（SVN）、加压定量吸入器（pMDI）及干粉吸入器（DPI）。

2. 选择　根据患者特点选择合适的雾化器，若患者配合度差，建议选择 SVN 或 pMDI 加储物罐。

3. 连接装置　咬嘴、面罩、头罩等，首选咬嘴，无法配合时可选择面罩。

【准备】

1. 根据患者自身特点选择合适雾化器及连接装置。

2. 准备雾化好药品及雾化器，连接装置。

3. 雾化前彻底清除气道分泌物。

【操作程序】（根据雾化器类型分别阐述）

1. 喷射雾化器操作程序

（1）正确组装管路、药杯及咬嘴（或面罩）。

（2）将药物放入药杯内，一般 4~5ml。

（3）连接雾化器与压缩气源。

（4）患者呈直立坐姿。

（5）打开雾化器，指导患者平静呼吸伴间歇深呼吸。

（6）直至无气雾产生，整个过程药杯保持直立。

（7）以无菌水冲洗药杯、管路、药杯及咬嘴（面罩）并晾干。

2. 超声雾化器、震动筛孔雾化器操作程序

（1）正确组装管路、药杯及咬嘴（或面罩）。

（2）根据装置说明加适量药物于药物槽内。

（3）患者呈直立坐姿。

（4）连接电源并打开雾化器。

（5）患者平静呼吸伴间歇深呼吸，对药杯位置无要求。

（6）完毕后拆洗配件，清洗筛孔时小心谨慎，防止损坏。

3. 加压定量吸入器（pMDI）操作程序　pMDI 吸入技术通常分两种：闭口技术和开口技术。

（1）pMDI（开口技术）

1）pMDI 连接金属腔体状储物罐。

2）握住 pMDI 对其加温至体温。

3）移除保护盖并上下摇晃 4~5 下。

4）患者呈直立坐姿。

5）完全呼气后将 pMDI 置于距嘴唇两手指距离。

6）张开嘴，将 pMDI 出口对准口腔后上方。

7）按压 pMDI 阀门同时深吸气，屏气 10 秒，若患者无法屏气 10 秒，尽量屏气。

8）若需再次吸药物，等待 1 分钟后再进行。

9）重复 2~7 步骤直到吸入目标药物剂量为止。

10）使用完后将保护盖盖好。

11）若吸入激素，使用完后漱口。

（2）pMDI（闭口技术）

1）pMDI 连接金属腔体状储物罐。

2）握住 pMDI 对其加温至体温。

3）移除保护盖并上下摇晃 4~5 下。

4）患者呈直立坐姿。

5）将 pMDI 放置于牙齿间，注意舌头不要阻塞出口。

6）缓慢呼吸，按压 pMDI 阀门同时深吸气，屏气 10 秒，若患者无法屏气 10 秒，尽量屏气。

7）若需再次吸入药物，等待 1 分钟后再进行。

8）重复 2~6 步骤直到吸入目标药物剂量为止。

9）使用完后将保护盖盖好。

10）若吸入激素，使用完后漱口。

4. 干粉吸入器（DPI）操作程序

（1）都保式干粉吸入剂

1）取下咬嘴盖子（图6-5A）。

2）握住吸入器底部，逆时针旋转，听到"咔哒"一声，证明药物装到位（图6-5B）。

3）深快吸气后将咬嘴取开屏气10秒（图6-5C），若患者无法屏气10秒，尽量屏气。

4）使用完后将盖子盖回去，放置干燥通风处。

5）若吸入激素，使用完后漱口。

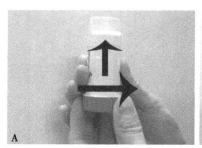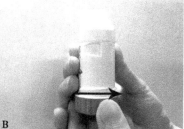
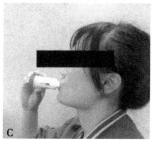

图6-5　都保式干粉吸入剂使用步骤

（2）准纳器式干粉吸入剂

1）一手平拿准纳器，另一手向外推拇指柄直至完全推开（图6-6A）。

2）握住准纳器将吸嘴对准患者嘴唇，向外推动滑动杆直至"咔哒"一声，证明药物装到位（图6-6B）。

3）将吸嘴放入口中，勿用鼻子吸气，用嘴深深平稳吸入药物，移除吸嘴，屏气10秒，若患者无法屏气10秒，尽量屏气（图6-6C）。

4）使用完关闭准纳器，放置于干燥通风处。

5）若吸入激素，使用完后漱口。

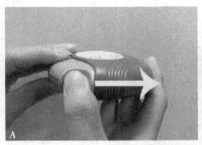
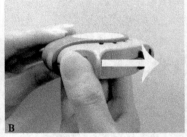
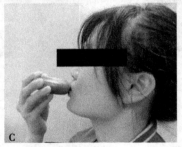

图6-6 准纳器式干粉吸入剂使用步骤

【注意事项】

1. 操作者加药物前应洗手，雾化器专人专用，及时消毒。

2. 雾化时患者呼吸情况非常重要，须正确指导。

3. 雾化完后应及时漱口，避免药物在咽部沉积。

4. 面罩及头罩雾化后应洗脸。

5. 吸入激素后漱口。

6. 密切关注患者是否出现气道高反应。

（许照敏　刘婷婷）

第七节　气道廓清技术及相关知识

一、体位引流

【目的】

体位引流是根据气管、支气管树的解剖特点，将患者摆放于一定的体位，借助重力作用促使各肺叶、肺段支气管内痰液向中央大气道移动。一般患者夜间咳嗽次数少，痰液容易潴留，故清晨行体位引流效果较好。若能在引流时结合有效的胸部叩击和振动，在引流后指导患者有效咳嗽，则效果更好。

【适应证】

1. 患者不能或不愿改变体位。

2. 体位相关的低氧。

3. 有肺不张或有肺不张的潜在风险。

4. 有人工气道。

5. 有分泌物清除困难的证据或建议。

6. 分泌物清除困难，并且每日痰液量大于25~30ml（成人）。

7. 有证据证明人工气道内痰液潴留。

8. 黏液堵塞或怀疑黏液堵塞导致的肺不张。

9. 诊断为肺间质纤维化、支气管扩张或有肺大疱的患者。

10. 有气道异物。

11. 胸腔外的操作：痰液量多或持续存在建议需要额外的操作（叩击、震动或两者结合）借助体位引流的重力作用来辅助分泌物的移动。

【绝对禁忌证】

1. 头颈部受伤未固定。

2. 血流动力学不稳定时活动性出血。

【相对禁忌证】

1. 颅内压大于 20mmHg。

2. 近期行过脊柱手术或有急性脊柱损伤。

3. 活动性咯血。

4. 积脓症。

5. 支气管胸膜瘘。

6. 充血性心力衰竭相关性肺水肿。

7. 因高龄、意识不清或焦虑而不能耐受体位改变的患者。

8. 肺栓塞。

9. 肋骨骨折，伴或不伴连枷胸。

10. 有手术伤口或正在愈合的组织。

11. 大量胸腔积液。

【准备】

操作前评估患者有无适应证、禁忌证，生命体征是否相对稳定；听诊双肺呼吸音，确定干湿啰音的性质、部位和范围；查胸部 X 线或 CT，了解有无气胸、胸腔积液、骨折等，并结合听诊确定操作部位。

用物准备：可调节角度的病床，枕头若干。

【操作程序】

1. 洗手，戴口罩、帽子及手套。

2. 向患者解释所要进行的操作，取得患者的信任及配合。

3. 协助患者摆好体位，根据患者病变部位选择对应的引流体位。操作时身体倾斜度超过 25°效果较好，可从较小角度开始，在患者能耐受的情况下逐步增大。各肺段的引流体位，见图 6-7。

4. 可同时结合叩击、震动等手法帮助患者引流。

5. 每个部位 5 分钟，在做完一个部位后，可让患者适当休息后再进行下一部位的引流。

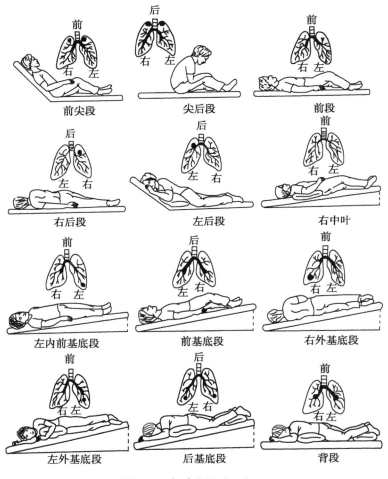

图 6-7 各肺段的引流体位

6. 指导患者咳嗽，咳嗽无力的患者可行气管内吸引以清除痰液。

7. 操作结束后注意观察患者的病情及对治疗的反应，做好疗效评估。

【注意事项】

1. 操作尽量选在患者饭后 2 小时进行，避免造成误吸；对于有胃管的患者，可在操作前行胃肠减压。

2. 操作中随时注意患者情况，一旦病情出现异常，立即停止操作并作相应处理。

3. 体位的摆放应注意不要使引流的分泌物流入健侧肺，造成污染。

【并发症及处理】

常见的并发症有：低氧血症，颅内压增高，操作过程中的急性低血压，肺出血，疼痛或肌肉、肋骨、脊柱的损伤，呕吐，误吸，支气管痉挛，心律失常等。对并发症的处理首先应该是预防为主，操作前严格掌握指征及禁忌证，做好操作前准备。在操作过程中应动态密切关注患者生命体征及对治疗的反应。在发生并发症时应首先停止操作，置患者于半卧位或平卧位，再根据并发症做相应处置（表 6-10）。

表 6-10　体位引流的并发症及处理

并发症	处理
低氧血症	提高 FiO_2，如果患者还是低氧，则给予纯氧吸入，同时立即停止治疗，帮患者恢复到之前的体位并联系医生
颅内压增高	停止治疗，将患者恢复到之前的体位并联系医生
急性低血压	停止治疗，将患者恢复到之前的体位并联系医生
肺出血	停止治疗，将患者恢复到之前的体位并联系医生；同时给予吸氧并保持气道通畅
肌肉、肋骨及脊柱的损伤或疼痛	立即停止与疼痛或问题相关的治疗，小心地移动患者，联系医生

续表

并发症	处理
反流和误吸	停止治疗，清理气道，如果需要可行气管内吸引，吸氧，维持气道通畅，将患者恢复到之前的放松体位，立即联系医生
支气管痉挛	停止治疗，将患者恢复到之前的放松体位，吸氧或增加吸氧浓度同时联系医生，建议给患者使用支气管扩张剂
心律失常	停止治疗，将患者恢复到之前的放松体位，吸氧或增加吸氧浓度同时联系医生

（张婷夏　周永方）

二、Flutter 操作技术

【目的】

Flutter 装置内置一钢球于气路开口处（图 6-8）。患者口含 flutter 呼气时必须克服钢球的重力，形成一定的 PEP（10 ~ 25cmH_2O），当呼出气流减小到一定程度后钢球会重新落座并阻断气流，因此在患者用力呼气的过程中，随着呼气流速的不断变化，钢球不断起落而形成振动气流（约 15Hz），从而达到促进痰液松动和排出的效果。在使用过程中，患者可以通过改变呼气流速来控制压力（PEP），通过改变装置的角度来调节振动频率。

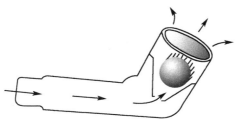

图 6-8　临床常用 Flutter 结构图

【适应证】

1. 存在气流陷闭的 COPD 和哮喘患者。

2. 分泌物潴留的患者，如肺囊性纤维化、慢性支气管炎等。

3. 有肺不张或肺不张的潜在风险。

4. 接受支气管卫生疗法的患者，用于优化支气管扩张剂的传送。

【禁忌证】

尽管目前还没有明确的禁忌证的相关报道，但在下列情况还是需要进行认真的重新评估：

1. 患者不能耐受呼吸做功的增加（急性哮喘，COPD）。

2. 颅内压高于 20mmHg。

3. 血流动力学不稳定。

4. 急性鼻窦炎。

5. 活动性咯血。

6. 未经处理的气胸。

7. 已知或怀疑有鼓膜破裂或其他中度的耳部疾病。

8. 近期有行面部、口腔或颅骨的手术或损伤。

9. 鼻出血。

10. 食管手术。

11. 恶心。

【准备】

操作前评估患者有无适应证、禁忌证，生命体征是否相对稳定。将 Flutter 放于患者床旁备好。

【操作程序】

1. 洗手，戴口罩、帽子和手套。

2. 体位取半卧位，病情较轻的患者建议选择有靠背的椅子坐好。

3. 向患者解释治疗的目的及方法，取得患者的信任与合作；指导患者如何做哈气。

4. 指导患者手持Flutter，用嘴含住口含嘴并包紧，用嘴进行呼吸，必要时可使用鼻夹。

5. 嘱患者深吸气，比正常吸气深一点即可，不必太用力。

6. 紧接着主动呼气，但不要太用力，控制吸呼比在 1:3 ～ 1:4 即可。

7. 重复 10～20 次的呼吸。

8. 取下口含嘴，做 2～3 次的哈气。如果需要，做完后可稍作休息。

9. 重复以上循环 4～8 次，时间控制在 10～15 分钟，但不要超过 20 分钟。

10. 评估患者对治疗的反应并做好相关记录。

【注意事项】

1. Flutter 需要患者有一定的呼气气流，若气流太小则效果不好。

2. 对角度也有要求，只能在一定范围内调节，而在某些角度则无法使用。

3. 在治疗过程中患者吸气、吹气都不可太用力，尤其是有肺大疱的患者，以免造成气胸。

4. 治疗过程中应密切观察患者情况，一旦发现异常，马上停止治疗，采取相应措施。

【并发症及处理】

Flutter 常见并发症有：

1. 肺部气压伤。

2. 增加颅内压。

3. 心血管损伤（心肌缺血，静脉回流受阻）。

4. 增加呼吸做功，可能进一步导致过度通气和低碳酸血症。

处理原则还是重在预防，治疗前应仔细评估有无禁忌证；治疗时应有专业人员在场并进行指导；一旦发生并发症，立即停止治疗，通知医生并进行相应处理。

（张婷夏　周永方）

三、振动技术

【目的】

振动技术可松动固定在气管和支气管上的分泌物，降低其黏稠度，增加气道输送痰液的速度，促进其引流。

【适应证】

1. 急性呼吸衰竭且有痰液滞留（痰液不能被吸痰、咳嗽有效清除）。

2. 有分泌物清除困难的证据或建议。

3. 有肺不张或有肺不张的潜在风险。

4. 痰液滞留致氧合降低。

5. 分泌物清除困难，并且每日痰液量大于 25～30ml（成人）。

【禁忌证】

1. 胸部接触部位皮肤及皮下感染、肺部肿瘤（包括肋骨及脊柱的肿瘤）、血管畸形、肺结核、气胸、胸水及胸壁疾病。

2. 未局限的肺脓肿，出血性疾病或凝血机制异常有出血倾向的疾病。

3. 肺血栓栓塞症。

4. 肺出血及咯血、急性心肌梗死。

5. 心房纤颤、心室纤颤。

6. 心脏内附壁血栓。

【准备】

口罩、帽子、可用的电源、胸壁物理振荡仪、叩击头、吸痰管。

【操作程序】

1. 洗手，戴口罩，向患者或家属做好解释工作，取得患者或家属的同意和配合。

2. 连接电源，选择圆式或鞍式叩击头。

3. 设置参数：叩击频率初始设定为成人 20Hz，儿童 15Hz，治疗时间 5~20 分钟。

4. 协助患者摆好体位（仰卧位、平卧位、侧卧位）。

5. 治疗时将叩击头作用于胸廓，一手轻握住叩击头手柄，一手引导叩击头，轻加压力（约 1kg），以便感觉患者反应。

6. 治疗时平稳握住叩击头，由下而上、由外向内叩击，每个叩击部位约 30 秒，然后移至下一部位，直至整个胸廓。

7. 治疗过程中可以暂停治疗，适时吸痰并关注患者病情及痰液性状、量、颜色的变化，吸痰后可继续以前参数治疗。

8. 治疗完成后安置患者于舒适体位，整理用物，洗手，消毒，记录。

【注意事项】

1. 为避免交叉感染，叩击头外罩一人一用。

2. 每日治疗 2~4 次，餐后 2 小时进行，治疗前可进行雾化治疗，治疗 5~10 分钟后吸痰。

3. 对于无自主呼吸能力及昏迷的患者，操作中随时观察患者反应，若病情出现异常变化，立即停止治疗，必要时吸痰。

4. 在肺下叶及重点感染部位，可适当延长时间，加大一些压力，增加频率，促进痰液排出。

四、胸壁叩击技术

【目的】

通过叩击背部，松动固定在气管和支气管的分泌物，促进气道分泌物的引流。

【适应证】

适应证与振动技术相似。

【禁忌证】

1. 颅内压 > 20mmHg。

2. 头颈部损伤。

3. 误吸高危患者。

4. 近期胸壁有手术伤口者。

5. 心律失常及血流动力学不稳者。

6. 肺出血及咯血者。

7. 肋骨骨折，伴或不伴连枷胸。

8. 皮下气肿。

9. 肺挫伤。

10. 胸部疼痛。

11. 刚进食或管喂的患者。

12. 肺栓塞。

13. 近期脊柱手术或急性脊柱损伤等。

【准备】

口罩、帽子、听诊器。

【操作程序】

1. 洗手，戴口罩，向患者做好解释工作，取得患者的同意和配合。

2. 协助患者坐位或侧卧位。

3. 治疗师固定双臂，屈曲肘部，五指并拢呈弓形，以腕关节为支点，用以患者能承受为宜的力量，以 40 ~ 50 次/分的频率，由下至上、由上至下、由外至内叩击，避开乳房和心脏，勿在脊柱和骨突部位进行。每次治疗时间为 10 ~ 15 分钟。

4. 同时指导患者深呼吸后用力咳痰，咳嗽时嘱患者身体略向前倾，腹肌用力收缩，在深吸气后屏气 3 ~ 5 秒再咳嗽，重复数次。

5. 咳嗽后注意心律，有无缺氧，听诊呼吸音。如果心率增加 20 次/分，喘息、缺氧则应暂缓咳痰，并予以吸氧。

【注意事项】

1. 叩击的时间和强度视患者情况而定，应在饭后 2 小时进行。每天 3 ~ 4 次，每次 10 ~ 15 分钟，若痰多则增加次数。

2. 叩击相邻部位应重叠 1/3，可先行雾化吸入治疗。

3. 若患者咳嗽反应弱，则在吸气后给予刺激（按压及横向滑动胸骨上窝的气管）。

五、辅助咳嗽技术

【目的】

促进气道分泌物引流，保持气道通畅，改善肺的通气和换气功能，减少呼吸肌做功。

【适应证】

神经肌肉疾病患者，特别是伴有虚弱或不能有效咳嗽的患者，或咳嗽峰流速 <270L/分的患者。

【禁忌证】

1. 意识障碍。

2. 有气道闭锁倾向（如 COPD）的患者应小心使用。

3. 血流动力学不稳定。

4. 消化道或呼吸道出血等患者。

【准备】

口罩、帽子、听诊器。

【操作程序】

1. 洗手，戴口罩，向患者做好解释工作，取得患者的同意和配合。

2. 协助患者摆好体位（半卧位或坐位）。

3. 治疗师面对患者，治疗师一手置于患者肋骨下角处，嘱患者进行深吸气，吸气后短暂屏气（2 ~ 3 秒），以使气体在肺内得到最大分布，同时气管到肺泡的驱动压尽可能持久。

4. 关闭声门，当气体分布达到最大范围后再紧闭声门，进一步增强气道中的压力。

5. 当其准备咳嗽时，治疗师手向上向里用力推，通过增加腹内压来增加胸腔内压，以使呼气时产生高速气流。

6. 声门开放，当肺内压明显增高时，突然将声门打开，即可形成由肺内冲出的高速气流，促使分泌物移动，随咳嗽排出体外。

【注意事项】

1. 每次治疗约 15 分钟或患者自觉稍微疲劳即可停止，每天 3~4 次，有条件者可增加。

2. 治疗应视患者情况而定，应在餐后 2 小时进行，操作过程中密切关注患者呼吸状态及生命体征变化。

3. 若患者出现呼吸困难或生命体征异常变化，应立即停止治疗，采取措施使患者病情恢复稳定。

（汪建文　周永方）

第八节　呼吸训练技术及相关知识

一、诱发肺量计（IS）

【目的】

通过患者自身努力吸气增加胸膜腔负压，起到扩张肺的作用，从而治疗或预防肺不张。

【适应证】

1. 已证实存在肺不张。

2. 存在诱发肺不张的高危因素：上腹部手术、胸部手术或长期卧床的患者。

3. 限制性肺疾病伴四肢麻痹或膈肌功能障碍。

【禁忌证】

1. 意识障碍或不合作者。

2. 教导后仍无法正确使用者。

3. 不能进行有效深吸气者：肺活量 < 10ml/kg 或深吸气量 < 正常预测值33％。

【准备】

1. 使用设备：诱发肺量计在临床使用中主要有容积和流量两种类型。

2. 基本方法：患者进行一个缓慢、深度的吸气动作，持续屏气 5～10 秒，使肺内气体量由功能残气量（FRC）提升到肺总量（TLC）。

【操作程序】

第一步：患者取直立位或坐位，滑动容积浮标到理想容积水平（图 6-9A）。

第二步：嘴唇紧含接口正常呼气（图 6-9B）。

第三步：慢慢深吸气升高容积活塞，尽量达到理想容积，同时保持流量浮标处于"最佳"流速水平（图 6-9C）。

第四步：吸气完成后移去诱发肺量计，屏气 5～10 秒后正常呼气。休息后重复上述过程。

【注意事项】

1. 对于大面积实变不张的肺不适用于诱发肺量计单独使用。

2. 督促和监督患者使用。

3. 喘息患者不宜使用。

4. 需高浓度吸氧患者不宜使用。

【并发症】

1. 疼痛。

2. 诱发支气管痉挛。

3. 疲劳。

4. 气胸。

5. 呼吸性碱中毒。

6. 低氧血症。

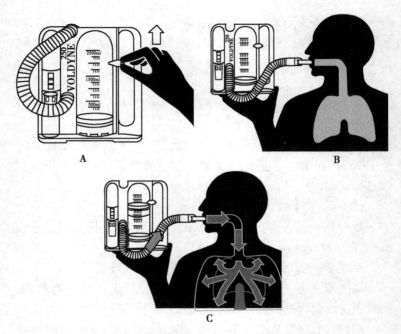

图6-9 诱发肺量计（IS）操作程序示意图

二、间歇正压呼吸

间歇正压呼吸（IPPB）是指利用一个压力限制的呼吸机短时间内（一般每次15～20分钟）在拥有自主呼吸患者吸气时相输送一定的正压气体的过程。

【目的】

通过增加吸气时肺泡内压扩张气道和肺泡，从而改善通气以及治疗或预防肺不张。

【设备】

使用设备为呼吸机（如 Bird IPPB、Puritan-Bennett IPPB 等系列）、口含嘴或面罩、连接管路、鼻夹（口含嘴不能配合时可视情况使用）等。

【适应证】

1. 需要改善通气者。

2. 需要改善肺不张但不能使用诱发肺量计者。

3. 咳嗽功能丧失，导致痰液清除能力不佳且其他治疗无效者。

4. 需使用短期非侵袭性同期支持治疗的高碳酸血症患者。

5. 需实施雾化给药者。

【禁忌证】

1. 绝对禁忌证　张力性气胸。

2. 相对禁忌证

（1）颅内压大于 15mmHg。

（2）循环不稳定。

（3）活动性咯血或呕血。

（4）食管-气管瘘。

（5）近期接受颜面部、上呼吸道或食管手术。

（6）未治疗的开放性肺结核。

（7）肺部影像证实有肺大疱。

（8）高吞气风险。

（9）不能耐受。

（10）高误吸风险。

【并发症】

1. 气压伤。

2. 人机对抗。

3. 胃肠胀气。

4. 过度通气。

5. 恶心。

6. 循环不稳定。

7. 氧中毒。

8. 院内感染。

9. 内源性 PEEP 形成。

10. 湿化不足。

11. 心理依赖。

12. 颜面部压伤。

【注意事项】

1. 情况允许可保持患者患侧肺处于最高位。

2. 使用口含嘴须放置妥当，指导患者咬紧以防漏气，一开始可以使用鼻夹来训练。

3. 敏感度设在 $1 \sim 2cmH_2O$。

4. 应密切关注人机配合性。

5. 初始系统压力设在 $10 \sim 15cmH_2O$，后可根据临床效果和患者耐受度逐步增加压力，但不宜超过 $20 \sim 25cmH_2O$。

6. 预防漏气。

7. 注意湿化。

8. 不允许患者在无监督的情况下使用该设备。

三、呼气正压

【目的】

通过一定装置（阻力器）增加呼气阻力，从而提高呼气过程中的气道压力形成呼气正压（PEP）。主要是通过呼气过程的正压来维持气道开放和一定的功能残气量（FRC），从而便于气道分泌物引流以及治疗和预防肺不张。

【设备】

使用设备为面罩（或口含嘴）、T-piece、单向瓣膜、可调式的固定孔口阻力器或者阈值阻力器和压力计等。

【适应证】

1. 减低 COPD 患者气体陷闭。

2. 促进气道分泌物清除。

3. 预防和治疗肺不张。

4. 需实施雾化给药。

【禁忌证】

1. 不能耐受呼气阻力增加。

2. 未处理的气胸。

3. 颅内压大于 20mmHg。

4. 循环不稳定。

5. 活动性咯血或呕血。

6. 食管-气管瘘。

7. 近期接受颜面部、上呼吸道或食管手术。

8. 高吞气风险。

9. 高误吸风险。

10. 鼓膜破裂或其他中耳的疾病。

【并发症】

1. 通气不足。

2. 气压伤。

3. 胃肠胀气。

4. 恶心。

5. 高碳酸血症。

6. 颜面部压伤。

7. 循环功能紊乱。

8. 颅内压增高

（王　鹏　倪　忠）

四、持续正压通气

持续正压通气是借由正压产生装置增加患者跨肺压压差，加强肺扩张的一种呼吸道正压治疗技术。

【目的】

预防或治疗肺扩张不全。

【适应证】

术后肺不张、心源性肺水肿。

【禁忌证】

1. 血流动力学不稳。

2. 患者不能耐受。

3. 通气过低。

4. 面部创伤。

5. 未经引流的气胸。

6. 颅内高压。

【准备】

1. 用物准备

（1）一套具有持续正压通气气流回路的正压产生装置，包括空氧混合仪、湿化器、吸气回路、储气囊、T形连接管、压力警报系统、呼气回路和阻力阀。

（2）500ml 蒸馏水。

2. 患者准备

（1）明确患者持续正压通气治疗的必要性，并设定好治疗的目标。

（2）向患者解释持续正压通气治疗的目的，消除患者的紧张情绪。

【操作程序】

1. 连接空氧混合仪、湿化器、储气囊、T形连接管、压力警报系统和阻力阀。

2. 湿化器内加入蒸馏水。

3. 实施持续正压通气　初始流速设定为每分钟通气量的 $2 \sim 3$ 倍，密切观察呼吸道压力变化进行调整，最佳流速为吸气期间系统压力下降程度不超过 $1 \sim 2cmH_2O$。

【注意事项】

监测患者的主观感受、生命体征的变化、呼吸音是否改善、系统是否有漏气，必要时复查胸片和血气。

【并发症及处理】

1. 可能发生胃胀气或胃内容物吸入，应安置鼻胃管。

2. 气胸　降低持续正压通气压力值，气胸量大时行胸腔闭式引流术，必要时停止持续正压通气。

五、缩唇呼吸

【目的】

1. 缓解患者呼吸困难症状。

2. 防止呼气时小气道陷闭和狭窄，利于肺泡气排出。

【适应证】

1. 非长期卧床的 COPD 患者。

2. 支气管扩张。

3. 肺囊性纤维化。

4. 慢性哮喘。

【禁忌证】

无绝对禁忌证。

【准备】

向患者解释缩唇呼吸的目的，消除患者的紧张和焦虑。

【操作程序】

治疗师起指导作用

1. 患者闭嘴经鼻吸气。

2. 然后通过鼓腮、缩唇（吹口哨样口形）缓慢呼气 4~6 秒。

3. 每次 5 分钟，最初每日 4~5 次，以后根据患者具体情况适当延长每日训练时间和训练次数。

【注意事项】

训练时患者要放松颈部和肩膀肌肉，避免深吸气。同时要密切关注患者呼吸状态变化。

六、腹式呼吸

【目的】

增加膈肌的收缩能力和收缩效率，变患者的胸式呼吸为腹式呼吸。

【适应证】

严重 COPD 患者。

【禁忌证】

无绝对禁忌证。

【准备】

1. 与患者沟通，解释腹式呼吸的目的。

2. 评估患者，选择合适的腹式呼吸锻炼方法。

【操作程序】

1. 卧位腹式呼吸

（1）如患者有气道痉挛，在锻炼开始之前应先吸入支气管舒张剂；如气道内分泌物多，应先予以体位引流或有效咳嗽排痰；如患者长期氧疗，锻炼时应继续给氧。

（2）锻炼时可取仰卧位或半卧位，初学时，以半卧位容易掌握。两膝下可垫小枕，使半屈，便于腹肌放松。

（3）将左、右手分别安放在前胸部和上腹部，以便观察锻炼时胸腹的呼吸运动情况。放松胸壁、辅助呼吸肌和腹肌。

（4）患者采取较慢较深的呼吸，经鼻缓慢吸气，保持左手在原位不挪动，抑制胸廓的运动，吸气时有意应用膈肌，以达到上腹部最大隆起为度。

（5）经缩唇的口缓慢呼气，呼气末 1/3 时右手向上后方用力，使腹部回缩并应用腹肌收缩推动膈肌上移，以帮助呼气和膈肌休息。如腹肌无力，也可在下腹部放置 2～3kg 的沙袋或包裹腹带以帮助腹肌用力。

（6）呼吸次数用节拍器控制，每分钟 90～96 拍，吸气 3

拍，呼气 6 拍。也可以按治疗师的口令进行，到后期应默记这种频率。

2. 侧卧位腹式呼吸 患者取侧卧位，膝关节轻度屈曲，步骤同卧位（3）~（6）。

3. 坐位腹式呼吸 患者盘腿坐位或坐在椅子上，双手分别放置于前胸部和上腹部，步骤同卧位（4）~（6）。

4. 立位腹式呼吸 患者两腿稍分开，轻松姿势站立，步骤同卧位（3）~（6）。

【注意事项】

开始进行腹式呼吸锻炼时医护人员应在场，先做示范动作，然后给予具体的辅导和纠正。最初每日训练 2 次，每次 10~15 分钟，掌握方法后增加锻炼次数和时间。

（卢 娇 倪 忠）

参考文献

1. 王慧珍，曹刚毅. 脑循环治疗仪治疗失眠 120 例疗效观察. 军事医学，2011，35（11）：1674-9960

2. 程安龙，沈晓艳. 脑循环仪治疗偏头痛的临床观察. 中国临床康复，2003，7（25）：3530

3. 张建飞，沈钢夫，郝建风，等. 脑循环治疗仪对帕金森病合并抑郁症患者的疗效观察. 浙江临床医学，2012，14（8）：931-933

4. 杨育红. 脑循环治疗仪治疗椎-基底动脉供血不足眩晕的效果观察. 职业卫生与病伤，2014，29（2）：127-128

5. 李俊英，余春华，李虹. 肿瘤科护理手册. 北京：科学出版社，2011

6. 乔爱珍，苏迅. 外周中心静脉导管技术与管理. 北京：人民军医出版社，2010

7. 罗艳丽，李俊英，刁永书. 静脉输液治疗手册. 北京：科学出版社，2012

8. 李俊英，罗艳丽，余春华. 外周中心静脉导管技术的临床应用. 北京：科学出版社，2013

9. 乔爱珍. 安全输液. 北京：科学普及出版社，2013

10. 田玉凤. 实用专科护理操作技术. 北京：人民军医出版社，2007

11. 李晓玲，白阳静. 外科护理技术. 北京：人民卫生出版社，2011

12. 宁宁，朱红. 骨科护理手册. 北京：科学出版社，2011

13. 田玉凤. 实用专科护理操作技术. 北京：人民军医出版社，2007

14. 王国权，范静. 临床护理操作流程及评分标准. 北京：军事医学科

学出版社，2007

15. 李小萍. 基础护士技术操作指导. 北京：人民卫生出版社，2009

16. 李晓玲，白阳静. 外科护理技术. 北京：人民卫生出版社，2011

17. 杨勇. 老年女性压力性尿失禁的评估和治疗进展. 上海交通大学报，2008，28（7）：767-770

18. 李小寒，尚少梅. 基础护理学. 第5版. 北京：人民卫生出版社，2012

19. 高小雁. 骨科用具护理指南. 北京：人民卫生出版社，2013

20. 中华医学会糖尿病学分会. 中国血糖监测临床应用指南（2011年版）. 中华糖尿病杂志，2011，3（1）：13-21

21. 宁宁，廖灯彬，刘春娟. 临床伤口护理，北京：科学出版社，2013

22. 陈妙霞. 专科护理操作规程及考评细则. 广州：华南理工大学出版社，2006

23. 胡爱玲，郑美春，李伟娟. 现代伤口与肠造口临床护理实践，北京：中国协和医科大学出版社，2010

24. Nicolaides A, Hull RD, Fareed J. Prevention of postthrombotic syndrome. Clin Appl Thromb Hemost, 2013, 19（2）：213-215

25. Kahn SR, Comerota AJ, Cushman M, et al. The postthrombotic syndrome：evidence-based prevention, diagnosis, and treatment strategies：a scientific statement from the American Heart Association. Circulation, 2014, 130（18）：1636-1661

26. Nicolaides A, Hull RD, Fareed J. Diagnosis and anticoagulant treatment. Clin Appl Thromb Hemost, 2013, 19（2）：187-198

27. Rathbun S, Norris A, Morrison N, et al. Performance of endovenous foam sclerotherapy in the USA for the treatment of venous disorders：ACP/SVM/SVF/SIR quality improvement guidelines. Phlebology, 2014, 29（2）：76-82

28. 邓兵梅，彭凯润，刘雁，等. 画钟试验在帕金森病认知功能损害初

筛中的应用. 中国慢性病预防与控制，2012，20（1）：68-69 +72

29. 李涛，王华丽，杨渊韩，等. 中文版《AD8》信度与效度的初步研究. 中华内科杂志，2012，51：777-780

30. Katzman RC, Zhanga YM, Qua OY, et al. A Chinese version of the mini-mental state examination: impact of illiteracy in a Shanghai dementia survey. J Clin Epidemiol, 1988, 41: 971-978

31. McCarten JR, Anderson P, Kuskowski MA, et al. Screening for cognitive impairment in an elderly veteran population: acceptability and results using different versions of the mini-Cog. J Am Geriatr Soc, 2011, 59: 309-313

32. Malhotra R, Haaland BA, Chei CL, et al. Presence of and correction for interviewer error on an instrument assessing cognitive function of older adults. Geriatr Gerontol Int, 2014, 11: 1-9

33. 中华医学会老年医学分会老年神经病学组/老年患者认知障碍诊治专家共识撰写组. 2014 中国老年患者认知障碍诊治流程专家建议，中国老年医学杂志，2014，3（8）：817-826

34. Kalf JG, De Swart BJM, Bloem BR, et al. Prevalence of oropharyngeal dysphagia in Parkinson's disease: a meta-analysis. Parkinsonism & related disorders, 2012, 18（4）：311-315

35. Wilkins T, Gillies RA, Thomas AM, et al. The prevalence of dysphagia in primary care patients: a HamesNet Research Network study. The Journal of the American Board of Family Medicine, 2007, 20（2）：144-150

36. Schepp SK, Tirschwell DL, Miller RM, et al. Swallowing Screens After Acute Stroke A Systematic Review. Stroke, 2012, 43（3）：869-871

37. Schrock JW, Bernstein J, Glasenapp M, et al. A novel emergency department dysphagia screen for patients presenting with acute stroke. Academic Emergency Medicine, 2011, 18（6）：584-589

38. Carnaby-Mann GD, Crary MA. McNeill dysphagia therapy program: a case-control study. Archives of physical medicine and rehabilitation, 2010, 91 (5): 743-749

39. Kumar S, Wagner CW, Frayne C, et al. Noninvasive brain stimulation may improve stroke-related dysphagia a pilot study. Stroke, 2011, 42 (4): 1035-1040.

40. de Souza DMST, de Gouveia Santos VLC, Iri HK, et al. Predictive validity of the Braden Scale for Pressure Ulcer Risk in elderly residents of long-term care facilities. Geriatric Nursing, 2010, 31 (2): 95-104

41. Terekeci H, Kucukardali Y, Top C, et al. Risk assessment study of the pressure ulcers in intensive care unit patients. European journal of internal medicine, 2009, 20 (4): 394-397

42. Tchanque-Fossuo CN, Kuzon Jr WM. An evidence-based approach to pressure sores. Plastic and reconstructive surgery, 2011, 127 (2): 932-939

43. Bogie K, Powell HL, Ho CH. New concepts in the prevention of pressure sores. Handb Clin Neurol, 2012, 109: 235-246

44. 高茂龙, 宋岳涛. 中国老年患者跌倒发生率 meta 分析. 北京医学, 2014, 36 (10): 796-799

45. Milisen K, Staelens N, Schwendiman R, et al. Fall prediction in inpatients by bedside nurses using the St. Thomas's Risk Assessment Tool in Falling Elderly Inpatients (STRATIFY) instrument: a multicenter study. J Am Geriatr Soc, 2007, 55 (5): 725-733

46. Barker A, Kamar J, Graco M, et al. Adding value to the STATIFY falls risk assessment in acute hospitals. J Adv Nurs, 2011, 67 (2): 450-457

47. 胡秀英. 老年护理手册. 北京: 科技出版社, 2011

48. 梅克文，金晓薇，俞沛文，等．住院老年患者跌倒的筛查方法．使用临床医药杂志，2012，16（4）：61-63

49. Schoene D，Smith ST，Davies TA，et al．A Stroop Stepping Test（SST）using low-cost computer game technology discriminates between older fallers and non-fallers．Age Ageing，2014，43（2）：285-289

50. GROUTZ A，BLAIVAS JG，CHAIKIN DC，et al．Noninvasive outcome measures of urinary incontinence and lower urinary tract symptoms：a multicenter study of micturition diary and pad tests．The Journal of urology，2000，164（3）：698-701

51. Abdel-Fattah M，Barrington J W，Youssef M．The standard 1-hour pad test：does it have any value in clinical practice? European urology，2004，46（3）：377-380

52. Gasquet I，Tcherny-Lessenot S，Gaudebout P，et al．Influence of the severity of stress urinary incontinence on quality of life，health care seeking，and treatment：A national cross-sectional survey．European urology，2006，50（4）：818-825

53. Grimby A，Milsom I，Molander U，et al．The influence of urinary incontinence on the quality of life of elderly women．Age and ageing，1993，22（2）：82-89

54. Avery K，Donovan J，Peters TJ，et al．ICIQ：a brief and robust measure for evaluating the symptoms and impact of urinary incontinence．NeurourolUrodyn，2004，23（4）：322-330

56. Timmermans L，Melot C，Wespes E，et al．Evaluation of the ICI-Q-SF questionnaire and the one hour pad test compared with urodynamic testing in the diagnosis of urinary incontinence．Pelvi-Perineologie，2011，6（3-4）：162-165